U0225205

近代中医药大师名著精选

中国新本草图志

赵燏黄◎著

赵爱华　点校

 海峡出版发行集团
THE STRAITS PUBLISHING & DISTRIBUTING GROUP
福建科学技术出版社
FUJIAN SCIENCE & TECHNOLOGY PUBLISHING HOUSE

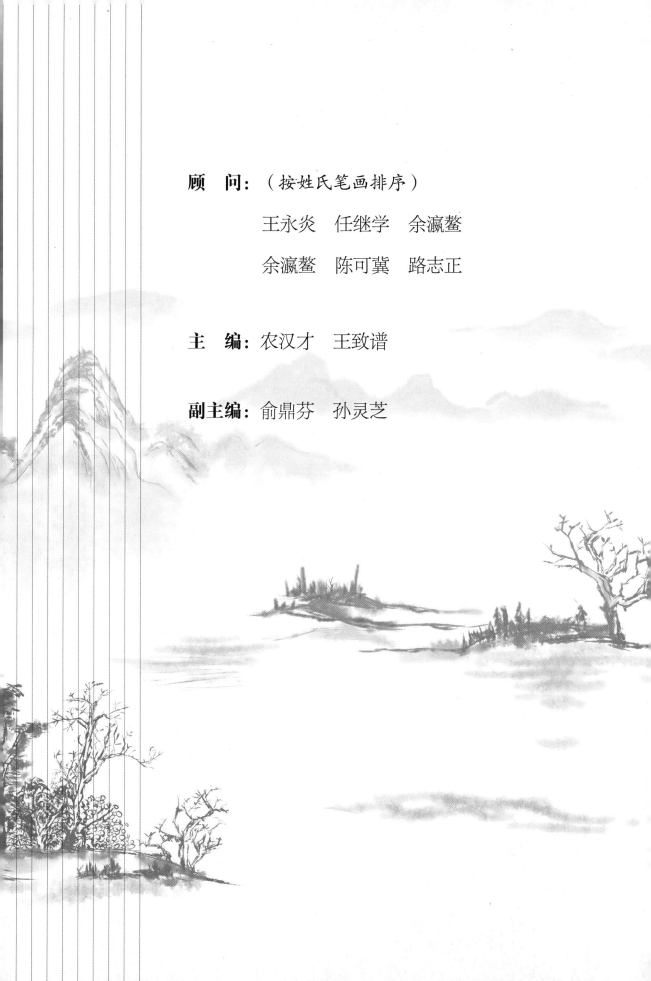

前　言

在中医学发展的历史进程中，近代是一个颇具特色的时期。此期中西文化开始广泛汇聚，多元思想相互撞击，或融汇贯通，或在相互比较中更彰显中医的独特之处。在新的文化环境下，中医界在坚持与疾病作的斗争的过程中，汲取新的文化养分，大胆探索，使传统学术得以继承和发扬，涌现出一批著名的医家和颇具特色的医著。谢观称"民国以还，又有异军突起，高揭新中医之旗帜者，揆其初衷，欲以科学方法整理医籍……"（《中国医学源流论》）。这批医家大多历经了晚清和民国两个不同时代，他们不但有着扎实的经学与传统中医的功底，还对近代的西方科学有着开放的态度；他们不但重视对古典医著的考证校勘和诠释，更注重临床实证；他们不但将中医的每一处学术研究至精致，更迈出了向近代学科构建的探索之路。例如，近代的中医学术都切合于临床实用，如张锡纯的《医学衷中参西录》、曹颖甫的《经方实验录》、何廉臣的《增订通俗伤寒论》、承淡安的《中国针灸治疗学》等。他们不但系统整理了中医学术，还将新时代鲜活的临床经验与思想火花融入了这些著作中，成为中医药宝库的重要组成部分，他们不但影响了整整一个世纪的几代中医学人，至今仍对中医临床、教学、科研具有较高的参考价值和指导意义。

本丛书遴选了 20 世纪上半叶 7 位中医药大师的 8 部代表名著，有何廉臣《增订通俗伤寒论》《全国名医验案类编》、张

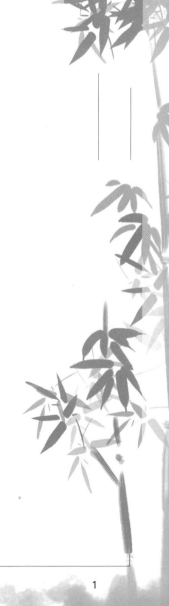

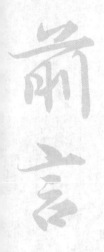

山雷《脉学正义》、曹炳章《辨舌指南》、曹颖甫《经方实验录》、承淡安《中国针灸治疗学》、赵燏黄《中国新本草图志》、张锡纯《医学衷中参西录处方学》，这些著作具有较高的学术价值，在当时流传较广，社会影响较大。

本丛书的整理和点校乃严格按照通行的古籍整理原则进行，亦即尊重历史，忠实原著，不随意更改。鉴于民国期间全国各地的印书局（行）较多，故对入选的每部医书，尽量选用最早或最佳版本作为蓝本，并与其他不同版本的同类医书对校，同时又与相关的医书文献进行旁校，力求校勘准确无误，以保证质量。每部医著的篇首，均附一篇点校者的研究论述，主要介绍作者的学术思想、生平事迹，以及每部医著的写作背景、学术价值、学术特点等，使读者从中了解该名医的专长及其代表作在近代医学发展中的作用。本丛书的著作，原多为繁体字竖排本，现统一改为简化字横排本。一些书原版中的外国人名、地名、西药名称等的译法，与现在通行的有所区别，为保持原貌，不作更动，标题层次多与原版本近似，原版的个别印刷错误，本次点校时径予更改，但均出注说明。

由于时间仓促，本丛书整理点校的缺点错误在所难免，敬请读者批评指正。

编　者

点校说明

一、本书以国立中央研究院化学研究所集刊第三号（1931年）及集刊第六号（1932年）即由化学研究所印行的初始本为底本，重新点校出版。

二、书中卷次、篇章、图版、表格均按原书顺序排列，以保持著作原貌。必须说明的是，原书有三卷的预告，并且从"原书总目"上看，原计划应当还有后续卷，但后因时局动荡，致使工作中断，实际只出版一、二卷，现将两卷合为一册出版。同时，为了反映当年研究计划及作者思路，书中所列"总目"及"预告页"一并保留。

三、原书繁体字一律改为规范的简化字，并对原文的字体做了适当的调整，以方便读者阅读。

四、原书图片在编排上存在多种形式，今为保留原著风貌，只统一了图题及图注的字体、字号，其余则未加改动。

五、原书各章节标题体例略有不同，现仅对会引起歧义、影响阅读的地方做调整、修改，其余均保持原貌。

六、由于近年来植物分类学及植物化学的发展，本书所列药材的原植物名、化学成分名称及化学成分含量等与现行规范有所出入，本校注本仍遵原著未加改动。上述学术内容有变更者，应以《中国植物志》及《化合物命名词典》（上海辞书出版社，1992）、《英汉化学化工词汇》（科学出版社，2000）为准。

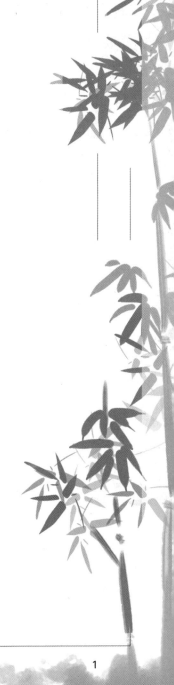

七、本书的计量单位、货币单位、西药中文译名、人名、地名以及一些科技专业术语与现今规范用法有所出入，但为保持该书原貌，本次校勘均未加更改。

八、推荐本书再版及审订者，原为章国镇教授，因他未竟辞世，故全书审校的部分工作由樊菊芬教授完成，未臻之处，敬希见谅。

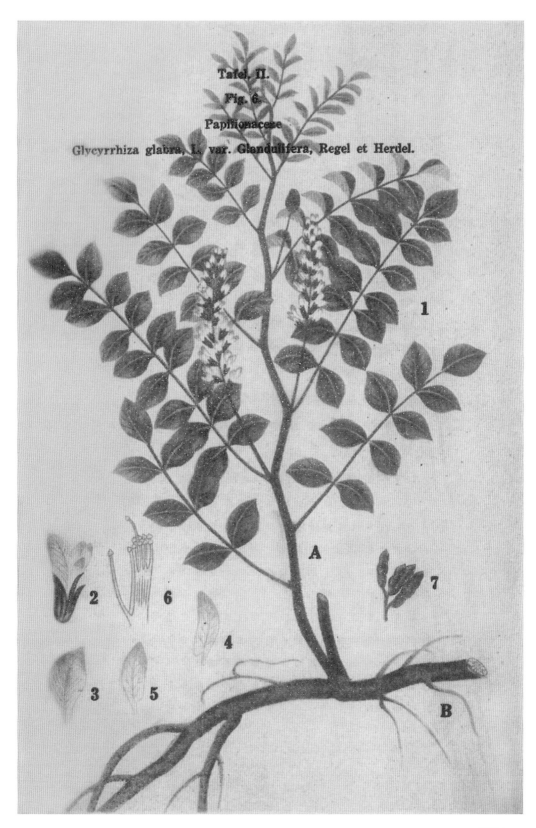

Tafel. II.

Fig. 6.

Papilionaceæ

Glycyrrhiza glabra, L. var. Glandulifera, Regel et Herdel.

插图 1

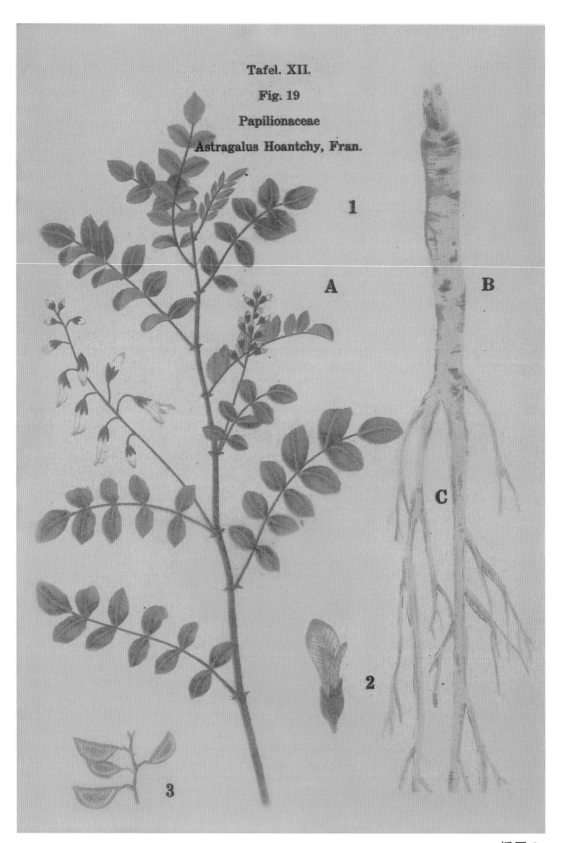

Tafel. XII.

Fig. 19

Papilionaceae

Astragalus Hoantchy, Fran.

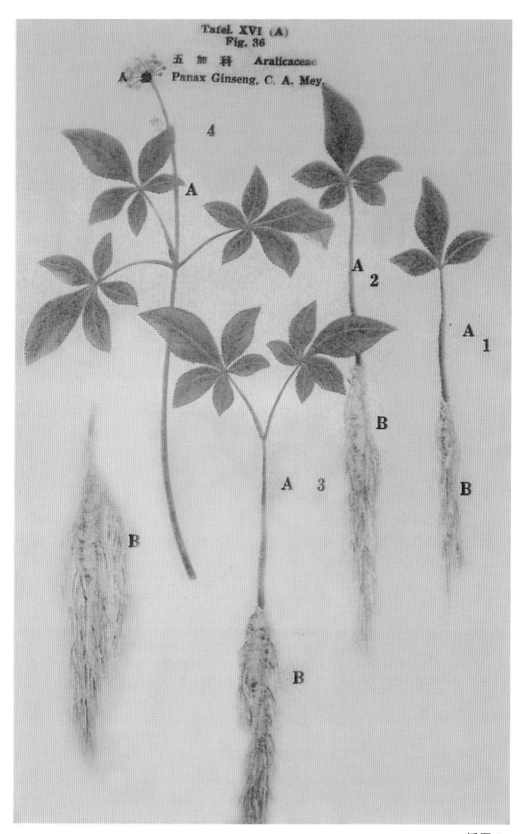

Tafel. XVI (A)
Fig. 36
五 加 科　Aralicaceae
A. 參　Panax Ginseng, C. A. Mey.

插图 3

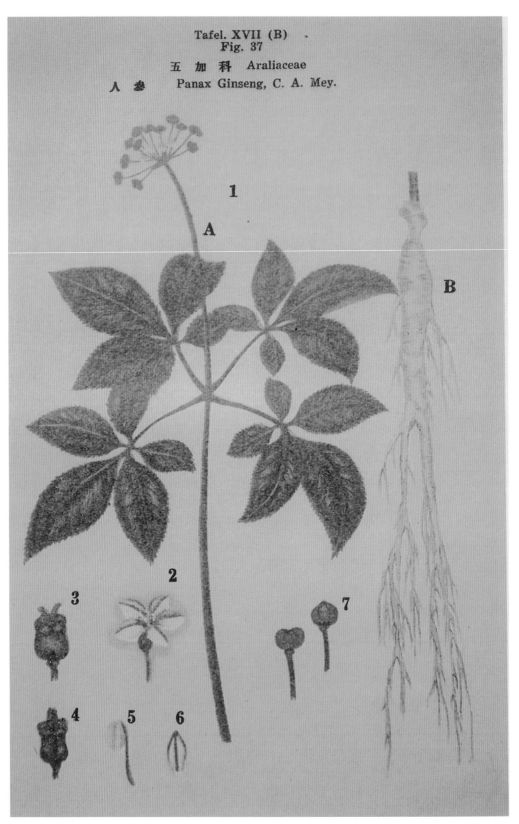

Tafel. XVII (B)
Fig. 37
五 加 科 Araliaceae
人 参　Panax Ginseng, C. A. Mey.

插图 4

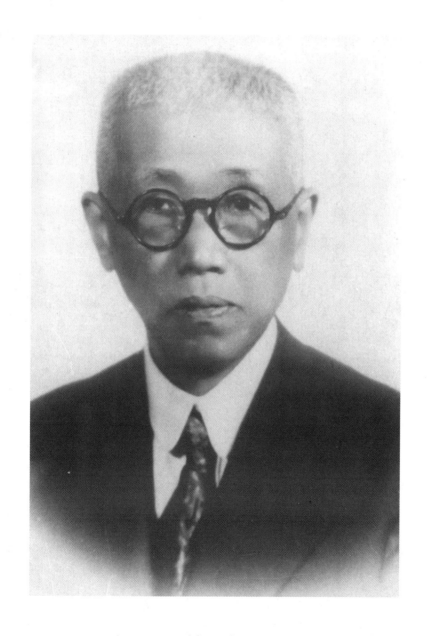

赵�黄先生像

赵燏黄生平与学术思想

赵燏黄（1883—1960），谱名汝询，曾用名一黄，字午乔，号药农，室名去非，江苏常州人。我国生药学界元老、现代本草学奠基者。

赵氏少时生活在一个富有文化气息的殷实家庭中。幼年在家馆从师学习经史，曾应科举试。1900 年到延陵书院山长刘申孙家课其孙。少年时期的教育，培养了赵氏钻研文史、吟诗填词的爱好。这一爱好伴随其一生。

当时常州人蒋维乔提倡新学，与江阴南菁书院钟观光一起加入蔡元培的中国教育会。1904 年，赵氏辞去家馆，由蒋维乔介绍，入钟观光在上海设立的实学通艺馆（又称科学仪器馆）附设的理化传习所，学习新学理化，接触民主革命思想。1905 年又由蒋维乔介绍，到沪江同里金松岑办的同川学校（同里自治学社）教理化。其时柳亚子也在该校学习，柳思想激进，赵氏颇受其影响。

留学日本及参加辛亥革命

（1905～1915）

赵燏黄在理化传习所学过日本药化学家下山顺一郎所撰的化学著作，知道日本科学先进。1905 年后国内掀起留日高潮，

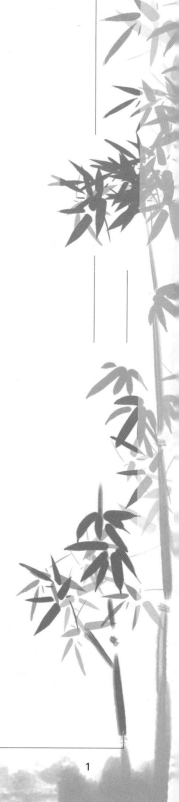

赵也于此时赴日留学。

赵氏到日本后在大城中学、正则英语学校及预备学校学习日语、英语，约于1906年秋正式入上野东京药学专门学校学习，于1908年夏毕业。1908年秋，赵氏补为清廷江宁官费生，考入东京帝国大学药科，先在下山顺一郎的生药学教室学习"和汉生药"。下山顺一郎是日本将中国传统本草学与近代生物科学结合而成日本生药学的权威。几十年后，赵氏还记得，老师常带一本乾隆年间琉球人吴继志所撰的《质问本草》来上课。他到日本书店访购不得，回国时在实学通艺馆张之铭处找到此书，高兴地全部照抄，并将书中插图临摹。学完生药学后，他又在长井长义博士的药物化学教室学习。长井长义于1887年因从麻黄中发现麻黄素而名震一时，成为日本现代药学的奠基人，赵氏尽得其学。

留日学生中有一批人专攻药学，赵氏与王焕文、曾贞、胡晴崖、伍晟酝酿，于1908年秋在东京神田区水道桥明乐园的中华料理店，召开了中华药学会成立大会，当时仅有会员27名，出席20名。会上通过了会则，公推比他高一班的药专同学王焕文为会长，同班同学伍晟为总干事，赵氏为书记，中国药学会从此诞生了。迄今中国药学界公认赵燏黄为该学会的创始人之一。药学会成立后曾开过几次学术报告会，赵氏宣读过关于胡麻油、川厚朴挥发油化学分析的报告。

虽然身在异国，但赵氏仍关心祖国的命运。1910年秋，谭人凤、宋教仁等在东京整顿同盟会组织，伍晟、孙润畲加入了同盟会。黄花岗起义后，留日学生中革命情绪迅速高涨，赵氏由伍、孙介绍也加入了同盟会，致力于推翻清廷的革命活动。武昌起义成功，留日的医药学生组织红十字卫生救护队回国参加革命。赵氏回国后在浙军都督府政事部下属的卫生部药局任局长。孙中山领导的南京中华民国临时政府成立后，赵与伍晟均在内务部卫生局任科长。他意气风发地投入工作，看到孙中山策马谒明孝陵盛典，大受感动，赋诗言志："雄心已雪先朝辱，大义竟亡九世仇。"不久他随政府北迁，任内务部卫生司科长、代理司长。但袁世凯窃国，眼看革命面临危机，赵氏乘机回东京帝国大学补办了毕业手续，获学士学位。回北京后即发生宋教仁遇刺案，二次革命失败，赵心灰意冷，于1914年底卸职出都，赋闲居沪。1915年春，应留日同学金体选之招，到汉口歆生药房任药师。

杭州十五年
（1915～1929）

　　1915年8月，得留日药友华裳吉介绍，赵燏黄应浙江公立医药专门学校校长韩士颎之聘，任该校药科教授。该校为今浙江大学医学院前身，是国人自办的第一所现代医学学校，1912年6月创办后，1913年即专门设立药科，故定校名为浙江公立医药专门学校（以下简称"浙医专"），校舍在杭州法院路张家大院。当时欧洲医界均由化学家中培养药学人才，只有日本继承中国研究本草的传统，单独培养药学人才。赵氏通过前一段管理药政的经验，力主药学不能从属于医学，应单独设科。当时浙医专是全国惟一的一所专门设立药科的学校。赵氏痛感东西洋药充斥市场，而国产药材遍地，却常被外人收购提炼返销中国，致使利益外流。据赵氏调查，上海海关每年输入药品以千万元计，认为这是国人之耻，因此培养中国药学人才乃当务之急。赵先后担任药用植物学、生药学、卫生化学三门课程的教授，自编教材，每周上课16小时，夜以继日地工作，连星期天也不休息。1921年，学校拓展，在刀茅巷建新校舍，大力从学生中培养师资，派张辅忠、黄鸣驹、黄鸣龙、连瑞琦赴德留学，赵氏为留德学生考试委员。此期他培养的一批人才，后来大都成为一代栋梁，如黄鸣龙后来成为中国著名的有机化学制药专家、中科院首批学部委员。因为教学任务太重，赵氏请求减去卫生化学一门，加强生药学研究。他还十分重视实地考察药材生长，每逢春秋佳日，常请在杭城设摊出售药材之俚医为向导，率学生入西湖山地采药，还在校内开辟药圃，实地培植观察。他还关心今日称为环保的公共卫生。1925 年，嘉兴禾丰纸厂废料污染河水，居民向省府上告，赵氏受命前去调查，写下《会验嘉兴禾丰纸厂泄水官河案》的报告，提出解决办法。居民遂息讼，送给学校"公正廉明"匾额一方。这一报告刊于 1926 年《药报》上。赵当时就认为饮水、食物、药品、化妆品、衣料、空气、土壤等均与卫生有关，曾向杭州市、上海市卫生局提出报告，认为当时由医学家负责卫生实验所不妥，应改由药学家主持，而医生则应主持传染病研究所，这种见解至今尚不过时。

20 世纪 20 年代后期，国内曾掀起一股全盘西化的逆流，否定中医中药。蒋梦麟任国民党政府教育部部长时，认为浙医专"设备不全，质量低劣"，勒令停止招生，逐年结束。赵氏早就反对否定中医中药，曾代药科同人上书省教育厅，要求将药科扩充为药学院，至少应维持原状，而如今却连学校亦将不保，一气之下决定离开浙医专。时蔡元培任中央研究院院长，杨杏佛为总干事，而杨的夫人为赵氏同族堂妹。因此，1929 年 8 月，通过杨杏佛介绍，赵氏到上海中央研究院化学研究所工作。

杭州十余年为赵燏黄一生的药学研究、教育事业奠定了基础，赵对杭州深有感情，认为这是他的第二故乡。

在中央研究院及北平研究院

（1929～1937）

赵燏黄在上海中央研究院这个当时全国最高学术机构工作了八年，这八年正是他的中年黄金岁月。在蔡元培等人的领导下，他在生药学、本草学研究中取得了丰硕的成果。

中央研究院在化学研究所下专设"国药研究室"，研究员有专任、兼任、通讯三种，赵氏被聘为专任研究员。他提出了一个以十年为期的研究国产药材的计划，要在生药学、化学、药理学基础上编写《实验新本草》，并拟订了采集调查药用植物及药材的办法及第一集名单草案。虽然这个庞大的计划最终未能完全实现，但还是完成了两集《实验新本草》，于1931年、1932年先后出版，改名为《中国新本草图志》。蔡元培为之作序，称道此书"将一扫旧式本草之瑕点，而显其精华；且使读者对于新学说之成绩，一览了然"。特别是他与徐伯鋆教授合作，把在浙医专所用的教材编写为《现代本草生药学》，上册于1933年出版。蔡元培又为之作序，称道此书"一新二千年来吾国本草学之壁垒"。此书下册后由其学生叶三多教授完成。此后至中华人民共和国成立初期，此书一直作为我国药学院生药学的主要教材。书中除引用大量中外文献外，还有赵氏本人的研究成果，特别是纠正了过去生药学只载外国生药的偏向，第一次收载了中药材。在从事研究的同时，赵氏仍未忘培养药学人才。他兼任上海中法大学药科教授，在电台批评当局将浙医专停办三年的决定。由于各方人士的抗议，当局于1931年5月撤销前令，恢复浙医专。1933年黄鸣龙担任浙医专药科主任，聘请赵氏回母校继续教生药学。他勉强应聘，每周赴杭一次上六小时课。赵氏重视培养青年人才的一个突出例子是对朱晟的培养。1932年，他的研究室招收了一个初中生朱晟。当他了解到朱晟生活清苦，但却好学不倦，就派他到中法大学管光地教授处学制显微镜标本及照相。此后多年朱晟成为他的助手，后来成为我国著名的中药材专家。

1933年6月18日，发生了震惊中外的杨杏佛被暗杀事件，赵氏无法继续开展工作。正在此时，北平研究院李石曾院长聘请他到该院生理学研究所生药研究室任研究员，他欣然应聘。北上前还应浙江省建设厅之邀至浙东山区采药一次。1935年1月，赵燏黄偕夫人及年仅三四岁的女儿和儿子全家迁往故都。这是他一生中的一个重要转折点。

北平研究院地处万牲园（今中国科学院植物研究所）旁，当时人才济济：赵氏青年时代的老师钟观光已成为全国知名的植物分类学大师，还有钟补求（钟观光之子）、林榕、刘慎谔、吴征镒等许多植物学家。生理学研究所所长经利彬支持赵氏的工作，赵氏下决心从调查北方药材开始继续他的研究工作。1935年12月14日至23日，他与67岁的钟观光带上钟补求、朱晟等4人亲赴河北药都安国采药。他们参观了建于宋代的药王庙，采集了230～240种大药、120～130种草药，用一辆汽车运回。赵氏还指导朱晟到北平郊区和冀、鲁、鄂、皖诸省调查药材，鉴别其原植物，后来撰写了《祁州药志（附北平）第一集：菊科及川续断科之生药研究》一书，于1936年出版，还写了两集《本草药品实地之观察》。

赵氏十分强调要弄清药材原植物之形态。1935年，他在平郊采到五加皮，经鉴定，证实为杠柳的根皮，且含有毒性，绝非历代本草所载之五加皮，于是他提出市场所售五加皮酒实际均由杠柳根皮泡制，应该严禁。

在研究生药的同时，他加紧收集历代本草善本，深入研究本草学。1931年，他在上海了解到日本人中尾万三在大英博物馆看到敦煌石室所藏唐代《食疗本草》残卷，深为震惊。他说，中国自己的本草被外国人窃去，又为另一个外国人进行研究后公之于世，这是"可耻的事情"。从此，他发愤收集古代本草，深入研究，于1935年发表《历代本草沿革史论》，认为本草药品名实不符，下决心要重新修订李时珍的《本草纲目》。他对人参类生药参证古今进行研究，为日本、苏联学者所称道。将生药学与本草学结合起来进行研究成为他一生学术研究的特色。

但是时局的发展对他的研究工作日益不利。他心情惆怅，在《平居杂感》中赋诗曰："沧海连清泪，湖山忆旧游。西征闻烽火，怅惘此淹留。"卢沟桥一声炮响，日寇占领北平城，研究院标本资料损失惨重，部分人员内迁。正在撰写《本草疏记》的钟观光只好回宁波老家，1940年在忧忿中逝世，赵氏的研究工作也被迫完全停止。

抗战时期及解放前夕的坎坷遭遇
（1937～1948）

　　抗日战争爆发后，赵燏黄处境艰难，自己已年过半百，子女正当幼年，助手朱晟又离他南下抗日，家乡常州也于1937年11月沦陷，老母被二弟接到上海。赵氏二弟赵汝调毕业于日本千叶大学药科，是上海新亚药厂厂长。二弟主持的新亚药厂尚在租界继续经营，赵氏遂只身南下省亲，二弟留他在新亚药厂担任汉药研究顾问。赵氏一度还担任南京中央大学药学院院长，但妻儿在北平，淹留南方终非长久之计。后来考虑到他在留日时曾向长井长义博士学过提炼麻黄素技术，华北蒙疆又盛产麻黄，新亚药厂决定在北京建立华北分厂，由赵氏任厂长，主要生产麻黄素。1940年赵燏黄回到北京，在东四马大人胡同租了厂房，设法把朱晟从河南找回，招募工人，以后又把在新亚药厂学过制药技术的两个外甥也调来北京，加上其他一些亲属，惨淡经营，开始生产。厂里砌了大洋灰池，用简单的石灰法提炼麻黄素，克服重重困难，终于试制成功。从1940年至1945年，共提取麻黄素300多千克，不仅满足内销，还有部分远销德国等地。由于战争，进口药品困难，南方药品也不易北运。赵氏建议华北分厂可以扩充生产麻黄素以外的产品，总厂派杨福昌前来协助，药厂呈发展趋势。但由于日伪统治严酷，为了经营药厂，他不得不与这些汉奸日特周旋，心中十分苦闷。那几年他心情沉重，闲时只能与诗人汤爱理及常州同乡族兄赵沆年等观赏书画，赋诗消愁。但赵氏的兴趣一直在从事研究、教学上。正在这时，原北大医学院自伪教育部接管后，院长鲍鉴清在1941年3月决心创立一个中药研究所，内设生药研究室，聘请赵氏担任额外教授兼专任研究员，并由米景森、关克俭、张友棪、马世华等协助他工作，朱晟也来兼作研究生进修。此时新亚华北分厂已奄奄一息，因此赵氏的工作逐步由分厂转入北大。1943年药学系正式建立，赵氏为生药学教授，并仍在研究所兼任研究员，曾一度任药学系主任。他甚至把自己家中的参考书、药物标本、显微镜用的染色剂都拿出供大家无偿使用。这就是今日北大医学部药学院的最初基础。在如此困难的条件下，他还与人合作发表了《蒙古本草之原植物》、《蒙疆所产本草药材关于其原植物之考察》等学术著作。

抗战胜利后，时局骤变。北大由国民党派陈雪屏接管，医学院编为北平临时大学第六分班，直到1946年7月西南联大中北大复员，与临大合并，改成北大医学院。据1992年4月出版的《北京医科大学的八十年》记载，当时医学院认为中医药研究所只研究树皮草根而将其撤消。接管医学院的则都是从协和医学院来的英美派人士，原医学院一批德日派人士如赵燏黄与梁铎、鲍鉴衡、林振纲、葛秉仁、王双元等均离开北医。正值国民党接收了北平陆军医院，院长孙荫坤、医务长吕文若均为赵氏昔日学生，因此赵与梁铎、鲍鉴衡均转入陆军医院。赵氏挂名为药局主任，不大去上班。他在东黄城根自租房屋，成立"赵氏生药学化学研究所"，继续进行生药槐花米、粉防己的研究。同时在迁来北平的沈阳医学院兼任药学系教授，又到辅仁大学生物系上生药课。因与北医药学系主任薛愚私交甚好，便与薛筹组中国药学会北平分会，薛愚与他分任正副理事长，开展学术活动，还支持朱晟自带资金器材，经赵元珠介绍，到晋察冀办药厂。赵氏在艰难困苦中度过了中国历史上这一段最黑暗的岁月。

解放后的新生

(1949～1960)

黑暗是黎明的前奏。1949年1月31日，北平和平解放，赵燏黄也迎来了新生。

这时，华北军区派马丁来接收陆军医院，派李广训为药局主任，赵氏改任药师。马丁很重视这位老专家。有一次，华北军区卫生部副部长殷希彭来院作报告，他是八路军中的老医务工作者，曾担任白求恩卫生学校校长，第一军医大学、军事医学科学院院长，对医药专业较了解，赵氏听了殷希彭的报告，懂得了共产党的政策，很受鼓舞。殷希彭会见了赵氏，见到他的《祁州药志》，大为赞赏。殷希彭认为新中国应大力开展中医药研究。赵氏趁机建言：北大医学院药学系中原有中药研究所，机构虽撤，一部分设备及人员还在，如能让他返校教授并研究生药学，实为平生最大夙愿。6月9日，赵燏黄写了《研究中药之经历及今后继续研究未竟工作之愿望》的书面报告。8月，他在殷希彭等支持下重返北大医学院任教。此时，赵氏已66岁，回到了他所渴望的教学研究岗位，欢欣鼓舞。

1950年，北医药学系附设专修科教授生药学。这年冬天，赵的左眼因青光眼而失明，他靠右眼拟订教学大纲及教改方案，编写《实用生药学》、《生药学讲义》。1951年，中央卫生研究院成立中医药研究所，赵氏受聘为顾问，指导筹建中药研究室。1953年他专为北医开设《本草学》课程，废寝忘食地投入教学。后来，赵氏还向中央卫生会议提出由卫生部设立中药调查委员会编纂中药药典的提案，可惜未得到应有的重视。当时卫生部门存在一股轻视中医中药的思潮，引起了毛泽东主席的重视，毛主席在1953年批评了个别领导轻视歧视中医中药的现象。1954年，党中央正式指示成立专门机构研究中医药。毛主席指示："罗致好的中医进行研究，派好的西医学习中医，共同参加研究工作。"《人民日报》于1954年10月24日、11月2日两次发表社论，贯彻中央指示。遵照这一指示，原中央卫生研究院下属中医药研究所会同其他单位正式组成中医研究院，原中药研究室一起并入该院成为中药研究所。赵氏改任中药研究所研究员，他的工作重点转入该所，但仍在北医兼课，并举办各种讲座，传授药学知识。他被评为第一批一级教授，又是国家药典编纂委员会委员、中国药学会理事。1955年后，在科研、教学的同时，他开始总结毕生研究成果，撰写《本草新诠》巨著，该书总论记述历代本草沿革，各论拟撰写数百种生药的研究结果。他仍在家中自辟药圃，观察药用植物生长，自费订阅各种专业杂志，惟一的休闲就是观赏历年收藏的明清名人书画。他还热衷于访求历代本草书籍。1950年，书商王晋卿出示明钞宋本《履巉岩本草》，他爱不释手，但因价高无力自购，只好介绍由北京图书馆购藏，自写考释，并请人誊抄、摹绘插图一部，自存研究。1958年，他迁入新中街新居，此时他的视力更差，但仍独居一室奋力撰写《本草新诠》。1960年春因肺炎住院，出院后仍未停笔，7月8日溘然长逝，书桌上还放着《本草新诠》的手稿，真正工作到最后一息，享年77岁，葬于八宝山人民公墓。根据赵熘黄生前遗言，赵氏家人将其收藏的古籍本草图书5 600余册，连同《本草新诠》遗稿，全部捐赠给中国中医研究院，其中历代本草80余部近千册，仅明刻善本即有400余册，被誉为海内首屈一指之本草藏书家。赵氏不仅是一代学者，还是一位大收藏家，历年购存约几千件的明清名人书画手札，在邓拓同志的关怀下，也基本上全部捐赠给国家文物部门，仅个别流入市场。

1983年，中国中医研究院、中国药学会、北京医学院联合举办"纪念赵熘黄诞辰100周年大会"，缅怀他一生对我国药学事业所做的贡献。赵氏学术成就在国内外享有盛誉。1939年日本生药学家木村康一在《药学大全书》第二卷生药专篇中，赞扬赵氏"对生药研究有大量贡献"。1953年，楼之岑在其所著的《生药学》一书中，称《现代本草生药学》（赵氏等著）为我国最早的生药科研著作。1954年，张昌绍在《现代生药研究》一书中，尊称赵熘黄是"工作最久、贡献最大"的生药学家和科学家。台湾省台中中国医药学院教授、中国药学研究所所长那琦博士称自己为赵氏私淑弟子，在其所著的《本草学》一书中，称赵熘黄先生为我国生药学、本草学泰斗。

目 录

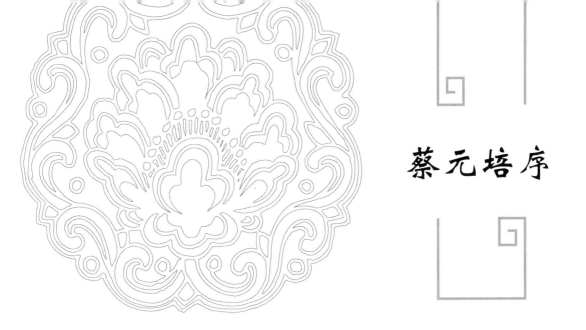

蔡元培序

吾国与欧洲同有炼丹法，欧洲人由此而发明化学，而我国人未能也。吾国与欧洲同有以魔术治病之方法，欧洲人由此而发明根据科学之医学，而我国人则尚未能脱阴阳五行之臆说的医论也。其在应用生物学及药化学方法，与实施医学理论之药物，何独不然？自汉代已有本草写本，历千五百年之演进，而结晶于李时珍之《本草纲目》，不可谓不久矣。然而对于旧本草中所载诸药，为今日东西洋学者最注目者，莫如自然界生物之原料药也。而尚未能以近世动植物分类学的智识、解剖学的方法，参照实物，绘图写真，援古证今而确定之。故药品之是非真伪，聚讼纷纭，不能判别者犹是也；药名之复杂紊乱，头绪分歧，无从稽核者犹是也。其对于诸药之效能，复泛说寒温虚实之性，或以形似色似为言，更不能如西洋药物学，依据其提出主要成分，而说明其在人体生理上特效之理由也。欧亚大通，吾国所采用之西药甚多，而西医亦颇有采用中药、且以科学方法实验而证明之者，例如肉桂、大黄、莨菪、龙胆、远志等，久已被采于外国药典中，近年如麻黄、当归、延胡索、吴茱萸、汉防己等，复予以精确之研究，东西洋名医，将承认而药用之，中药也而尽变为西药者矣。其他在研究中者，正复不少，日本旧行汉医，近则勇采西法，故致力于中药之生物学鉴定及化学分析者尤众。我国学者，又岂能全诿其责于他国人而不急起直追，以求有所贡献耶。中央研究院成立以后，于化学研究所中，特设中药研究一部，宋梧生、许植芳诸先生，致力于药化学及药理学之研究；而赵药农先生，则着手于旧本草之新法整理。赵先生整理之道，分为生物学（或生药学）、药化学、药理学之三大纲。现在生物学部分，正陆续研究，分期写定，以为新本草之基础。至于药化学、药理学两部分，非短时间内所能尽得结论者，则汇集中外学者业已发表之定论，分别采列，疑则阙之，以成此《中国新本草图志》一书。吾知是书一出，将一扫旧式本草之瑕点而显其精粹，且使读者对于新学说之成绩一览了然而得以更求进步，其影响于药物学之前途，必非浅鲜也。

中华民国二十年[1]二月十五日

国立中央研究院院长　蔡元培

---

　　[1]　中华民国二十年：即公元 1931 年。下文年份依此类推，不再注明。

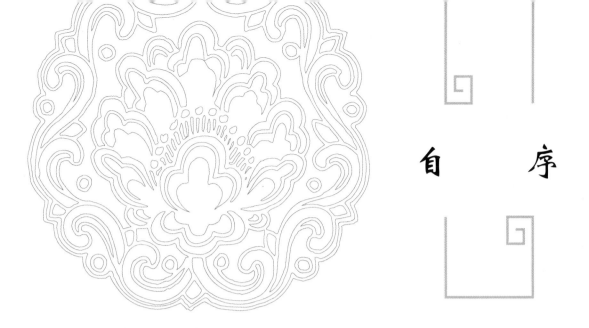

自　序

　　"本草"之名，出于班史[1]（西纪元[2]九十二年），《神农本草经》三卷，乃汉儒追记之作也。盖神农氏尝药辨味而先有其目，分上中下三品，列药三百六十五种，大抵载在三坟而预其一，此可称吾国四千余年前鸿濛[3]甫[4]辟破天荒之物质文明。考之西历[5]，尚远在纪元前[6]二千六百余年，西方医药，距发轫[7]之时期尚早也。当此草昧未启之世，以帝皇之尊而首定医药，不得不崇拜我神农氏之神明仁智。旧传之《本草经》，实为吾华后世药典之起源，亦即吾国今日自然科学之嚆矢。秦始皇焚书（纪元前二百十三年）而不及方技医籍，故至汉代（纪元前百五十余年）而治疗之法渐备，有效之药亦随之增多。至梁（西历五百〇二年）之陶弘景，遂重修《神农本草经》，复增汉魏以下名医所用药三百六十五种，合计七百三十种，著《名医别录》[8]七卷，

---

　　〔1〕　班史：指《汉书》。《汉书》为班固所作，故称"班史"。

　　〔2〕　西纪元：即公元。以下同。

　　〔3〕　鸿濛：同"鸿蒙"。古人认为天地开辟之前是一团混沌的元气，这种自然的元气叫做鸿蒙。

　　〔4〕　甫：刚刚。

　　〔5〕　西历：即公元。以下同。

　　〔6〕　纪元前：即公元前。以下同。

　　〔7〕　发轫：轫，支住车轮不使旋转的木头，车启行时须先去轫，故启程称为"发轫"。

　　〔8〕　《名医别录》：梁朝陶弘景撰著的药物学著作应是《本草经集注》3卷。见甄志亚《中国医学史》（修订本）第59页（上海科学技术出版社，1997）。

进上梁武帝，帝命颁布施行，此可称吾国第一期颁行之最古中华药典。同时关于本草纪录诸作，如北齐徐之才所撰之《雷公药对》、魏李当（唐《新修本草》作说）之所撰之《李氏药录》、魏吴普所撰之《吴氏本草》[1]、雷敩所著之《雷公炮炙论》，皆能后先辉映、有功于艺文，但不过一时私家著作，非国家采用之典章尔。至唐贞观初（西历六百二十七年），太宗命司空英国公李绩等，修陶隐居所注《神农本草经》，增为七卷，世谓之《英公唐本草》，其书颇有增益，此可称吾国第二期第一次颁行之中华药典。显庆中（西历六百五十六年），高宗谘询太子太师燕国公于志宁以本草，志宁历陈陶注《本草经》之纰缪而必加以考证，于是右监门长史苏恭（唐《新修本草》作敬），因将《英公唐本草》重行订注，上表修定，帝复命太尉赵国公长孙无忌等二十二人，与恭（敬）详定，礼部郎中孔玄均（《本草纲目》误，"志约"从唐《新修本草》改正）撰序，增药一百十四种，合《别录》七百三十种，共计八百四十四种，分十一部，合目录凡二十一卷，与《新修本草图》二十六卷、《图经》七卷，共五十四卷（从《唐书·艺文志》），世谓之唐《新本草》。此为吾国第二期第二次颁行之增订中华药典。一时名家著作，如甄权所撰之《药性本草》、孙思邈所撰之《千金食治》、孟诜所撰之《食疗本草》（补养方）、陈藏器所撰之《本草拾遗》，皆彰彰在人耳目，为后代本草家所采择，于世不无裨补。嗣此作者，如李珣之《海药本草》、《南海药谱》，萧炳之《四声本草》，杨损之《删繁本草》，李舍光之《本草音义》，南唐陈士良之《食性本草》是也。后唐清泰中（西历九百三十四年），蜀主孟昶嗣帝位，帝命翰林学士韩保升等，与诸医士取《唐本草》参校，增补注释，别为《图经》，凡二十卷，昶自为序，世谓之《蜀本草》。李时珍谓其图说药物形状颇详于陶、苏。盖昶据蜀中，蜀为产药最富之区，《蜀本草》之图像摹形，必目睹实物而有依据，不仅其说之详也。惟此书用《唐本草》为蓝本，当仍为第二期中之刊布物，即作为第二期第三次颁行之中华药

---

[1] 《吴氏本草》：即《吴普本草》。

典，固无不可。开宝六年（西历九百七十三年），宋太祖命尚药奉御刘翰、道士马志，又翰林医官翟煦、张素、吴复桂、王光祐、陈昭遇、安自良等九人，取唐《蜀本草》详校，仍取陈藏器《本草拾遗》诸书相参，刊正别名，增药一百三十三种，马志等为之注解，复命左司员外郎知制诰扈蒙、翰林学士卢多逊等刊正，凡二十卷，御制序言，命国子监镂板，称《开宝详定本草》，或简称《开宝本草》。此为吾国第三期中第一次颁行之详定中华药典。开宝七年，复诏翰、志〔1〕等重定，翰林学士李昉、知制诰王光祐、扈蒙等详参，增至新旧药合九百三十八种，共二十一卷，昉等为之序，世称《开宝重定本草》，广颁天下，传而行焉。此较唐《蜀本草》而更备，复为吾国第三期中第二次（西历九百七十四年）颁行之重定中华药典。至嘉祐二年（西历一千〇五十七年）八月三日，仁宗始诏太常少卿直集贤院掌禹锡、尚书祠部郎中秘阁校理林亿、殿中丞秘阁校理张洞、殿中丞馆阁校勘苏颂等，将前代本草，协同校正，次第重修，直至四年九月，经太子中舍陈检之手，更加研核，即于五年八月，书成进奉，是年十一月，复命光禄寺丞高保衡同诸医官复校，至六年（西历一千〇六十一年）十二月，竣刻颁行。其间新定旧药九百八十三种，新补八十二种，附于注者不预焉，新定一十七种，总新旧一千〇八十二种，共二十卷，仁宗敕名《嘉祐补注神农本草》，或简称《嘉祐补注本草》。此为吾国第三期中第三次颁行之补注中华药典。仁宗既命掌禹锡等编译本草，累年成书，又诏天下郡县，图上所产药物，专命太常博士苏颂撰述成书，凡二十一卷，谓之《图经本草》。此本草之详于图形，据实地采访而得者，《蜀本草》而后，将推此著之成功矣。后世本草图，殆根据是书者甚多，此为吾国第三期中第四次（西历一千〇七十余年）颁行之中华药典而详于图谱者也。宋之哲宗元祐二年（西历一千〇八十六年），蜀州晋原世医唐慎微，深涉经方，蜀帅李端伯慕其名，延至成都，将宋代本草着手纂修，慎微于是取《嘉祐补注本草》及《图经本草》，合为一书，

---

〔1〕 翰、志：即刘翰、马志。

复拾《唐本草》、陈藏器《本草》〔1〕、孟诜《食疗本草》，旧本草所遗者五百余种，附入各部者，并增五种，旁摭古今单方、仙经道书，下逮经史百家之说有关药物者，兼收并录，分部类别，共二十一卷，目录一卷，计六十余万言，书成于大观元年（西历一千一百〇七年），计编纂二十二年，名曰《经史证类备急本草》。此私家著作也，惟其书罕传，时有梁贤孙公者，得其本而善之，命官校正，募工镂板，以广其传。大观二年，通仕郎行杭州仁和县尉管句学事艾晟，谨制序文，上之朝廷，即后之《大观本草》是也。此为第三期中第四次颁行之中华药典。政和六年（西历一千一百十六年），即《大观本草》出版后之第八年，徽宗敕命中卫大夫康州防御使医学提举入内医官编类《圣济经》，提举太医学曹孝忠将《大观本草》重加校正，删繁缉紊、正讹辨难之条得数千事，书成，孝忠制序，名曰《政和新修经史证类备用本草》，或简称《政和本草》。此为吾国第三期中第五次颁行之中华药典。当代名医著述，尚有开宝中日华子之《诸家本草》、陈承（一本作子承）之《本草别说》。与官家本草互相发挥者，复有政和中之《本草衍义》，此乃宋通直郎收买药材所辨验药材医官寇宗奭所撰，太医助教辨验药材医官许洪校正，足以补助《政和本草》之不及，以供太医学中医官之备考。宋代本草，历年校修，至此益备。降及金元，不复有国家颁布之药典，私人著作中之有声者，如张元素之《洁古珍珠囊》、李杲之《用药法象》、王好古之《汤液本草》、吴瑞之《日用本草》、胡仕可之《本草歌括》、朱震亨之《本草衍义补遗》，仅仅可指数而已。泊〔2〕乎有明一代，虽不乏作者，然以官书之关于药物者尚少，其绘图立说、详明可据而有裨于荒政者，莫如洪武初（西历一千三百六十七年）周宪王〔3〕所撰之《救荒本

---

〔1〕 陈藏器《本草》：即唐代陈藏器撰著的《本草拾遗》。

〔2〕 泊：音jì，到，及。

〔3〕 周宪王：即明太祖朱元璋第五子朱橚的长子朱有燉，然而《救荒本草》的作者并非朱有燉，而是朱橚。由于明代陆柬序误以为作者为朱有燉，使李时珍《本草纲目》、徐光启《农政全书》均袭其误，清《四库全书》已据李濂序为之更正。

草》。书凡四卷。当时因念旱涝民饥，咨访野老田夫，得草本之根、苗、花、实可备荒者四百四十种。虽其作书之旨不在药用，然于药用上可供参考者甚多，得益良匪浅鲜。与此同类之作，如王磐之《野菜谱》、鲍山之《野菜博录》，绘形缀语，简而可稽。其有关于食物而作者，如汪颖之《食物本草》、宁原之《食鉴本草》是也。关于纯正本草丹石诸书，复有徐彦纯之《本草发挥》、宁默王之《庚辛玉册》、王纶之《本草集要》、汪机之《本草会编》、陈嘉谟之《本草蒙筌》。其余则孤本流传，有年久失考者，或抄本秘传，有至今未刻者，更仆难数。以李时珍之殚见洽闻，《本草纲目》之搜罗宏富，尚不免有见遗之著录，即如明弘治年间之御制本草，有所谓《本草品汇精要》一书者，乃当时内府秘藏抄本，在《本草纲目》前百年文献，为时珍未见之本，故未采入其说于《纲目》者也。当弘治十六年（西历一千五百〇三年），孝宗特命掌太医院事右通政施钦、王玉，院判刘文泰、王磐，御医高廷和，同总督修辑太监张瑜，考证历代诸家之说，品物汇庶，删繁补缺，斟酌古今而尽其宜。每品之下，缀以彩图，辨形与色，了如指掌，可谓肇本草之创矣。书既定，以弘治十八年进呈，请定宸宫〔1〕，制曰《本草品汇精要》，藏之内府。此可称第四期中（西历一千五百〇五年）未刊之中华药典。夫弘治本草（即《本草品汇精要》）至今虽犹在人间，然已成海内孤本（前为朱桂莘先生所得，屡拟摹刊，卒以卷帙浩繁，剞劂不易，今又转归北平某氏矣），惟恐一代之典章文物湮没勿彰，实为可慨尔。李时珍殿历代本草诸家之后，可告一段落者，将以其所著之《本草纲目》为归。李氏生长荆楚，宦游巴蜀，一草一木，泰半〔2〕目验。《纲目》之作，搜罗百氏，访采四方，综历代本草之大成，重加整理，芟〔3〕复补阙〔4〕，折疑正讹，始于嘉靖三十一年壬子（西历一千五百五十二年），终于万

〔1〕 宸宫：帝王的宫殿，引申为王位、帝王的代称。

〔2〕 泰半：大半，太半，过半数。

〔3〕 芟：音 shān，删除之意。

〔4〕 阙：空缺、不足。

历六年戊寅（西历一千五百七十八年），其间历二十七星霜之久，稿凡三易而成。全书分为五十二卷，列为一十六部，部各分类，类凡六十，标名为纲，列事为目，增药三百七十四种，方八千一百六十，共计一千九百三十八种[1]，植物占八百五十四种，煌煌巨制，粲然大备，书成甫刻而即值数尽，撰有遗表，由其子建元进呈神宗，万历二十四年（西历一千五百九十六年），奉旨留览。此可称吾国第四期最后之中华药典。夫四期以后之本草，由国家颁行者，绝响已久。有清一代，太医院中，大抵沿《纲目》之旧而袭用之，殊属非是，虽以康熙、乾隆文化之盛，不闻有敕修本草之举，如汉、梁、唐、宋之可以赓[2]续者也，是为本草达于衰微之时期。其私家著作中之寥寥可以记述者，仅有乾隆三十一年（西历一千七百六十五年），钱塘赵学敏所撰之《利济十二种》[3]，其中有《本草纲目拾遗》十卷、《本草话》三十二卷、《串雅》八卷、《花药小名录》四卷、《药性元解》四卷、《奇药备考》六卷，足以补《纲目》所未备。惜乎！有说无图，殊觉空言之无补尔。他如《百草镜》、修园《本草》[4]（闽县陈修园著）、《本草备要》、《本草备旨》、《本草从新》、《本草钩玄》、《本草崇原》，类皆详于说而略于图，间有一二采图者，亦不过袭《纲目》之旧，仍无济于实用。其有图说兼备者，当首推嘉庆年间（西历一千八百余年），固始吴其浚所撰之《植物名实图考》（又《广群芳谱》，品汇极繁亦可备考，然无图证，不能名副其实）；次推西湖陈淏子所撰之《秘传花镜》，足资参证。惟《图考》近于植物之学，《花镜》近于园艺之学，非纯粹之本草学与夫近世之所谓生药学（Pharmakognosie）可以比拟者也。日本明治维新二百年以前（西历一千六百余年至一千八百余年），约当吾国明末清初之会，研究中国

---

〔1〕 一千九百三十八种：据李经纬、林昭庚《中国医学通史》"古代卷"（人民卫生出版社，2000）载，《本草纲目》共收载药物1892种。

〔2〕 赓：继续、连接之意。

〔3〕 《利济十二种》：《利济十二种》中现仅《本草纲目拾遗》与《串雅》尚流传于世。见甄志亚《中国医学史》第109页（上海科学技术出版社，1997）。

〔4〕 修园《本草》：似指陈修园撰著的《本草经读》（即《神农本草经读》）。

本草之盛，远胜于吾国。其时本草名家有稻生若水、松冈恕庵、小野兰山、贝原益轩、小野职孝、岩奇常正（《本草图谱》著作者）、伊藤圭介诸辈，专治吾国旧派本草，而其绘画之精审，不若吾国古本草之拙陋疏忽，往往使观者无能得其形色髣髴[1]也。明治维新初，兰学输入其国，则斯学渐趋于科学之途，复有大槻磐水、饭沼慾斋（《草木图说》著作者）诸辈，以林那氏人为分类法，专治和汉本草之学；至近代则有白井光太郎、松村任三、业师柴田桂太郎、牧野富太郎诸家，用最近自然分类法，参证本草而治植物，如药学专家则有已故恩师下山顺一郎、已故恩师长井长义、庆松胜左卫门、业师朝比奈太彦、村山义温、刘米达夫、藤田直市、中尾万三诸名家，考察本草，研究汉药，不遗余力。近年东西各国学会，派遣专家、考查吾国产物者日众，必须购求吾国本草书籍，为研究质证之资料，即如敦煌石室中发见[2]之古本草残卷，亦复被藏于英法国立之博物馆中。故吾国旧有之本草，极为现今世界学者所注目。窃思本草方技，历代帝皇推崇备至，如汉、梁、唐、宋之盛，可以鉴矣。将其比之于一国颁布之药典，未为不当。所谓药典（Pharmacopoea），即政府法定之药规，乃文明各国所不能无者也。溯自明万历《本草纲目》以迄于今，已达三百五十二年之久，会药物之变迁最烈，旧本草之待修者正复多矣。方今吾国编纂第一版中华药典之期，自当参酌吾国旧有之本草，以为基本，其间有可以采用国产药材者必多，有可以采用国产药材代用外国产药物者亦不少，有可以采用国产原料制成外国药品者，又比比皆是。而此国产药材，与代用之药及制药之原料，势不能任其为三百年前之旧本草也明矣。科学日进，物质日底[3]于文明，旧本草所载之药物，大有科学上研究之价值，新本草之研究编订，何能一日缓哉。然而新本草研究编订之方法，与夫研究编订上困难之点，将有指不胜

---

[1] 髣髴：同"仿佛"。

[2] 见：通"现"。以下径改。

[3] 底：通"抵"，达到之意。

屈者，今均一一罗列于凡例之中，以质海内同志。嘻，以不佞之见闻褊浅，学识谫〔1〕陋，膺〔2〕此职责，何异于夏虫之语冰，世有专家，能正其误而纠其谬，以匡余之不逮，则将衔感而没齿不忘者矣。

中华民国十九年仲冬之月　著者序于国立中央研究院化学研究所国药研究室

---

〔1〕谫：音jiǎn，浅薄。

〔2〕膺：音yīng，接受。

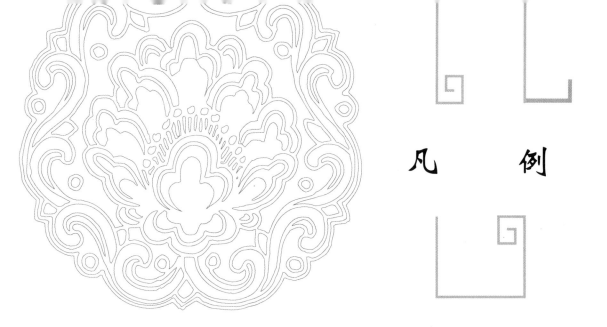

凡　例

　　本志采用纯正的科学方法，整理吾国旧有之本草，证以今日最新之学理及事实而编纂之。

　　本志依据明李时珍《本草纲目》，参证宋寇宗奭《图经衍义本草》〔1〕、宋唐慎微《经史证类大观本草》、明周宪王《救荒本草》及清赵学敏《本草纲目拾遗》、清吴其浚《植物名实图考》，分为若干集若干卷而整理之。其编订之顺序，大概依据《本草纲目》，惟自山草类始，而参考《本草纲目拾遗》等书所载与《纲目》有关系之药物。

　　本志之内容，每药项下，其最详者，分名称、考据、产地、栽培法、植物、生药、构造、成分、药理、药用等项目，遇有无可详记者，则仅列必不可少之主要项目而已。

　　名称项下，用最近恩葛雷（A. Engler）自然分类法，并参考 *Botanicum sinioum*（Bretschneider）、*Chinese names of Plants*（Henery）及松村任三《植物名汇》、日本头注国译《本草纲目》等书籍，考定本草之科名及学名而揭载之。其一时难于考定，并无实物或标本等参考者，则不敢武断，宁付阙如。

　　考据项下，参酌古代本草诸家之说与今日科学上可以触类旁通、互相证明之处，而加以按语，其有欠合学理而涉于荒诞无稽，以及阴阳五行相生相克诸

----

　　〔1〕《图经衍义本草》：本书是宋寇宗奭《本草衍义》后世的传本，但非寇宗奭的原著。此书实为《大观本草》与《本草衍义》的合编删节本。见尚志钧等著《历代中药文献精华》第 236 页（科学技术文献出版社，1989）。

谬说，则一律置之不论。

产地及栽培法，如其名而记载之，其有详细调查考察之必要者，则兼详该植物在原产地分布之区域及野生繁殖之状况、采制法、年产额、运输地及市价等。其为栽培之药，则详当地栽培之状况及其方法，与其收获法、制作法（制成药材之法）等。

植物项下，按照植物自然分类学上分科植物而记载之，并插原植物之摄影或图画。凡一种药用植物，尽量采访原产地之材料，对物摄影，或对物写生，或制为标本，与生药部分（即供于药用之部分，如草、根、木、皮之类）互相参证，以供永久研究鉴别之用。其原植物不易实地采集，其标本复不易觅得者，则仅列其考案。

生药（国产药材）项下，专记载供于药用部分形质上之研究，其内容如下：

（一）国药形质上之标准鉴定。

（二）国药形质上之种类识别。

（三）国药形质上之真伪判决。

（四）国药摄影。

构造项下，专记载供于药用部分内部组织之研究，其内容如下：

（一）显微镜的组织解剖学。

（二）粉末生药学。

（三）显微的结晶化学。

（四）显微镜摄影。

成分项下，专搜集已知之成分而揭载之，并详注该成分提取及精制之方法，或其试验所得之成绩报告等，一扫从来编纂上之陋习，仅注其来历于某书某杂志之某卷某页，使阅者一时不得其书，则无从稽考。对于本项内容应加研究者，其条目如下：

（一）前人发现国药成分未能确定者，继续反复研究。

（二）在一种国药之中，于既知成分之外，继续研究其新成分。

（三）在甲种国药中，含有已知之成分，按照植物科属及系统之关联与治疗上之效验，搜索于乙、丙、丁国药之中。

（四）关于国药中既知成分之含量检定。

（五）关于国药中未知成分之研究。

关于以上之研究，得有研究之成绩者，则尽量充实于本项中。

药理项下，专搜集医家动物生理试验所得之成绩而揭载之，无试验者则付阙。

药用项下，专详国药应用于治疗上之方法，有详细记载之必要者，其内容如下：

（一）旧本草之考案。

（二）新本草之应用及处方例。

（三）中华药典及外国药典已经收载之国药，则详该药典中所载之制剂及其用法。

（四）新药制剂，用国药为原料者，则详其制造法之大要及其用法。

国药之能应用于其他各方面（如农工）者，亦另列项目，详其大要。

外国产著名生药，其与国药有连带之关系者（如其原植物为同科同属者又其成分相同或效用相类者），则附于国药之后，藉资参证，或预备代用（如远志之代 Senega、龙胆之代 Gentiana、莨菪之代 Belladonna）。

本志学术名词下所附西文，一律用拉丁语及德语。

本志中所用之度量衡，如用译文，恐其易于混淆，故一律用原语之略字，如立方生的米达用 cc[1]，格兰姆用 gm[2]，米达用 m，十分之一米达用 dm，

---

〔1〕 cc：表示"毫升"，现规范的单位符号为"ml"，但为保持原书面貌，今不改动。以下同此。

〔2〕 gm：表示"克"，现规范的单位符号为"g"，但为保持原书面貌，今不改动。以下同此。

百分之一米达用 cm，千分之一米达用 mm，百分率用％，余类推。

药用项下所载之用量，系表示一次之服量，处方中数字，照处方常例，以小数点表示格兰姆，不另注 gm，水剂容量，以小数点表示立方生的米达，不另注 cc。

本志中采用之处方，大概搜集于日本汉方书籍中，以资取镜，至于吾国医籍所载之方剂，汗牛充栋，收不胜收，惟遇有民间治疗单方（注新字），酌取一二而已。

本志编纂所用之中外参考书籍，在第一集之终揭载之。

致谢一

本志编纂之经过，如搜集植物标本及药材标本、摄影制图，得专家之助力者不少，敬志姓氏，以表谢忱。浙江大学农学院钟宪邼先生，中国科学社生物研究所钱雨农先生，本院自然历史博物馆秦子农先生、方质之先生，汉医张始生先生（已故）。

致谢二

关于化学上及文字上之指示校正者，本所所长王季梁先生。

赴川调查物产得药材参证之助者，本所专任研究员曾义先生。

致谢三

本志编纂时，凡需用之实验材料，如药用植物之采集及摄影、显微镜的生药解剖及摄影，得本所助理员邵公佑之力不少，特致谢忱，以铭不忘。

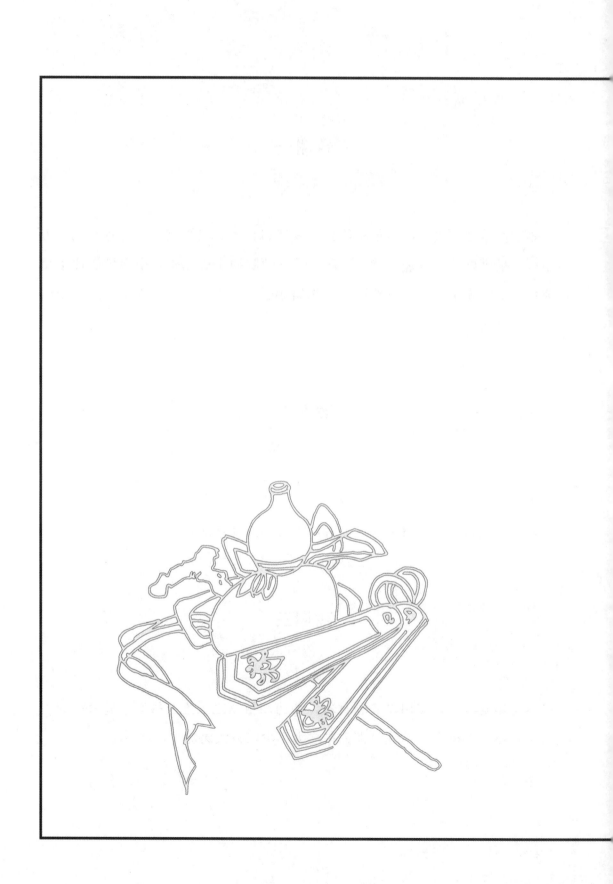

中国新本草图志之

第一集第一卷〔1〕

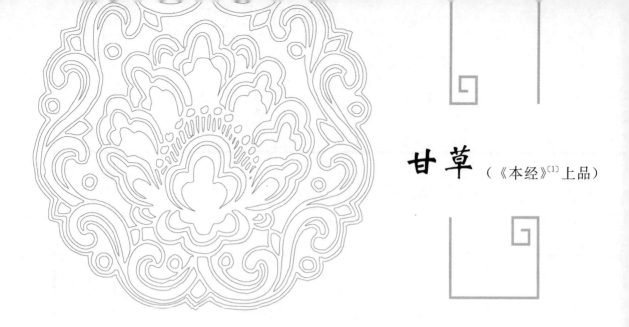

甘草 （《本经》[1] 上品）

名称

1. 科名：蝴蝶花科 Papilionaceae

2. 学名：*Glycyrrhiza glabra* L. var. *glandulifera* Regel. et Herdel. (S. P.)

　　　　Glycyrrhiza echinata L. （B. R.）

　　　　Glycyrrhiza uralensis Fisch. （B. R.）

　　（以上参考植物项下附注学名备考[2]）

考据

1. 异名：苷草（《本经》）、蜜甘（《别录》[3]）、蜜草（《别录》）、美草（《别录》）、蕗草（《别录》）、国老（《别录》）、灵通（《记事珠》）、美丹（《神农本草》）、抱罕[4]草（陶[5]说）、汾草（《本草原始》[6]）、偷蜜珊瑚（《辍耕录》）、粉草（《群芳谱》）（李时珍说）。

2. 《本草纲目》释名：陶弘景曰，此草最为众药之主，经方少有不用者，犹如香中有沉香也。国老即帝师之称，虽非君而为君所宗，是以能安和草石而解

---

〔1〕《本经》：《神农本草经》的简称。

〔2〕以上参考植物项下附注学名备考：实际上学名项下所列之学名与植物项下略有差别，现保留原著风貌，不加改动。

〔3〕《别录》：即《名医别录》。

〔4〕罕：通"罕"字。以下同。

〔5〕陶：指南北朝药物学家陶弘景。

〔6〕《本草原始》：系明末药物学家李中立所撰著。

诸毒也。甄权曰，诸药中，甘草为君，治七十二种乳石毒，解一千二百种草木毒，调和众药有功，故有国老之号。

按语：甘草，为今日西药制剂上不可缺少之品，占丸剂中赋形药重要位置，在散剂及其他制剂中，并得引为调味药及缓和药，《别录》称甘草为国老，即帝师之称，虽非君而为君所宗，是指明甘草非主药，直认为佐使赋形之用，此古今一贯之说也。谓其能解诸毒，不知者以为经方家浮夸之谈，迫证以最近化学上之学理（参照主治项下按语），始恍然古人已于三千年前经验而得之。惜自古迄今，依旧沿用，知其然而不知其所以然尔。

3.《本草纲目》集解：《别录》曰，甘草生河西川谷积沙山及上郡。二月、八月除日，采根曝干，十日成。陶弘景曰，河西上郡，今不复通市，今出蜀汉中，悉从汶山诸夷中来。赤皮断理，看之坚实者，是抱罕草，最佳。抱罕，羌地名。亦有火炙干者，理多虚疏，又有如鲤鱼肠者，被刀破不复好，青州间有而不如。又有紫甘草，细而实，乏时亦可用。

按语：古之河西，系泛指黄河以西地，如甘肃省东南及蒙古之鄂尔多斯、阿拉善、额济纳、贺兰山以东之地皆是，上郡秦置，今陕西榆林县及内蒙古鄂尔多斯左翼之地。积沙山，指积石山而言，即古之抱罕，此为甘草原产地，至今不衰。陶弘景为南朝梁武帝臣，其谓河西上郡今（西历500～550年）不复通市者，因时值五胡之乱，南北交通阻梗，盖药材之产于西蜀者，当纡[1]回岷江而集重庆，再下长江流域以达江南。故弘景谓今出蜀汉中，悉从汶山诸夷中来。按汶山，即今四川茂县，蜀汉西晋复置汶山郡，辖旧茂州及松潘之地。茂州松潘，位于川之西北，西接康定，北邻甘肃，即今土司杂居之地。抱罕，东汉县名，属旧凉州陇西郡，在松潘之西北境、甘肃之东南隅。凡甘肃兰州与西宁间自洮水以西积石山一带之地，即陶弘景时代羌属领土之总名。其地所产之甘草，时称抱罕草，质坚而实，乃草中最佳者也。亦有火炙干者，理多虚疏，

---

〔1〕纡：屈曲，曲折。

即指火炙干者，不如日干，因火炙热度必高，组织膨胀，纹理必变为疏松尔。又有如鲤鱼肠者，此盖指瘦弱弯曲柔韧之品，被刀破不复好，因采伐时或制作时，被刀损伤不复美观矣。弘景又谓，青州间有而不如者。青州是指今日山东之胶东及济南东境，地已偏居满洲、蒙古之南，气候土质已不甚相宜，较之东北关外以及西北山、陕、蒙古等地产者，当然不及。据日本中尾万三氏之推测，古代青州地方，本有野生甘草，因经历来之采伐殆尽，而所余者不多，所谓青州间有者是也。并谓青州地方，或为当时满洲、蒙古产甘草之市场，成东北产甘草运输集中之地，即其地为大宗甘草荟萃之区，将青州土产作种类上之比较者，当然不如矣。弘景又谓有紫甘草细而实者，此不详由来，盖另一品种尔。

宋苏颂曰：今陕西河东州郡皆有之，春生青苗，高一二尺，叶如槐叶，七月开紫花似奈，冬结实作角，子如毕豆，根长者三四尺，粗细不定，皮赤，上有横梁，梁下皆细根也。采得去芦头及赤皮，阴干用。今甘草有数种，以坚实断理者为佳，其轻虚纵理及细韧者不堪，惟货汤家用之。谨按《尔雅》云：蘦[1]，大苦。郭璞注：蘦似地黄。又诗《唐风》云：采苓采苓，首阳之巅是也，蘦与苓通。首阳山在河东蒲板县，乃今甘草所生处相近，而先儒所说苗叶与今全别，岂种类有不同者乎？

李时珍曰：按沈括《笔谈》[2]云，本草注，引《尔雅》蘦大苦之注为甘草者，非矣。郭璞之注，乃黄药也。其味极苦，故谓之大苦，非甘草也。甘草枝叶悉如槐，高五六尺，但叶端微尖而糙涩，似有白毛，结角如相思角，作一本生，至熟时角拆，子扁如小豆，极坚，齿啮不破，今出河东西界。寇氏《衍义》[3]亦取此说，而不言大苦非甘草也。以理度之，郭说形状殊不相类，沈说近之。今人惟以大径寸而结紧断纹者为佳，谓之粉草，其轻虚细小者皆不及之。刘绩《霏雪录》言安南甘草，大者如柱，土人以架屋，不识果然否也。

按语：黄河南流入长城，经壶口、龙门诸山为山西、陕西之界。苏颂之所谓陕西河东州郡，即指黄河以东之地，盖对于山西汾州诸郡而言，故当时汾州甘草，亦属著名，《证类本草》有图可考（第一图）。

---

〔1〕蘦：音líng，药草名。

〔2〕沈括《笔谈》：即《梦溪笔谈》。

〔3〕寇氏《衍义》：即寇宗奭的《本草衍义》。

第一图

宋《经史证类大观本草》甘草原图

（影印大德壬寅宗文书院刊行本）

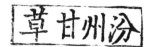

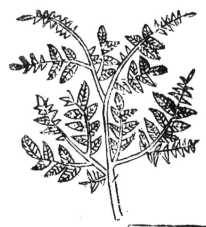

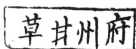

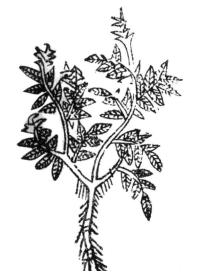

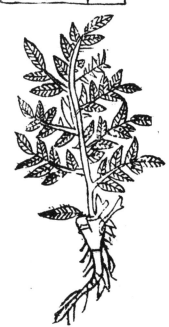

第二图

宋《图经衍义本草》甘草原图

（影印正统《道藏》本）

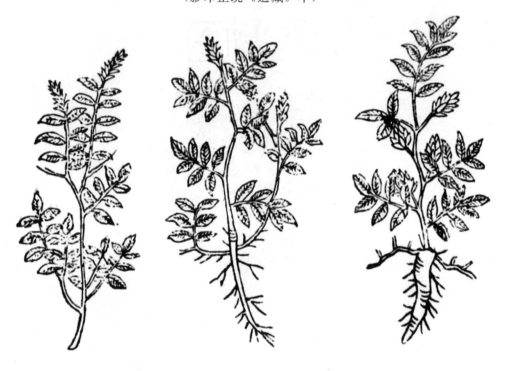

据中尾万三氏之考按，谓山西之汾州，恐为中国古代长城外及陕西地方所产甘草之集散地。所谓集散地者，即药材经其地聚集屯留而复散至各处之谓也。愚谓山西之汾州，以土质气候而论，当亦为纯良甘草之产生地，汾州甘草，即以此得名，并非仅指汾州为甘草之集散地，而绝无产地上之关系也。此不能与山东青州之甘草一例而论，因其意义适相反尔。不然，青州既为满洲、蒙古产甘草之集散地矣，然又何以不似汾州甘草而有青州甘草之名？足见青州虽生甘草而不佳，当然无其名，汾州本产甘草而佳，宜乎得其名也。且汾州及青州，指为古代两方面甘草之集散地，古书无据，恐亦臆揣之词尔。

弘景论苗叶与根部及开花结实之状态，发生之时期，备极详确，采制亦颇有法也。盖甘草供药之部分为根，在原产地为极长之根茎，匍匐于积沙之山地而成走根，状似横梁，横梁上下面生多数之副根，其上面并戴当年之茎轴与翌年之茎芽，所谓采得去芦头者即此，赤皮则去其一部，凡副根及茎轴茎芽着生之处，皆削去之，即今日药品市场所习见者。甘草以坚实断理者为佳，将实物考察之，其坚实者，赤皮之上，类多轮形之断纹，其乏于断纹而纯，为直行连续之皱纹，且其实质轻松而空心者，类多细韧之副根及根茎之近于末端者尔。盖草之佳者，已将此等之部分除去之，或另入劣品之列矣。又《尔雅》郭璞注，蘦一名大苦，叶似地黄，即今之甘草云云，先儒以为蘦与苓通用。诗《唐风》之所谓采苓采苓，首阳之巅者，以首阳山为当时河东蒲板县（古地名，帝舜之都，故城在今山西永济县，亦曰虞都城），与甘草所生处相近，遂以蘦为苓，因以苓训为甘草，实则蘦与苓，音虽同而物未必相同。苓与甘草，产地虽同而物又未必相同。昔人不凭实验，专重考据，以致讹以传讹，此穿凿附会之流弊也。时珍引沈括之说而非郭注，似于理已相近。惟沈以郭注之大苦为黄药，不知何所据而云然。若仅以黄药之味极苦，故谓之大苦，则药中之极苦而可名之曰大苦者甚多，何独一黄叶为然。总之，蘦训大苦，决非甘草，大苦指为黄药，与甘草相去更远。兹参证《尔雅》蘦大苦原图及《植物名实图考》之黄药图三种，足见其形实之迥异矣（第三图）。

4.《植物名实图考》：雩娄农[1]曰，甘草，药之国老，妇孺皆能味之。郭景纯（即郭璞）博物注《尔雅》：蘦，大苦，曰今甘草也，蔓延生，叶似荷，或云蘦似地黄，甘草殊不蔓生，亦不类荷，盖传闻异或传写讹，与地黄尤非类，或之者疑之也。陶隐居亦云，河西上郡，今不复通市，今从蜀汉中来，坚实者是抱罕草，最佳。晋之东迁；西陲隔绝，江左诸儒，不复目验。宋《图经》谓河东蒲坂，甘草所生。先儒注首阳采苓，苗叶与今全别，岂种类不同云云。殆以旧说流传，不敢显斥。沈存中乃创谓郭注蔓延似荷者为黄药，今之黄药，何曾似荷，《尔雅翼》云，不惟叶似荷，古之莲字，亦通于蘦；则直以音声相通，

---

[1] 雩（yú）娄农：吴其浚的别号。吴其浚，清代植物学家，河南固始县人。雩娄，古地名，在今河南固始县东南。

第三图

《尔雅》音图释草

蘦大苦原图

《植物名实图考》黄药子三种原图

（甲）　　　　　　　　　　　（乙）

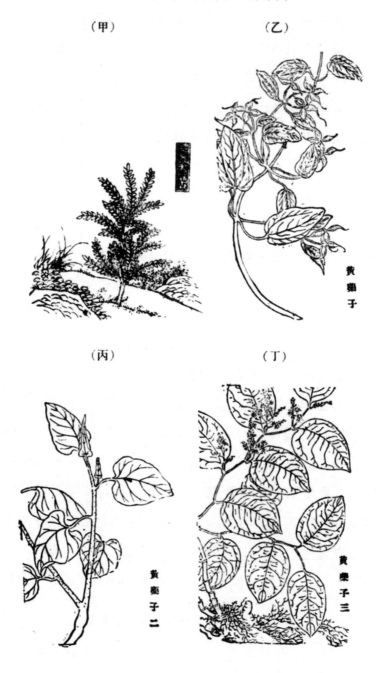

黄药子

（丙）　　　　　　　　　　　（丁）

黄药子二

黄药子三

不复顾形实迥别矣。《广雅疏证》斥沈说之非，而以《图经》诸说，为皆不足信，经生家言，墨守故训，固与辨色尝味起疴肉骨者，道不同不相谋也。余以五月按兵塞外，道旁辙中，皆甘草也，谛叶玩花[1]，郗车载之。闻甘凉诸郡尤肥壮，或有以为杖者。盖其地沙浮土松，根荄直下可数尺，年久则巨耳。梅圣俞有《司马君实遗甘草杖》诗，可征于古。余尝见他处所生，亦与《图经》相肖，尝之味甘，人无识者，隐居所谓青州亦有而不好者，殆其类也。

按语：吴其浚（别号雩娄农）之考证辨误，较之时珍，更为翔实。吴为道光年间名进士，宦迹几遍全国，官至山西巡抚。所谓以五月按兵塞外，道旁辙中，皆为甘草，故其繁殖地之生活状况，曾亲目验而记其实。至其《图考》之图，更无异于当时之实物写生尔。附载原图，以备参考（第四图）。

第四图

《植物名实图考》甘草原图

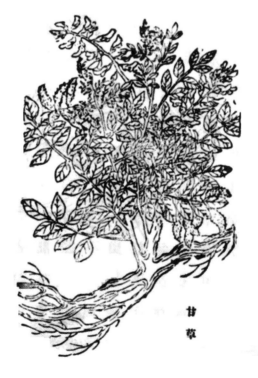

甘草

---

[1] 花：原书作"蘤"，"花"旧时异体字，现径改。以下同。

产地

综合记述：甘草，野生于中国北部，区域极广，绵亘长城内外、黄河以北之地，即今内蒙古东三省、山西、陕西、甘肃、新疆、西藏、四川之西北，皆为其蔓延繁殖区域，而尤以山、陕、内蒙古河套等处产者为佳。内蒙古河套等处，山西土人称其地曰梁外，梁即山梁之谓。盖秦晋北鄙，皆系山岭，至山岭尽处，则为蒙古高原，故称之曰梁外者，犹言山岭以外之地也。营甘草业之资本家及砍草工人，十之八九为山西保德县人。包头黄河涯，药材山积，以甘草为大宗。兹据各方面调查，分别记载甘草之产区、产额、输出量及其价值于下：

（甲）蒙古甘草产区之总面积及产额：据工商部工商访问局最近调查，蒙古甘草之产区及产额，略举如下：

1. 普通产区：达尔罕、图什业图、札萨古图、东西札鲁特、阿鲁科尔沁、巴林、东西翁牛特、奈曼、东西敖汉、杜尔伯特、北郭尔罗斯、札麦特、苏鄂公、博王、克什腾各旗。

2. 现已采收之产区（在各旗内）：达尔罕、图什业图、东西札鲁特、东西翁牛特、奈曼、东西敖汉、巴林各旗。

3. 重要产区：巴林、阿鲁科尔沁、东西札鲁特、图什业图各旗。

据日人南满铁道公司农务课之调查，前产地总面积约有一万方里，其中甘草自生地之面积约有三成，计 3 000 方里，其最茂盛之重要产区各旗，每亩有七百三四十株甘草。风干甘草一株重量，作四两计算，则前记各旗内风干之甘草，总重量约有 11 667 万斤，由此估量言之，实际上采收之量约计三成，则今后蒙古甘草之产量，约能达 8 167 万斤，现在每年采收量，约有五百万斤，依此例推算，十六年后，蒙古甘草行将绝迹。但事实上是否如此，尚待调查也。（以上系[1] 1929 年工商访问局调查报告）

---

[1] 系：原书无"系"字，现加入。

查近年东西各国，对于有用产材之采伐限制极严，或设法保护，或加工培植，使其永久繁衍不至灭亡，古人谓斧斤以时入山林，林木不可胜用，已寓限制与保护之意。甘草为北方天赋利源，从来采伐极滥，漫无限制，幸其采伐之践迹，尚能蓄育，而野生之产域又复辽阔，故目前尚无供不应求之势。若能从事保护，稍加限制，则取之无尽、用之不竭，蒙古甘草庶几永无绝迹之虞乎。

（乙）东蒙古甘草产区运输及采伐状况：东蒙古所产甘草，为输入日本之大宗，故日人调查极详。据日本中尾氏之报告如下：最近山东芝罘[1]，实为甘草之集散地，但山东不产甘草者也，其产地初在郑家屯附近，而后深入蒙古，在此等地方积集之物，运送锦州，更由锦州达芝罘，再输致日本，故日本所称之芝罘甘草，实产于蒙古赤峰之甘草也，而产于白音他拉、郑家屯附近（今产额已绝迹）者，则自满铁线而出大连，又从前亦有自水路下辽河而集于营口者。盖今日之甘草，多集于锦州，因锦州及朝阳附近之人皆至蒙古从事采伐。在蒙古本地，因迷信上有掘地之嫌疑（犹中国人之迷信风水），遂放弃利源，置诸不顾，惟有中国人至其地而采掘之。在春季发芽时期采集者谓之出浆，秋季采集者谓之含浆。土民一日间能采十七八斤，采掘时，自茎之下部掘下，将述于主根之大体，更掘下三四尺，起拔全草，因砂地土松，故能将主根与走根一并拔去，但亦力有所不迨之处，故其原处尚多残留部分，仍能渐次生长，向野生之新范围方面进行。采集之主根曰棒草，肥大者可达三寸口径，与走根合并者曰混草（或称毛草）。从事于甘草之买入者称分泼子，其发卖之原经手称草泼子，草泼子乃从事于永久之执业。东部蒙古之产地，自东郑家屯以达于西，为经棚及多伦之西方，南为小库伦、乌丹城之北方，西为辽河之北方以达于兴安岭，此等地方概为沙漠，就中以小河子沿及山哈拉道口为产地之中心，北至乌丹城，西至元宝隆，东至开鲁，南至四德塘之间，所产尤属繁多云。

---

〔1〕 芝罘（fú）：山东省烟台西北陆连岛一带。

（丙）东蒙古及东三省甘草之产区产额及当地价值：1930 年五月，《药学杂志》所载满洲各地汉药产出状况调查报告，兹撮其一部分于下：

据日本吉林居留民会编及吉林事情各书之记载，在平奉路沿线地方，如新民府附近，甘草年产额达 5 000 斤，每斤价值合当地洋 0.34 元；吉林地方，每斤价值合当地哈大洋 0.56 元。又据满洲医科大学东部内蒙古巡回诊疗班第四回报告，海龙附近海龙县之年产额达 400 斤，每斤价值合当地现大洋 0.20 元；四洮路沿线地方郑家屯附近（产于蒙古王领未开垦地诸旗），每百斤价值，合当地洋 10 角；洮南附近（主产地为突泉县之西南）之年产额达 650 000 斤，每斤价值合当地小洋 10 角。又据 1928 年九月满铁洮南公所发行洮南工商要览，洮南附近之年产额达 300 000 斤，凡百斤之价值，合当地现大洋 7 元，输出日本、广东，年约 280 000 斤，此与南满洲医科大学第二回东蒙巡回诊疗报告大同小异也。又最近洮南甘草之价值，凡一斤合当地现大洋 0.20 元，郑家屯一斤合 0.24 元，白音太拉相同。又据 1929 年六月《中华药报》记载，东支铁道沿线地方，哈尔滨附近之甘草，一般小贩卖之价值，每斤合当地大洋 0.64 元，查此等价值，因当地行市不能一定，币制又极混乱，欲作一有系统之完全调查表自感困难，兹拉杂记录于此，聊备一时之稽考云尔。

（丁）最近甘草输出量及代价：甘草虽为吾国北方所产之药材，而国内外之销况尚不能以天津为总集合地，故殊难作切实之统计，惟悉津市每年运往各省及国外之总数，约在五六千捆，每捆计重二百六七十斤，合十六七万担左右，约共值银三十万两之谱。

又据，《中国年鉴》记载，民国九、十两年重要输出品数量价额之比较，在民国九年输出数量为十万五千九百五十八担，值海关银额一百六十三万五千三百三十七两；民国十年输出数量为十五万五千一百二十四担，值海关银额二百三十八万四千四百零五两。兹将民国二年至民国九年及最近五年间，甘草输出之国别、埠别、数量及代价，列表如下：

甘草输出国别、埠别数量及代价表

输出地名[1]	民国二年 1913		民国七年 1918		民国八年 1919		民国九年 1920	
	数量（担）	价值（两）	数量（担）	价值（两）	数量（担）	价值（两）	数量（担）	价值（两）
香港	16 871	244 367	12 340	150 681	11 757	172 240	12 488	193 841
朝鲜	973	8 056	2 068	13 366	2 355	25 546	2 293	17 141
日本	6 343	59 316	14 732	134 500	25 328	2 125 826	14 735	125 041
美国	—	—	23 153	302 841	117 906	1 884 005	76 392	1 298 664
其他合计总数	27 164	336 444	59 325	694 026	157 383	2 285 114	105 958	1 635 337
安东	—	—	1 286	6 943	1 743	10 910	2 172	15 228
大连（锦州）	853	5 527	8 219	58 684	12 947	85 709	9 948	65 856
营口（牛庄）	705	6 256	934	7 846	5 218	41 900	2 146	19 357
天津	17 125	282 391	45 478	574 387	312 827	2 012 188	93 390	1 587 030
烟台（芝罘）	15 489	128 245	9 944	67 420	8 854	65 077	6 447	54 801
汉口	1 892	18 050	7 210	115 417	2 300	33 096	2 167	34 003
出口总数	36 562	449 295	73 462	839 204	155 205	2 255 214	116 486	1 781 290

[1] 地名：原书误为"国名"，现径改之，以下同。

工商访问局最近五年间甘草调查表

输出地名	民国十二年 1923	民国十三年 1924	民国十四年 1925	民国十五年 1926	民国十六年 1927
香港	12 472 担	11 484 担	13 596 担	12 168 担	19 354 担
朝鲜	1 904 担	1 709 担	2 442 担	3 242 担	2 931 担
日本	27 342 担	17 833 担	27 498 担	31 361 担	31 366 担
其他合计总数	75 987 担	45 017 担	43 965 担	46 834 担	53 670 担
价值	1 044 537 海关两	643 495 两	675 779 两	766 423 两	934 890 两

备考：以上调查，民国十年及十一年惜无完备之统计，民国十二年至民国十六年并缺输出美国之数额调查，十六年以后尚无确实之记载也。

栽培法

综合记述：甘草为北方天然自生植物，南方不易繁殖，因气候与地质不相宜也。查本植物栽培法，对于气候一端而论，固以寒地为最适当，然亦不必限定，寒地而外，大概亦可生育，惟以土质之选择为第一。培植甘草之土，须将砂土和入沃土（约砂土七成沃土三成），配合之度，愈松愈佳，最忌坚实之黏土，乏于渗水性之卑湿地也。当春季自宿根出芽时，择定向阳高燥之处，翻土作畦，除去一切有障碍作物，于是将各芽分根植之，用油粕为肥料。最初一二年尚未十分发育，至三四年度，即得收获之。如取种子育成者，较之自走根分生而成者，肥大尤为迅速，如经三年，则已可用，因市贩之野生品极少，亦须经三四年而后可用尔。

植物

分类学上之形态：国产纯良甘草原植物，为蝴蝶花科（Papilionaceae）（附注）所属之 *Glycyrrhiza glabra* L. var. *glandulifera* Regel. et Herder.（附注），野生于中国北部之宿根草本，至春季自其砂地匍匐之长根茎而生苗，高达

0.20～1.00m 有余，全株密生细毛，互生有柄，奇数羽状复叶，复叶对生，约以三对六对八对而成。叶卵形，全缘，带锐尖头，复叶带柄极微，大半短缩，叶面深翠，叶背浅绿。夏秋之交，抽出葡萄状总花本，花两全，单对形，成紫红色之蝶形花，花与萼片交互排列为五瓣之花冠，一瓣占后部为旗瓣，二小瓣占左右两侧为翼瓣，存于前部者，复有龙骨瓣二片而为锐尖，即舟瓣是也。雄蕊十条，其九条愈合成管状，与后部之一条分立之，所谓二束雄蕊。雌蕊戴半圆形之柱头而伸出于雄蕊之外。实础为上立性。果实为荚果，微带圆柱形，生时青色，熟则褐变，藏无胚乳之种子。（第二图版第六图及第一图版第五图）

【附注】学名备考：凡甘草皆属于 Glycyrrhiza，可称为甘草属，glycyr 即甘之意，rhiza 即根之意，因其根中所含之甘味成分 Glycyrrhizin 颇富也。而中国产纯良甘草之原植物，当以 *Glycyrrhiza glabra* L. var. *glandulifera* Regel. et Herder. 为正当之学名：种名之 glabra，即无毛之意；变种名之 glandulifera，乃有腺之意，即指本种为有腺毛植物者也。*Glycyrrhiza echinata* L. 名见 B. R.（＝Bret. schneider. E—Botanicum Sinicum Ⅲ 15），产于东三省及俄国，品质较劣；又 *G. uralensis*，Fich. 名见 B. R.（同上Ⅲ 15），亦国产甘草之一种也。

蝴蝶花科，系荚果植物亚族 Leguminosae 之分科，故又通称为荳科 Leguminosae 也，Legumen 即荚果之意。

第一图版

第五图

甘草原植物摄影

Tafelbeschreibung Ⅰ

Fig. 5

AUFNAHMEN DER STAMMPFLANZE "KAN-TSAO"

第一图版

第五图

辽宁省太平川野生之甘草（原物 1/6）

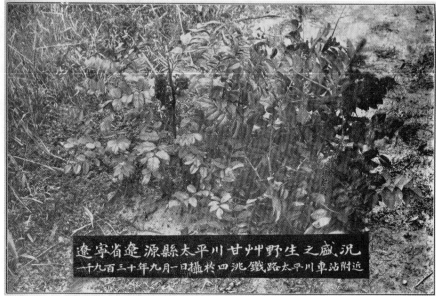

Fig. 5　Das in Liauning Taipingtsau wild wachsende Kan-tsao
(1/6 der natürlichen Grösse)

同上连根甘草之一株（原物 1/8）

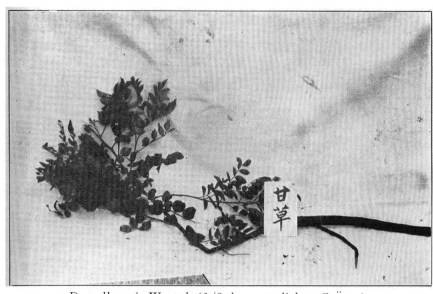

Dasselbe mit Wurzel (1/8 der natürlichen Grösse)

第二图版

第六图

中国甘草原植物全图

Tafelbeschreibung Ⅱ

Fig. 6

DIE GANZE PFLANZENBILDUNG

DES SÜSSHOLZES CHINAS

第二图版

第六图

中国甘草原植物形态图解

1. 开花植物之全部（原物大 3/5）

　　A. 开花植物

　　B. 地下茎部

2. 花之放大形

3. 旗瓣

4. 舟瓣

5. 翼瓣

6. 二束雄蕊

7. 果实

Tafelbeschreibung II

Fig. 6

ATLAS DER PFLANZEN-MORPHOLOGIE

DES SÜSSHOLZES CHINAS

Glycyrrhiza glabra L. var. *glandulifera* Regel. et Herder.

1. Ganzer Teil der blühenden Pflanze （natürl. Grösse 3/5）

　　A. Die blühende Pflanze

　　B. Der wurzelstock

2. Die Vergrösserung der Blüten

3. Fahne desgl

4. Schiffchen desgl

5. Flügel desgl

6. Staubgefässe Diadelphia

7. Früchte

（注：彩图见文前插图 1。）

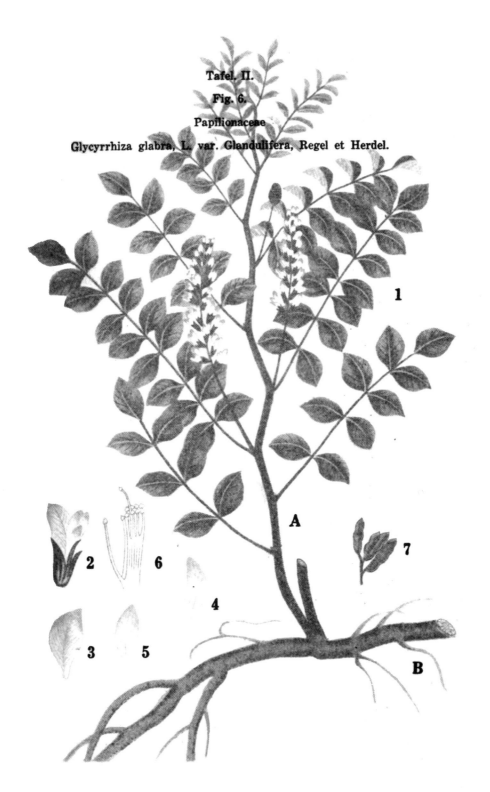

Tafel. II.

Fig. 6.

Papilionaceae

Glycyrrhiza glabra, L. var. Glandulifera, Regel et Herdel.

生药

形质之鉴定：甘草（Kan-T'sao）供药部分为根（Radix liquiritiae. Rhizoma glycyrrhizae），即将其主根与走根共同采用之，间有茎干混入其中。为长 0.6～1.0m 之干条，口径可超过 2～3cm，干条大概圆直而不分歧。外被赤褐色之枹皮，有显著之皱襞，而带横形之皮孔。处处有茎轴与副根削去之痕迹，将其皮层剥离，则为带黄色之圆堵[1]状，表面有纤维性而易于纵裂。药铺饮片即将本品之皮层大部除去，横切而贩卖之。可目睹其木部与皮部区划之界线，木部现放射线而直，达于皮部而稍稍屈曲。放射线纹易于开裂，惟木部黄色较深。破折面露长纤维形而易纵裂。有微弱之臭气与特异之甘味，干燥品折之有粉尘飞散，臭气减少而甘味增强。（第三图版第七图 A、A'）

种别：甘草分西口草、东口草两种。西口草产于绥远、包头西路及山西汾州等处，而以汾州所产者为最佳。内分天奎粉草、超奎粉草、顶奎粉草三种，总名西粉草或单称粉草。包头西路所产者，计分大草、中草、三草三种。天奎粉草销上海、宁波、禹州；超奎粉草销西南各省；顶奎粉草畅销英、美、日三国；大草销广州、香港；中草销长江一带；三草销日本。又产于东三省及辽宁之洮南、突泉两县者，谓之东口草，亦谓之皮草，内分棒草、条草、毛草三种，畅销日本、朝鲜、香港。棒草系选择最肥大之品，条草次之，毛草则概属于混草，此种甘草，运至上海者，则称关草。长约 1m，其主根之肥大者口径可达 2～3cm，大抵曲而不直，一端带结节之根头三四个，并附瘦弱柔韧之走根茎（口径约至 5mm）而分歧。枹皮带土朱色或红褐色，皱纹稀疏而不深凸，皮孔横裂，形成断环。其有须根断去之处，则遗留斑点。横断面作淡黄色，肥大者现两重暗色轮层而有著明之放射状缺裂。盖关草中之混草，在原产地略事斧削，不加拣选，即取其曝[2]干之品捆缚成束，出于市场（参照第七图关草摄影）。棒草、条草，即同种之品而加拣选者也。至于西粉草之收集，则自内地

---

[1] 堵：音 dào，高土，堡也。圆堵状应为圆形土堡形状。

[2] 曝：原书作"暴"，今据上下文意改之。

商人（以山西人为最多）及各洋商，集于包头或汾州，向农家批购，有时草未掘出，即有预先包购者，批购若干后，装平绥路运平，旋即转送天津、禹州、汉口等处，寄存货栈，分别整理，销至各地。此种甘草，集散于郑家屯、开鲁、赤峰三处，用麻袋盛之，出于市场（其形质详见生药项）。东口草（即关草）不见重于吾国药商及汉医，价亦较西粉草低廉，药商谓其草质疏松，不若西粉草之坚实，折断时有粉尘飞散也（西粉草即因此得名），盖东口草之原植物为 *Glycyrrhiza echinata*. L.，因其荚果有刺，与 *G. glabra*. L var. *glandulifera* Regel. et Herder. 区别之。（第三图版第七图 B、B′）

第三图版

第七图

甘草生药摄影

西粉草　关草

Tafelbeschreibung Ⅲ

Fig. 7

AUFNAHMEN DER DROGEN "KAN-TSAO"

Sie-fen-tsao　　　Quen-tsao

第三图版

第七图

A. 药材市场西粉草一束（原物 1/8）　　A′. 同左断面（原物 1/4）

B. 药材市场之关草（原物 1/5）　　B′. 同上根头（原物 1/4）

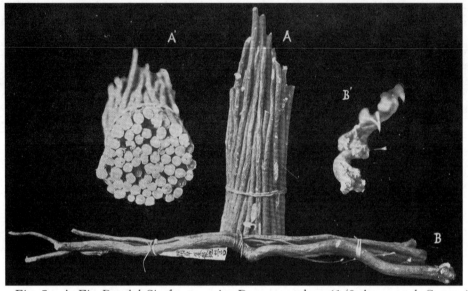

Fig. 7　A. Ein Bündel Sie-fan-tsao im Drogenmarkte（1/8 der natürl. Grösse）

A′. Querschnitt desselben（1/4 der natürl. Grösse）

B. Quen-tsao im Drogenmarkte（1/5 der natürl. Grösse）

B′. Wurzel desselben（1/4 der natürl. Grösse）

构造

组织之鉴定：

（甲）扩大镜观察：本品横断面，其皮部之外轮为褐色栓层，其下为淡黄色皮部，以暗色之新生组织（形成层）轮与黄色之木部作界线而区划之。脉管束之脉部与筛部作放射状，占皮木二部界线之内外，皮部约占木部三分之一至四分之一，即木部三四倍于皮部者也。皮部中有筛管及韧皮纤维束。木部中有脉管、木纤维、木细胞组织。髓心白色而小，存于走根中，间或有缺。在副根中者，大抵缺乏之。自髓心中发出之髓线介在脉管束之间，成放射状之裂隙，通过新生组织而屈曲之。

（乙）显微镜观察：枹层以 20～30 余层之枹细胞，成帘状而围绕外周，最外十余层，成红褐色，往往散开而反卷之，此即皮孔所在之处也。枹层之下为第一期皮部（外皮部），有延长于触线列之柔细胞组织，含有淀粉粒或草酸石灰之单品，且往往发现分泌物贮蓄器，内含分泌物树脂、韧皮纤维束，大半嵌在内皮部中，达于外皮部之最外边而渐稀少，在外皮部之纤维束，往往有结晶房围匝之，此名结晶房纤维。第二期皮部（内皮部）有屈曲之髓线及广大之裂隙，皮部与木部有新生组织轮为界，脉管束之筛部占界外，脉部占界内。木部中央之髓心，皆为长椭圆形之柔细胞而充糊化之淀粉。自髓心发出三四列或五六列之髓线，各细胞亦充淀粉，延长于半径线，贯穿新生组织而达外部。髓线细胞大半脆弱，往往破坏而现广阔之裂隙。脉管束亦作放射状，介在髓线间，其口径大者为阶纹或网纹，此等脉管之各节有显著之横隔壁而成拟脉管（假导管），脉管之外有木细胞围匝之。木纤维及厚膜组织假纤维发育而成束，嵌在脉管之间。筛管占居于放射脉管之末端，越新生组织界线而存在之，往往萎缩而不分明，或成颓败之现象。皮木二部之纤维，均尚未十分木化者也。（第四图版至第七图版第八图至第十五图）

第四图版至第七图版

第八图至第十五图

中国生药

甘草构造显微镜摄影图

赵燏黄

Tafelbeschreibung von Ⅳ bis Ⅶ

Fig. 8～15

ATLAS DER CHINESISCHEN DROGEN

Der mikroskopesche anatomische

Aufnahmen des Süssholzes

von

Y. H. Chao

甘草构造显微镜摄影图目次

Verzeichnis der anatomischen und microscopischen

Aufnahmen des Süssholzes. （Rad. Liquiritiae）

第四图版

第八图解

甘草横断面全部五分之三弱扩大

（扩大倍数 15∶1）

Pd. 枹皮，Ct. 韧皮部，Bfb. 韧皮纤维束，Si. 筛管，C. 新生组织，Gf. 脉管（导管），Hf. 木纤维，Ms. 髓线，M. 髓心，Ri. 放射状裂隙。（著者原图）

Fig. 8　3/5. Teil des Querschnittes von Süssholz in schwacher

Vergrösserung. Vergr. 15∶1.

Pd. Periderm，Ct. Cribralteil，Bfb. Bastfaserbündel，Si. Siebröhren，C. Cambium，Gf. Gefässe，　　Hf. Holzfaser，　　Ms. Markstrahlen，　　M. Mark，　　Ri. Radiale Intercellularräume.（Nach Y. H. Chao）

第九图解

甘草横断面枹层及外皮部中之草酸钙结晶

（扩大倍数 88∶1）

K. 枹层，L. 皮孔，Ph. 枹生组织，Kr. 草酸钙结晶，Bf. 韧皮纤维，Li. 破生间隙。（著者原图）

Fig. 9　Querschnitt der Korkschicht des Süssholzes mit

Oxalatkristallen in der Aussenrinde，Vergr. 88∶1.

K. Korkschicht，L. Lentizellen，Ph. Phellogen，Kr. Kristalle von Calciumoxalat，Bf. Bastfaser，Li. Lysigene Intercellularräume.（Nach Y. H. Chao）

Fig.8

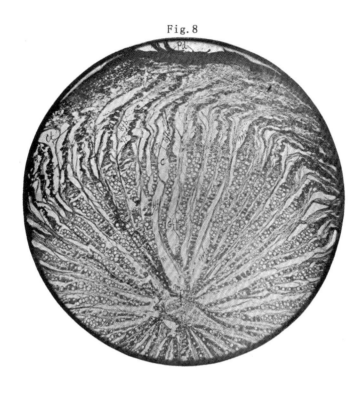

Fig.9

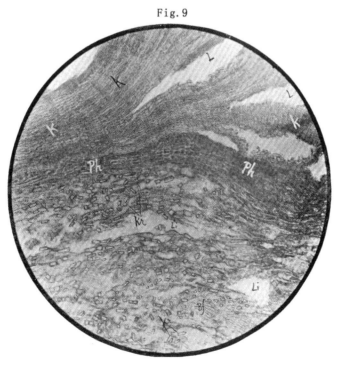

第五图版

第十图解

甘草横断面外皮部中新发现之分泌物贮蓄器（树脂腔）

（扩大倍数 166：1）

K. 枹层，L. 皮孔，Kr. 草酸盐结晶，Hhz. 树脂腔（分泌物贮蓄器）之细胞群，H. 分泌物树脂，P. 柔细胞。（著者原图）

Fig. 10　Querschnitt des Süssholzes mit neuen gefundenen

Sekretbehältern (Harzhöhle) in der Aussenrinde. Vergr. 166：1.

K. Korkschicht，L. Lentizellen，Kr. Oxalatkristallen，Hhz. Die Zell haufen der Harzhöhle oder Sekretbehälter，H. Das Sekrett des Harzes，P. Parenchym.　（Nach Y. H. Chao）

第十一图解

甘草横断面第二期皮部

（扩大倍数 88：1）

Bf. 韧皮纤维，Pms. 第一期髓线（初生髓线），Sms. 第二期髓线（后生髓线），o. Si. 颓败筛管，Si. 筛管部，C. 新生组织，Gf. 脉管（导管），Ri. 放射状裂隙。（著者原图）

Fig. 11　Querschnitt der sekundären Rinde des Süssholzes.

Vergr. 88：1.

Bf. Bastfaser，Pms. Primäre Markstrahlen，Sms. Sekundäre Markstrahlen，o. Si. obliterierte Siebröhren，Si. Siebteil，C. Cambium，Gf. Gefässe，Ri. Radiale Intercellularräume.　（Nach Y. H. Chao）

Fig. 10

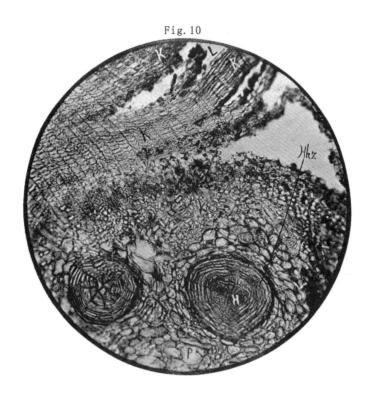

Fig. 11

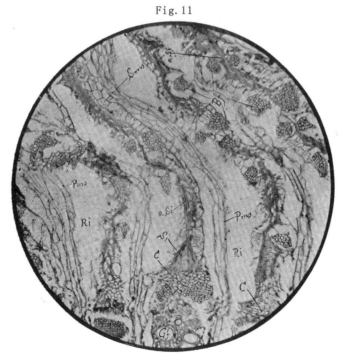

第六图版

第十二图解
甘草横断面通过新生组织
（扩大倍数 88：1）

Bf. 韧皮纤维，Si. 筛管，C. 新生组织（形成层），T. 拟脉管（假导管），G. 脉管（导管），Hf. 木纤维，Hp. 木细胞组织，Ms. 髓线，Ri. 放射状裂隙。（著者原图）

Fig. 12　Querschnitt des Cambiums des Süssholzes. Vergr. 88：1.

Bf. Bastfaser，Si. Siebröhren，C. Cambium，T. Tracheiden，G. Gefässe，Hf. Holzfaser，Hp. Holzparenchym，Ms. Markstrahlen，Ri. Radiale Intercellularräume. （Nach Y. H. Chao）

第十三图解
甘草横断面髓部及髓部射出之脉管
（扩大倍数 88：1）

Mp. 髓部柔组织，Mps. 髓部柔组织中充满之淀粉，Pms. 初生髓线，Ms. 髓线细胞中充满之淀粉，Pg. 初生脉管，Gf. 脉管，Hf. 木纤维，Hp. 木细胞组织，Ri. 放射状裂隙。（著者原图）

Fig. 13　Querschnitt des Süssholzes mit den Markteilen und
deren radialen Gefässen. Vergr. 88：1.

Mp. Markparenchym，Mps. Die im Markparenchym，voll vorhandenen Stärke，Pms. Primäre Markstrahlen，Ms. Die in den Markstrahlzellen voll vorhandenen Stärke，Pg. Primäre Gefässe，Gf. Gefässe，Hf. Holzfaser，Hp. Holzparenchym，Ri. Radiale Intercellularräume. （Nach Y. H. Chao）

Fig. 12

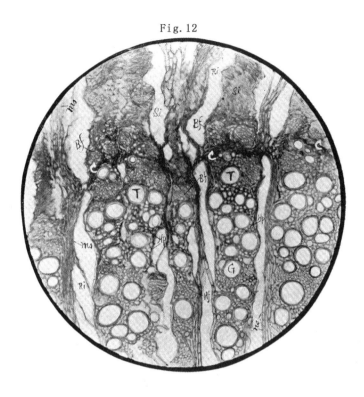

Fig. 13

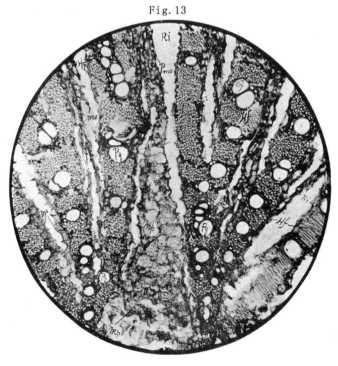

第七图版

第十四图解

甘草触线性直断面结晶房纤维

（扩大倍数 88：1）

K. 枹层，P. 柔组织，Bf. 韧皮纤维束，Kf. 结晶房纤维，Kr. 结晶房。（著者原图）

Fig. 14　Tangentialer Längstschnittes des Süssholzes mit den

Kristallkammerfassern. Vergr. 88：1.

K. Korkschicht，P. Parenchym，Bf. Bastfaserbündel，Kf. Kristallkammerfaser，

Kr. Kristallkammer. （Nach Y. H. Chao）

第十五图解

甘草半径性直断面假导管及木纤维

（扩大倍数 88：1）

Skf. 厚膜组织纤维，Hp. 木细胞组织，Tt. 阶纹拟脉管（假导管），Hf. 木纤维。（著者原图）

Fig. 15　Radialer Längstschnitt des Süssholzes. mit Tracheiden und

Holzfasern. Vergr. 88：1.

Skf. Sklerenchymfaser，Hp. Holzparenchym，Tt. Treppentracheiden，Hf. Holzfaser.

(Nach Y. H. Chao)

Fig. 14

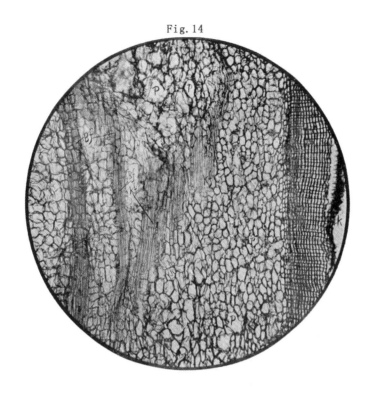

Fig. 15

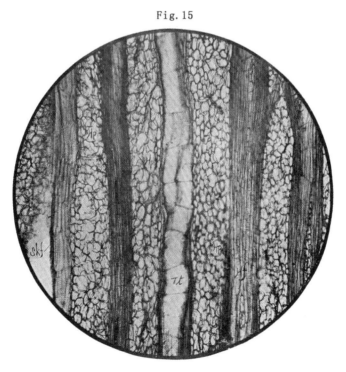

成分

综合记述：欧美药典采用之甘草与日本药典采用之中国甘草（注一），其所含成分之种类完全相同。据东西洋学者分析之结果，有甘草糖（Glycyrrhizin）、碳水化合物（Kohlenhydrat，即粗糖 Rohrzucker）、龙须菜素（Asparagin）、木蜜醇（Mannit）、脂肪（Fette）、树脂（Harz）、色素（Farbstoff）、苦味质（Bitterstoff）、鞣质（Gerbstoff）、蛋白质（Proteinstoff）、铵盐（Ammoniaksalz）、植物纤维素（Gellulose）、淀粉（Stärkemehl）、水分（Wasser）、矿物质（Mineralstoff）、膏质（Extrakt）等是也（注二）。甘草根中所含之甘味质，系从甘草糖（一名甘草糖酸 Glycyrrhizinsäure）（注三）、葡萄糖（Glukose）及木蜜醇三种物质而来。此甘草糖在原植物体中，昔人以为铵盐，近人证明为钾盐（Kalisalz）及钙盐（Calciumsalz）。而甘草糖之化学式，有 $C_{44}H_{64}O_{19} = C_{41}H_{55}O_{77}(OH)_6(COOH)_8$ 之组成，遇亚尔加里卤液（Alkalilauge）显赤黄色而溶解；遇酸生干酪状沉淀；与稀酸共同煮沸，则分解为一分子之 Glycyrrhetin $C_{32}H_{48}O_7$ 与二分子之 Glucuronsäure $C_6H_{10}O_7$（注四）：

$$C_{44}H_{64}O_{19} + 2H_2O = C_{32}H_{48}O_7 + 2C_6H_{10}O_7$$

Glycyrrhizin　　　　　　Glycyrrhetin Glucuronsäure

其他所含要质，即龙须菜素〔Asparagin $C_4H_8N_2O_3 = C_2H_3(NH_2)\genfrac{}{}{0pt}{}{COOH}{CONH_2}$〕是也。其余成分，除上述外，并含蔗糖（Rahrzueker）、林檎酸（Apfelsäure）等各物质。其成分之含量，均详列于（注一、注二）各表中。

注一：国产甘草粉末之检定：日本仓桥广吉氏，因药局中应用之粉末甘草，往往发现不纯良之物品，于是采取中国甘草亲自粉碎，制为标准甘草末，与二三种之市贩甘草末比较试验，其所得成绩撮要如下：

第（1）种：取中国甘草 *Glycyrrhiza glabra*，L. var. *glandulifera*. Regel. et Herdel)，著者自制粉末为标准品。

第（2）种：为东京药品粉末合资会社之制品。

第（3）种：为绵谷氏之制品。

第（4）种：为小西氏之制品。

将以上四种甘草末，除施行比较的检查，参考 Hager's Coutnontal，试以苦味酸〔Pikrinsäure $C_6H_2(OH)(NO_2)_3$〕、鞣酸（Gerbsäure $C_{14}H_{10}O_9$）、硝酸银（$AgNO_3$）、草酸（$C_2O_4H_2$）、草酸铵〔$C_2O_4(NH_4)_2$〕加里性铜液等之反应。除第一种标准品之外，大概不显著明之反应，惟有对于碘液反应，颇呈显著之现象而已。更进而定量水分、灰分、热水制膏质、冷水制膏质，其法如下：

水分：称取粉末检体一定量，置干燥箱内，以 105℃ 之热干燥之，移行于碳酸干燥器中冷却，如法反复，至得恒量止。

灰分：用定量水分后之残渣，依常法灰化定量。

热水制膏质：称取粉末检体一定量，溶于玻璃瓶中，加蒸馏水一定之 cc 量，在汤锅上煮沸六时间，滤过至滤液完全不复滴下，即将其滤液蒸干而后定量。

冷水制膏质：称取粉末检体一定量，溶于玻璃瓶中，加蒸馏水一定之 cc 量，以四十八小时冷浸后滤过之，蒸干而后定量。

酒精制膏质：称取粉末检体一定量，溶于玻璃瓶中，加酒精一定之 cc 量，以四十八小时冷浸后滤过之，蒸干而后定量。

甘草末四种定量成绩表

试验项目	第（1）种（标准品）	第（2）种	第（3）种	第（4）种
性状 Gestalt	为污黄色粉末，含特有之臭味甚强	为瓶装粉末，粉质颇细，呈不洁之黄色，毫无甘草特有之臭味，甘味亦微弱	亦为瓶装粉末，粉质较粗而呈黄色，臭气微弱，稍稍失其特有之甘味	为瓶装之污黄色粉末，臭气甚微弱，稍稍失其特有之甘味
水分 Wasser%	10.00	7.700	8.850	8.300
灰分 Asche%	8.20	7.100	7.300	10.806

续表

试验项目	第(1)种 (标准品)	第(2)种	第(3)种	第(4)种
热水制膏质 Warmwässrige Extract%	49.60	33.800	33.800	44.200
冷水制膏质 Kaltwassrige Extract%	32.00	29.800	25.500	31.300
酒精制膏质 Alkoholextract%	49.30	32.180	34.000	44.000

以上甘草末之化学检验,除碘液外,其他各试药对于第(2)(3)(4)种之检体,与标准品甘草末反应,不但不能一致,即其理学上之外观及臭味等,亦大失其甘草固有之性质。至于定量试验之成绩,惟第(4)种得量尚多,其余之重量比例,均形不足。第(2)(3)种之甘草末,虽非赝造,然为最劣之品,不能供用于医药也。

(药学杂志 No.218 P.313)

注二:甘草根中各成分含量据 Kohler's Medizinal. Pflanzen 记载,列表如下:

甘草根中成分含量表 I

成分% Bestandteil	新鲜品	干燥品 （100℃干燥物）
水分 Wasser	48.76	—
甘草糖 Glycyrrhizin	3.27	6.27
碳水化合物 Kohlenhydrat	29.62	57.72
可溶于以脱中之脂肪、树脂、色素 In aetherle sliche Fett, Harz. Farbstoff	1.00	3.32 (Fett etc)
龙须菜素 Asparagin	1.24	2.42

续表

成分% Bestandteil	新鲜品	干燥品（100℃干燥物）
蛋白质 Proteinstoff	3.26	6.38
铵　盐 Ammoniaksalz	0.02	0.04
植物纤维素 Cellulese	10.15	19.79
矿物质 Mineralstoff	2.08	4.06
鞣　质 Gerbstoff	痕迹	痕迹

A. Plitz 在十种不同甘草中，检得 1.2～14.0 之水分（Fenchtigkeit）、38～79 之干状膏质（Trockener Extrakt）、1.33～18.14 之甘草糖（Glycyrrhizin）、10～19 之糖（Zucker）、1.35～35.50 之淀粉（Stärkemehl）。（以上 Köhler's Medizinal. Pflanzen Band Ⅱ. P. 135）

第四改正日本药典注解，其甘草根中成分含量，列表如下：

甘草根中成分含量表 Ⅱ

成分	甘草糖，葡萄糖 Glycyrrhizin, Glucose	龙须菜素 Asparagin	木蜜醇，色素，树脂 Mannit, Farbstoff, Harz	蛋白质 Proteinstoff	灰分 Asche
％	6～8	2～4	1.65	3.26	2.08

注三：自甘草膏中，检定甘草糖酸（Glycyrrhizinsäure）之法。

本法从 Hafner 及 Trubek 二氏之考案，节其大要如下：

Hafner 氏法：甘草糖酸之石灰盐（在甘草根中成钙盐、钾盐之状态而存在之）欲使其溶解，可加硫酸于甘草膏，用酒精浸出后滤过，滤液中再加阿莫尼亚水[1]，使与硫酸结合后，注加以水，从酒精分离，此水溶液内所含之甘草糖酸铵（Glycyrrhizin ammonium）复以硫酸分解之，使夹杂于其他物体中之酸析出，如是所得之粗制酸，仍用稀硫酸充分洗涤，至流下之洗液无色，然后置真空器内硫酸上干燥之。更以醋酮（Aceton）浸出，至最后之醋酮浸液达于无色。遂将此醋酮液纳入深高玻璃嘴杯内，加沉降碳酸钡（$BaCO_3$），注意热之于汤锅上，除去醋酮。残渣加热水煮沸，以其容积成 500cc。今检此干燥质与此溶液中之重土（Baryt）量，即可推知甘草糖酸之含量矣。但此时若含有杂质存在其中，大抵能低减重土之量也。以上试验法尚有不完全之点，欲得精密确实之成绩，则更宜变通其法如下：

（1）关于粗制酸沉降后之洗涤，如上文所述，须滤液达于无色，经详细试验，乃事实上所不能也。关于此种试验，施行数次，可将粗制甘草糖酸使浮游于稀硫酸中，反复八次乃至十次，每次滤过，复在滤纸上充分洗涤，即其硫酸滴下，仅在点滴上观察，似已无色，从点滴之量增加，则仍示黄色，今欲辨其色之深浅，宜与含碘之水（1L 水中含有 $\frac{N}{10}$ 碘液 2cc 者）比较其色，能大体相类似为度。又后加之过剩碳酸钡（$BaCO_3$）煮出之际，亦能表示同样之现象，即滤液显黄色而其味为强甘也。兹更宜注意者，即甘草糖酸盐类（Glycyrrhizinsalze）之甘味极其剧烈，即其小痕迹亦尚能引起味觉之感也。

（2）用醋酮（Aceton）浸出之，其手续更较完全，即未经精制粗甘草糖酸之钡盐溶液为暗褐黄色，其经精制者宜为黄金色也，然就分析之成绩而论所差亦甚微。举例如下：

准 Hafner 法制造粗甘草糖酸 3.308gm 而二分之，取其一份称得 1.7640gm，从 Hainer 氏方法，用醋酮浸出之，其后即自其中制出钡盐。尚有一份，即 1.544gm，使浮游于酒精中以调制钡盐，将此两溶液合并，至容积

---

[1] 阿莫尼亚水：为 ammonia 的音译，现叫做"氨水"。

为 500cc。

第一，用醋酮精制者：

干燥质　100cc 中　　　0.032gm，

重土（Baryt）是 100cc 中 0.042gm 之 Ba，即 18.1％，

干燥质　总量　　　　　1.160gm，

其中所存之有机质　　　0.950gm，

变算为粗制酸，即　　　53.85％。

第二，不用醋酮精制者：

干燥质　100cc 中　　　0.225gm，

重土量　100cc 中　　　0.042gm 之 Ba，即 18.66％，

干燥质　总量　　　　　1.125gm，

其中所存之有机质　　　0.9175gm，

变算为粗制酸，即　　　59.42％。

据上法用醋酮精制之际，其量能增至 6％，自溶液之外观上考察之，则此所增之量，可作为从杂质而来，然与 Hafner 氏之意见适相反，因 Hafner 氏所谓重土量须低减，而此却升腾。

（3）醋酮溶液，从 Hafner 氏，须溶于极深高之玻璃嘴杯，置汤锅上，投入沉降碳酸钡（$BaCO_3$）而温热之，除去醋酮，盖著者对于本法为最不完备之操作。何则？因醋酮与水之沸腾点相异，并加固形之重质碳酸钡，不拘如何十分注意，在汤锅上，当混液冲突刷甚时，到底无可避之路也。加之玻璃嘴杯愈深高而剧烈亦随之增高，所招之损失仍大。不如施此操作于扁平之磁皿，以氢氧化钡〔$Ba(OH)_2$〕液，代固形之碳酸钡，此则极其简易，而其害亦即得防止之。且如法施行，决无招致损失之处，将此过剩之氢氧化钡除去醋酮后，以水充分稀释，复通以碳酸气[1]（CO_2）而滤过之，除去碳酸钡。其他据著者实

---

〔1〕 碳酸气：旧时 CO_2 的化学名称，今作"二氧化碳"，但为保持该书原貌，本次校勘不加改动。以下同。

验之结果，虽碳酸盐及氢氧化物任何应用，然用碳酸盐，则因过剩之碳酸盐易留于液内，故检定干燥质及重土量，须先使溶液蒸干后，而更使其摄取于水，较为妥善。

（4）又氢氧化钡，其性质比碳酸盐效力更强，此比较试验时所确认者也。

a. 取大体纯粹之甘草糖酸 0.226gm，加入氢氧化钡 0.5gm，溶解于 50cc 之水及 10cc 之酒精，加热于汤锅上后，通碳酸气（CO_2）而滤过之，所得沉淀物用热水洗涤滤过，滤液蒸干，采集于热水中而滤过之。

b. 此亦称取 0.3700gm，溶解于 50cc 之水、100cc 之醋酮，加坊间之普通碳酸钡 2gm，以半时间热于汤锅上而后滤过，仍照前法（a）处置。

第一，干燥质 　　　　　　　　0.2330gm

存于其中之重土量 0.043gm Ba，即 18.55%。

第二，干燥质 　　　　　　　　0.3200gm

存于其中之重土量 0.0353gm Ba，即 11.015%。

同样取阿摩尼亚性甘草糖（Glycyrrhizinum ammoniacale）10gm，处置绵密，则用 Hafner 氏之法，其醋酮之浸出液为 500cc，就其每 100cc 中施行以下操作：

●在溶液 100cc 中，约加 10gm 之寻常沉降制碳酸钡，注水而移于沸腾汤锅上，以数时间持续处置之，不令间断，在冲突之下，使醋酮徐徐挥散后滤过之，残渣和水煮出，制为 500cc 之滤液，取其 100cc 而检定之。

●此 100cc 正以同一之法施行，惟前用坊间之干燥碳酸钡，此则代以新沉降之物而尚带湿气者，不过仅此差异而已。

●取 100cc 于极大之磁皿内，以氢氧化钡 3mg 及水 100cc，共温热之，而后导通碳酸气（CO_2），于是蒸发干涸，采药于热水中，将其滤液为 500cc，取其 100cc 而检定之。

第一，干燥质 　　　　　　0.296gm，

存于其中之重土量 0.032gm Ba，即 10.91%。

第二，干燥质　　　　　　0.242gm，

存于其中之重土量0.034gm Ba，即13.84％。

第三，干燥质　　　　　　0.340gm，

存于其中之重土量0.0599gm Ba，即17.64％。

（5）据Hafner氏之法，溶液中重土（Baryt）量，仅用碳酸为熏烟法而搜求之，不免尚有缺点，即发现重土量往往有过多之害。今变通其法，改以灯用煤气（Leuchtgas），可使其毫不吸收硫酸，因将此干燥质先在酒精上灰化后，以盐酸溶解滤过滤液内之钡，再用硫酸沉降，以后更简约之，直取溶液100cc，在盐酸加入之下热至沸腾，用硫酸使钡沉降。如此所得之沉淀，即行滤过，先用水后用酒精，顺次洗涤，至其色呈白色，干燥而后炽灼之，放冷称量，举例如下：

第一，从Hafner氏法分析块状甘草膏之成绩如下：重土盐（Barytsalz）溶液100cc，含有0.418gm之干燥质。

存于其中之重土，从硫酸熏烟法而得0.0794gm Ba，即18.98％。又从直接称量法而得0.0522gm Ba，即12.49％。

第二，从Hafner氏，分析阿摩尼亚性甘草糖之成绩如下：重土盐溶液100cc，含有0.4065gm之干燥质。

存于其中之重土，从硫酸熏烟法而得0.0587gm Ba，即14.44％。又灰化于酒精上而得0.048gm Ba，即11.8％。

第三，分析甘草糖酸钡（Glycyrrhizinbaryt）之溶液而得之成绩，其100cc中含有0.3450gm之干燥质。

存于其中之重土，由熏烟法而得0.0635gm Ba，即18.4％。

又灰化于酒精上，而得0.529gm Ba，即15.33％。

第四，其次分析甘草糖酸钡之另一溶液而得成绩如下：其100cc中，含有0.2690gm之干燥质。

存于其中之重土，由熏烟法而得0.0623gmBa，即23.17％。

又从直接称量法而得 0.0494gm Ba，即 18.36％。

（6）最后著者将甘草糖酸钡煮沸于 500cc 之水中，试其溶解与否，然往往不能充分溶解，于是从 Hafner 氏分析块状甘草膏，发现 11.85％ 之甘草糖酸后，将其残渣更用水煮出，至其溶液为 300cc，凡 100cc 中，发现 19.34％ 之重土量、0.038gm 之干燥质，重土之过剩分，成碳酸盐而存在之。今据此计算之则甘草糖酸之含量，在 300cc 内即与所用物质 0.91％ 中之 0.0914gm 相当，小数省去，即与现存甘草糖酸之 7％ 相当。

（7）次更就制得之钡盐（Barytsalz）溶液，而得试验之成绩报告如下：

取溶液 100cc 于白金皿内反复蒸干，采入热水中滤过，试验干燥质之含有量，其差数如下：

差数

0.3410gm

0.3320gm （一）0.009＝2.7％ 　【注意】积极性之差数，

0.3330gm （＋）0.001＝0.3％ 　系以蒸发之物质隔夜用冷

0.3295gm （一）0.004＝1.2％ 　水软化时所得者。

0.0055gm （一）0.004＝1.2％

0.3260gm （＋）0.0005＝0.15％

0.3200gm （一）0.006＝1.9％ ⎫

0.3110gm （一）0.009＝2.9％ ⎭ 此仅用冷水采集之。

0.3020gm （一）0.009＝2.9％

0.3000gm （一）0.002＝0.66％

以 105℃ 半时间干燥后，
用热水采集之。

其他甘草糖酸钡之一溶液，含有 0.269gm 之干燥质及 0.0494gm，即 100cc 中有 18.36％之 Ba 是也。取其 700cc，蒸发于白金皿中，在 100℃温以二时间干燥后，徐徐溶解于 500cc 之热水，用称量之滤纸滤过，其成绩以溶液 100cc 计算之，如下：

残渣 0.0127gm，

存于其中之重土量 0.0032gm，即 25.1％之 Ba（溶液中之干燥质，在减量上计算之为 18.8％）。在溶液内之干燥质为 0.252gm。

因之减量为 0.017gm。

存于其中之重土量 0.0429gm，即 17.03％之 Ba。

因之减量为 0.0065gm，即 1.33％。

故干燥之际发起一部分之分解，盖其残渣及干燥质减量之间，在重量中存著明之差异，又重土量亦随之而变。

因有此种性质，故钡盐溶液能合于充分定量之检查者，颇难言也，又用任何之方法干燥，应加以限制之。

若将钡盐溶液放置时久，则徐徐生暗褐色之沉渣，因其中夹杂稍稍多量之灰分，可知钡盐或被他物而起分解，或因含难于分离之杂质故也。

其他著者更抱一种疑问，即因甘草糖酸钡之溶液每显黄色，氏以此黄色（凡 1L 水中，溶 $\frac{N}{10}$ 碘液 5cc 比较其色至类似为度），欲确定为盐类所固有者抑非固有者，于是有制出最纯甘草糖酸之企图。即对于此种目的采用 Habermann 之方式，先取阿摩尼亚性甘草糖，溶解于硫酸性酒精中而滤过之，以阿摩尼亚中和，蒸发浓厚至糖浆状，与冰醋酸 100cc 煮沸之。即于玻璃皿内，置煅制石灰（CaO）上，使之结晶。此冰醋酸结晶法反复三次，得灰黄色砂状之块。次取其块，更自纯酒精中，使再结晶二次，此处所得之酸性甘草糖酸铵以酒精性醋酸铅〔$(CH_3COO)_2Pb$〕施行沉降法而制铅盐。由此分解，可以算定量之硫酸。兹滤过其沉淀物之后，则可自酒精性溶液内析出纯甘草糖酸。

本品为近于正方形透明之小板状结晶，干燥时表面被白色之层。如此所得之甘草糖酸，与氢氧化钡〔Ba(OH)$_2$〕共同温热而导通碳酸气，滤过后而蒸发之。其后由溶解于水之法作为钡盐之溶液，取其 100cc 而检查之，发现含 Ba 19.11％之干燥质 0.220gm。至此则其溶液完全透明无色，其蒸发残渣亦完全溶解于热水中。由是观之，据 Hafner 氏之法而制甘草糖酸钡溶液不能十分纯粹，且蒸发时所析出之物质，始知并非甘草糖酸也。

据以上之说而下判断，则凡用 Hafner 氏法者，如别无良法之际，倘能注意以上所述之缺点，亦颇堪用之，即胜于从来之诸法耳。惟尚不能即认为完全之方法也。

注四：关于甘草之甘味质甘草糖(Glycyrrhizin)研究之报告。

A. Tschirch 及 H. Gederberg 两氏将俄国产甘草用抽出器（Percolater）加水浸出之，煮沸其浸出液，使蛋白质沉淀。即滤过之，蒸浓其滤液，加硫酸则生絮状沉淀（其含量 6％～7％），此即粗制甘草糖。以水洗涤而去碳酸，再压去水分，用三倍量酒精溶解之，即滤过，更加二倍量酒精，将其所生之树胶质（Gummistoff）滤去之。蒸发滤液，所得残渣再溶解于酒精，加醚（Aether），使其有苦味之物质沉降，复除去之，蒸干其滤液，即得甘草糖。本品为黄色粉末，有强甘味，易溶于水、稀酒精、木醇（Methylalkohol）、冰醋酸（Eisessigsäure）、含水醋酮（Hydratisierte Aceion），难溶于纯酒精（Absolute Alkohol），不溶于酸、氯仿（Chloroform）。本品在此等溶媒中，不能使其结晶者也，且不能依 Lassaigne 氏之法检出氮[1]素。但与加里共热之，仅有 Pyrrol〔C$_4$H$_4$(NH)〕反应而已。又将甘草糖清净之，其浓酒精溶液中，加酒精加里液，此时生成之中性加里盐，用冰醋酸行再结晶，则得不含氮素之酸性加里盐美丽结晶。欲自本品制出游离之甘草糖，可将此酸性加里盐用稀酒精溶解之，加以铅醋〔Bleiessig Pb(C$_2$H$_3$O$_2$)$_2$·2Pb(OH)$_2$〕，此时所生沉淀混搅于稀酒精中，通硫化氢（H$_2$S）而脱铅。即滤过之，滤液蒸发干涸，残渣再用冰醋酸使

---

〔1〕 氮：原书作"氫"，现作"氮"，径改之。以下同。

其结晶，则得一种柱状之结晶。本品热至170℃褐变，205℃熔融，证明其化合物中不含氮素，两氏特称此物为甘草糖酸（Glycyrrhizinsäure），其组成为 $C_{44}H_{64}O_{19}$。以上所述之结晶酸性加里盐即单加里盐（Monokalisalz），与 $C_{44}H_{63}KO_{19}$ 之化学式相当。甘草糖酸无光学上之活动性质，并对于佛淋(Fehling)氏液及阿摩尼亚性银液不能还原。又本品能成结晶性之酸性铵盐〔$C_{44}H_{63}(NH_4)O_{19}$〕。又甘草糖酸，遇醋酸酐〔$(CH_3CO)_2O$〕，则生六醋酸基诱导体〔$C_{44}H_{58}O_{19}(CH_3\text{-}CO)_6$〕，其熔融点为210℃。又甘草糖酸用七十五倍之3％硫酸液，以五时间煮沸之，则生一种细针状之酸性不溶物质与还原性之溶解物质，分离此酸性不溶物质，命名曰 Glycyrrhetinsaure，定其化学式为 $C_{32}H_{48}O_7$。又其二醋酸基诱导体（Diacethylderivate）与单盐基性盐（Monoalkalisalz）生成之

物，则谓有 $C_{31}H_{45}O_3$—$\overset{\displaystyle OH}{\underset{\displaystyle OH}{\text{—COOH}}}$ 之构造。又其可溶性之分解成绩体能生钡盐，并

有还原性。与烟代联铵[1]（Phenylhydrazine $C_6H_5\text{-}NH\text{-}NH_2$）结合（以110℃干燥之时），则能生结晶性抱合物（熔融于215℃），并显 Pentose（$C_5H_{10}O_5$）反应，因此而成 Glucuronsäure。且此 Glucuronsäure 生成时，以之说明甘草糖酸构造最为合理，其构造式如下：

$$C_{31}H_{45}O_3 \underset{\displaystyle OHC\text{-}CHOH\text{-}CHOH\text{-}CHO\text{-}CHOH\text{-}COOH}{\overset{\displaystyle OHC\text{-}CHOH\text{-}CHOH\text{-}CHO\text{-}CHOH\text{-}COOH}{\Big\langle}} \qquad +2H_2O ===$$

Glycyrrhizinsäure

$$C_{31}H_{45}O_3 \underset{\displaystyle OH}{\overset{\displaystyle OH}{\Big\langle}}\text{—COOH} \;+\; \begin{array}{l} OHC\text{-}CHOH\text{-}CHOH\text{-}CHOH\text{-}CHOH\text{-}CHOH\text{-}COOH \\ OHC\text{-}CHOH\text{-}CHOH\text{-}CHOH\text{-}CHOH\text{-}COOH \end{array}$$

Glycyrrhetinsäure　　　　　　Glucuronsäure

---

〔1〕 烟代联铵：旧时化学药品的译名，现作"苯肼"。以下同。

又 Glycyrrhizinsäure（甘草糖酸）在原植物体中作如何状态而存在之？两氏研究此问题否定旧说铵盐，而证明为钾盐及钙盐（A. Tschisch und H. Cederberg Pharm B. 245，97）。

注五：甘草根中龙须菜素（Asparagin）性状。

据 Fluckiger 氏之研究，甘草根中含龙须菜素$\left[C_2H_3(NH_2)\begin{array}{l}COOH\\CONH_2\end{array}\right]2\%\sim4\%$。本品广布于植物界中，为有光辉之坚硬柱状结晶，含一分子结晶水，毫无臭气，而有不爽快之味。显弱酸性反应。易溶于水、热酒精（98%）及煮沸酒精（60%）。不溶于冷酒精、醚、挥发性溶液解药、脂肪油。易溶于矿酸、阿尔加里及阿摩尼亚等水溶液中。其水溶液及阿尔加里水溶液，分极光线平面为右旋，酸类溶液为左旋。比重 1.552，加酸或阿尔加里酸溶液，其一个之铵基（NH_4）与氢氧基（OH）交换，而为龙须菜素酸$\left[Asparaginsäure\ C_2H_3(NH_2)(CO_2H)_2\right]$。（Köhler's Medizinal Pflanzin）

药用

1. 旧本草

《本草纲目》主治：五脏六腑，寒热邪气，坚筋骨，长肌肉，倍气力，金疮疮（疮音，时勇切，肿也），解毒。久服轻身延年（《本经》）。温中下气，烦满短气〔（甲）处方8〕，伤脏欬嗽[1]〔（甲）处方1〕〔（乙）注一〕〔（丙）注一〕，止渴（按语一），通经脉，利血气，解百药毒（按语二），为九土之精，安和七十二种石，一千二百种草（《别录》）〔（乙）注六〕：主腹中冷痛，治惊痫，除腹胀满〔（甲）处方5〕，补益五脏，肾气内伤，令人阴不痿，主妇人血沥腰痛，凡虚而多热者加用之（甄权）。安魂定魄，补五劳七伤，一切虚损，惊悸〔（甲）处方4〕，烦闷，健忘，通九窍，利百脉，益精气，壮筋骨（《大

---

〔1〕 欬嗽：咳嗽。

明》[1]）。生用泻火，熟用散表寒，去咽痛〔（甲）处方2〕〔（丙）注一〕，除邪热，缓正气，养阴血，补脾胃，润肺（李杲）。吐肺痿之脓血〔（甲）处方1〕，消五发之疮疽（好古[2]）。解小儿胎毒，惊痫，降火，止痛（时珍）。

按语：甘草医治效用，与古相通，彰明较著者为镇咳、祛痰、生津、止渴、解毒、缓和、润肺、泻火、去咽痛等症是也。其止渴解毒之可以引证者如下，余则散见于下文（甲）、（乙）、（丙）各项方剂中：

（一）成药制剂，用甘草煎汁配合其他薄荷等清凉剂，吸收于口香软糖〔用护膜（Gummi）为之〕中，凡暑期旅行或行军，含入口中，可支持六小时勿饮而自解渴。欧战时德军大为常用之，此甘草能生津止渴之证。他如仁丹等清凉剂中，尤为不可缺少之佐使药。

（二）苏颂按：孙思邈《千金方》论云，甘草解百毒，如汤沃雪，有中乌头、巴豆毒，甘草入腹即定，验如反掌。方称大豆汁解百药毒，予每试之不效，加入甘草为甘豆汤，其验乃奇也。

按：古人治病之经验，解毒之效，确已认定，兹更以化学上之学理证实之。1920年《日本药学杂志》学事汇报〔No. 456，153转载 J. W. Plenderleith：Pharma J. 120. 236—7（1919）〕，载一问题为"甘草对于 Alkaloid 之沉降"，其言曰：用吐根酊（Tinctura Ipecacuanhae）与甘草浸膏（Extractum Liquiritiae）配合而成之水剂，能生沉淀，其上清液不生著明之苦味。复将盐酸番木鳖精（Strychininum hydrochloricum）、盐酸鸡尼（Chininum hydrochloricum）之 1‰ 溶液，混以甘草浸液之际，即生黄色沉淀，其滤液中不显 Meyor 氏试药反应。番木鳖精（Strychinin）、鸡尼（Chinin）定量之际，可作为甘草糖酸盐而沉淀。吗啡（Morphin）、可开因（Cocain）、海洛因（Heroin）之盐酸盐、阿脱罗品（Atropin）、可代因（Codein）之硫酸盐，不能直接沉淀，仅

---

〔1〕《大明》：即《大明本草》，又名《日华子诸家本草》，五代末日华子撰著。

〔2〕好古：即元代医家王好古。

微生混浊而已。对于咖啡精（Catfein）溶液，不生沉淀，遇阿片酊（Tinctura opii）则生沉淀与美功酸（Mekonsäure）溶液，有机酸类例如醋酸（CH_3COOH）、草酸（$C_2H_2O_4$）、酒石酸〔$C_2H_2(OH)_2(COOH)_2$〕等，遇甘草浸液亦生沉淀。洋地黄酊（Tinctura Digitalis）、康毗箭毒子酊（Tinctura Strophanth）在甘草水剂中，微生沉淀，亦因此理。故用甘草与 Alkaloid 配合之水剂，其下层特富于 Alkaloid 之沉淀云。

由以上之化学学理推之，凡毒草中大半含有 Alkaloid，遇甘草中之甘草糖酸，则结合为甘草糖酸盐（Glycyrrhizinsäuresalz）而沉淀。此种沉淀对于水为不溶性，故在人体生理上，已无吸收能力。解毒之效，其在斯乎！

2. 新本草

（甲）汉方新用法：对于气管枝加答儿[1]（Bronchialcatarrh）作镇欬剂、祛痰剂用之。又扁桃腺炎（Angina tonsillaris）之种种喉头肿痛病，及淋毒性疼痛（Algado）则以缓解之目的常用之。一次之用量，4～8gm。又为缓和剂，遇植物性药物与矿物性药品配伍为一剂，或与刺激性药物及相忌相反药物互相配合时，加入甘草，则颇有缓解调和之功也。

处方例

（1）排脓汤：排除脓血，兼有镇咳祛痰之效。

甘草	10.0[2]
桔梗	15.0
生姜	5.0
大枣	12.0

---

〔1〕 气管枝加答儿：系"支气管炎"当时的称谓，和现今通行术语有差异，但为了保留原著面貌，本次校勘不改动。

〔2〕 据本书凡例中说明，处方中数字照当时处方常例，以质量计者单位为"gm"（即现今用的"g"），以体积计者单位为"cc"（即现今用的"ml"）。此次校勘保留原著风貌，不改动，以下同。

以上细剉为末，作 400cc 之煎剂，用精制棉滤过，日分三次温服。

（2）甘草汤：有止咽喉肿痛之效，并解牛马肉之毒。

甘草	8.0

以上细剉为末，作 100cc 之煎剂，去渣顿服。

（3）甘豆汤：能解百药毒。

甘草	8.0
绿豆粉	8.0

以上为 200cc 之煎剂，温服。

（4）炙甘草汤：治肺结核、咯痰、心悸等症。

甘草	3.5
生姜	2.5
桂枝	2.5
大枣	2.5
人参	1.8
阿胶	1.8
生地	12.0
麦冬	8.0
麻仁	5.5

以上细剉为末，用酒 150cc，加适宜之水煎成，去渣，入阿胶溶之，温服或冷服。

（5）甘草泻心汤：治胃肠性神经症。

甘草	7.0
半夏	11.0
干姜	5.5
人参	5.5
大枣	5.5

    黄连　　　　1.8

以上细剉为末，作 400cc 之煎剂，日分三次温服。

（6）甘草干姜汤：治咽干、烦躁、吐逆之症。

    甘草　　　　8.0

    干姜　　　　4.0

以上细剉为末，作 100cc 之煎剂，去渣，顿服。

（7）甘草苓桂五味汤：治咳逆、气冲、多唾、口燥之症。

    甘草　　　　7.0

    茯苓　　　　9.0

    桂枝　　　　9.0

    五味子　　　12.0

以上细剉为末，作 400cc 煎剂（桂枝后入），用药棉滤过，日分三次温服。

（8）甘草茯苓杏仁汤：治老人气短、喘咳、心悸等症。

    甘草　　　　6.0

    茯苓　　　　18.0

    杏仁　　　　12.0

以上细剉为末，作 300cc 煎剂，同上法服之。

（乙）外国药典制剂及其用法：在外国药典制剂中，可作镇欬祛痰之缓和药。或与番泻叶（Folia Sennae）配合，为缓和之下剂；或与水银配合，为泻下剂、驱梅毒剂。其他为矫味药及丸剂、锭剂、散剂之赋形药，中华药典及德日药典制剂中，有甘草浸膏〔注一（甲）（乙）〕、甘草流浸膏（注二）、甘草膏（注三）、精制甘草膏（注四）、甘草酏（注五）、复方甘草散〔注六（甲）（乙）〕、复方甘草合剂（注七）、树胶散（注八）、水银丸（注九）。兹一一分注于下：

注一：

（甲）甘草浸膏 Extractum Glycyrrhizae，*Extractum Liquiritiae*（中华药典）。

制法：本品制造时所用之原料及其用量如下：

甘草末（第二号）　　100gm

氯仿水　　　　　　　适量

取甘草末加氯仿水湿润后，按照渗漉[1]法项下之规定（详本药典附录），用氯仿水作溶剂，将所含之水液性成分渗取之，所得之渗出液，用精制棉滤过，滤液加热，使达1 000cc，约十分时间，俟蛋白凝固，放冷，再用精制棉滤过，滤液置汤锅上，时时搅拌，蒸发至成软膏状，移置玻璃片或磁板上，涂成薄层，用70℃以下热蒸气干燥之，即得。

贮藏法：置干燥广口小棕色瓶内密闭贮藏。

剂量：一次量2～5gm。

（乙）甘草浸膏 Extractum Liquiritiae *Süssholzextrakt*（日药典）。

取剉截甘草一份，注常水五份，以四十八小时冷浸，压榨滤过；残渣中更注常水三份，以十二小时冷浸，再压榨滤过；合并前后滤液，蒸发去其半，放冷后，混合酒精一份，置冷处两日，滤过之，又蒸发其液，制为稠厚浸膏。

本品为褐色，有异样甘味，宜澄明溶解于水。

本品检视显微镜下，不宜有异物与淀粉，灰分以5～8分为正常含量。

本品对气管枝加答儿，可以缓和咳嗽之刺激，惟主要用途。为丸剂之赋形药，并往往作矫味药（与硇砂配合尤为相宜）应用之。

注二：甘草流浸膏 Extractum Glycyrrhiza Liquidum，*Extractum Liquiritiae fluidum*（中华药典）。

制法：本品制造时所用之原料及其用量如下：

---

[1]　漉：音lù，滤过。

甘草末（第二号）	1 000cc
酒精（90%）	250cc
氯仿水	适量
蒸馏水	适量
	共制 1 000cc

取甘草末加氯仿水湿润后，按照渗漉法项下之规定（详本药典附录），用氯仿水作溶剂，将其中所含之水溶性成分渗取之，最初渗出之750cc，可另器保存，俟完全渗尽（约可得渗出液500cc），将渗出液（最初渗出750cc除外）置汤锅上，时时搅拌蒸发，俟浓缩成软膏状，加以最初之渗出液750cc，使之溶解，溶液加热至 100℃，五分时间放冷，用精制棉滤过，滤液中加醇（Alkohol)混合后，再加适量之蒸馏水，使成全量为 1 000cc，静置一月，复用精制棉滤过，即得。

贮藏法：置密塞之棕色瓶内，勿使过冷或过热。

剂量：一次量，1～2gm。

注三：甘草膏 Succus Liquiritiae，*Süssholzsaft*（*Lakriz*）（德药典）。

甘草膏在意国之加拉伯利亚（Calabria）、法国之南部、西班牙及小亚细亚等地，为特别制造输出之品，英、俄、德亦制出之。在加拉伯利亚地方之制法，即将甘草捣碎，加水煎汁放置之，使其澄明，上清液倾入铜锅，煎至适当稠度，延转于机上，作梃子状，更用大理石或金属制成模型，压成均等之大。意国之甘草膏，附有制造所之标记及地名，如 "Solazzi" "R. Derosa" "M. Disrdo" "G. Uongiorno"。

德国药典甘草膏之规定法如下：

甘草膏，用 *Glycyrrhiza glabra* Linn'e 生在地下部分（即甘草之根及走根）制得之 Extrakt。

本品为带有光泽之黑色梃子，温之则软化，破坏之成锐角性之碎片，味甘。

将本品加水，以普通之室温充分浸出，兹将其残留之物质干燥于汤锅上，凡百分中不得过 25 分之残留物。

将本品加冷水浸出之，所得之残留物质检视于显微镜下，不宜发现异种物质及未膨胀之淀粉粒。

将本品用百度温干燥之，其减失之重量，不得过百分之十七，又将本品灰化之，不宜残留百分之五以下十一以上之固形物。

取本品 2gm，灰化而得之残留物，注稀盐酸 5cc，加温溶解，滤过之，其滤液通以硫化氢（H_2S）不宜变化（重金属之类）。

本品作丸制之赋形药用之，又往往作矫味药用之。

注四：精制甘草膏 Succus Liquiritiae depuratus. *Gereinigter Süssholzsaft*（德药典）。

精制甘草膏（与日本药典之甘草浸膏 Extractum Liquiritiae 不同，甘草浸膏系从甘草直接而得之 Extrakt），即将前项甘草膏精制之，除去不溶分者是也，其法取甘草膏与稿[1]交互叠积于木槽中，注入冷水，以淹没槽内之物质为度，放置二十四时间，拔去槽下之栓，排出浸液，更加冷水，以二十时间浸出，浸液放置而使澄明，此后蒸浓于汤锅上制成之。

德国药典之规定如下：

本品即将甘草膏加水，以普通之室温浸出，滤过后，得澄明之液，蒸发成稠厚之 Extrakt。

本品褐色澄明，溶解于水，味甘。

将本品以百度之温干燥之，其减失之重量不得过百分之三十；又将其灰化之，凡百分中，不宜残留十一分以上之固形物。

取本品 2gm 灰化之，其所得之残留物，注入稀盐酸 5cc，加温溶解，滤过，其液通以硫化氢不宜变化（重金属盐类）。

---

[1] 稿：原书作"稾"，是"稿"的异体字，作"谷类植物的茎秆"解，现径改之。以下同。

专为合剂之矫味药，以 5.0～8.0，制为 150.0～200.0 之合剂而用之。

注五：甘草膏酏 Elixire Succus Liquiritiae. *Brustelixir*（德药典）。

本品之处方如下：

精制甘草膏	3.00
茴香水	9.00
阿摩尼亚水	5.0
阿尼斯油	1.0
酒精	24.0

制法：先将精制甘草膏溶于茴香水、阿摩尼亚水，放置三十六时间后，和入阿尼斯油之酒精溶液，强力振摇，放置八日间，先倾泻上清液，所余残液务必避去阿摩尼亚之损失，滤过而制成之。

本品为褐色而无沉淀之物。

内用作祛痰药。

注六：

（甲）复方甘草散 Pulvis Glycyrrhizae Compositus. *Pulvis Liquiritiae Compositus*（中华药典）。

制法：本品制造时所用之原料及其用量如下：

番泻叶粉（第五号）	180gm
甘草粉（第五号）	236gm
八角茴香油	4gm
精制硫黄	80gm
蔗糖（第四号）	500gm
	共制 1 000gm

取以上各种药粉混合调匀后，用第四号筛筛过即得。

本品不宜带硫化氢之臭气。

剂量：一次量 5～10gm。

（乙）复方甘草散 Pulvis Liquiritiae Composius. *Brustpurver*（德药典）。

本品之处方如下：

白糖中末	10.0
番泻叶细末	3.0
甘草细末	3.0
茴香中末	2.0
精制硫黄	2.0

取上列各品研和制之。

本品为绿黄色粉末。

作缓和之下剂，大人一日 2～3 次，用 5.0，小儿用 1.0～3.0。

注七：复方甘草合剂 Mistura Glycyrrhizae Coposita. *Mistura Liquiritiae Composita*（中华药典）。

制法：本品制造时所用之原料及其用量如下：

甘草流浸膏	120cc
酒石酸锑钾	0.24gm
复方樟脑酊	120cc
亚硝酸二烷醋	30cc
甘油	120cc
蒸馏水	适量
	共制 1000cc

取酒石酸锑钾加热，蒸馏水 20cc 溶解后，再加蒸馏水 50cc 稀释，然后徐徐加以甘草流浸膏、复方樟脑酊及甘油，随加随拌，混合后，再加亚硝酸二烷醋及适量之蒸馏水，使全量成 1 000cc。

注八：树胶散 Pulvis gummosus. *Zusammengesetztes gummipulver*（德药典）。

本品之处方如下：

阿拉伯树胶细末	5.0
甘草细末	3.0
白糖中末	2.0

取上列各品研和制之。

本品为黄白色粉末。

作缓和药附加于粉剂、丸剂中。

注九：水银丸 Pilurae Hydrargyri. *Quecksilberpillen*（前第三版日药典）

本品之处方如下：

水银	3.0
白糖	5.0
精制蜂蜜	1.0
甘草细末	2.0
水	适量

先取水银、白糖、蜂蜜，善为研和，用扩大镜观察，至不见水银珠为度，然后加甘草末，用水研匀，制成约 2gm 重量之丸。

本品一丸中约含 0.05gm 水银。

在美国通行之制剂，作泻下药用之（现行日药典已删），一次用 2～3 丸；作梅毒药者，一日 2～3 次，每次用一丸。

（丙）新药制剂及其用法：新药甘草制剂，有名"Glabin"者，据半田博士之研究，能抑制结核菌之发育，同时对于祛痰镇欬愈觉著明，其他如喉头炎喘息等症作缓解药用之。欲嗓子发音清朗，亦可用。（注一）

注一：祛痰镇咳新药"Glabin"，系提出甘草中之有效成分，便于贮藏调剂服用，加工制成之品也。

本品之特征：①本剂能抑制黏液之分泌，溶解黏液，故祛痰镇咳之效显著。②绝对无麻醉性质，并不含重金属盐，故毫无毒性。③无 Saponin 质，并不含催吐性之 Alkaloid，故毫无副作用。④不催起恶心呕吐，大量连用，不害食欲，兼有健胃整肠之效。⑤服用便利，即用其少量，效果亦著，故尤宜于小儿。⑥缓解呼吸气管及喉头之不快感觉，故能发音清朗。⑦抑制培养器上结核菌之发育，较他种结核药优良，对于肺结核及肠结核，直接能收其效果。⑧贮藏耐久，调剂简易，与他药配伍，互能显其效果而无妨碍。

本剂之种类：

1. 粉末（单称 Glabin）：欲其不引空气中之湿气，特提出甘草糖酸，使与石灰结合而为钙盐，本品带淡黄色，大概无味，且完全无臭。

2. 水液（Glabin 液）：此为 10％水溶液，遇水及亚尔加里性溶液颇能溶解，但加酸时则起混浊。

3. 锭剂（Glabin 锭）：与苦味剂亚尔加里剂配伍用之，能增进祛痰镇咳之效力，且能促进胃肠之机能，制为复方剂而服用之，易于溶解而崩溃（一锭中含 0.05gm）。

适应证：气管枝炎、喉头炎、肺炎、肺结核、喉头结核、百日咳、喘息、流行性感冒、咳嗽咯痰之急性慢性诸症、鼻加答儿、咽喉加答儿、肠结核并便秘、用嗓子过度而嘶哑、其他吸入多量风尘或煤气，服用本剂后容易由气道咯出。

用法及用量：①粉末，大人之普通用量，一日 0.3，依病症而增加。小儿 1～3 岁，0.05～0.10；4～10 岁，0.1～0.2 为标准。②Glabin 液与 Glabin 粉末为比例，可十倍之，即大人普通一日量为 3.0。③Glabin 锭，大人普通一次二锭，一日三次。④结核性疾病，用量可增至 0.5 以上。

粉末可用单味，或与他药配伍用之，液剂可加于水，或加于他种水剂用之，但逢酸则起混浊，可避去此种配合。

包装及价格：①Glabin 粉末，瓶装 25gm，日金 3.50 元。②Glabin 液，瓶装 100gm，日金 1.80 元。③Glabin 锭，瓶装 30 锭，日金 0.65 元；瓶装 100 锭，日金 1.50 元。

发行所：日本东京鸟居商店。

其他用途

医药以外用途亦有数种，兹列举如下：

1. 甘草浸膏，为附加于烟叶中液体成分之一，有此成分，能使烟草风味加良，且能常保烟卷之湿度而不干脆，盖甘草浸膏消费于烟草工业者甚大，可占浸膏总量百分之九十也。

2. 甘草浸膏百分之十，在日本国大抵消费于酱油中，以增甘味，又消费于糖食（茶点糕饼之类）工业者，亦占百分之十。

3. 制造甘草浸膏之副产物，即甘草根制出浸膏后之残渣，加5％氢氧化钠液，施以数时间百吨之蒸气压力，行第二次之浸出，与以十二度Baum'e氏表之浓度而使浓缩，则此溶液有强力之泡起性质，冠以Fire-foam之名称，可作灭火剂之原料，为防火机中灭火液成分之一。其处方如下：

第一液

硫酸铝	11.0
水	8.0

第二液

重碳酸钠	8.0
灭火剂（Fire-foam）	3.0
水	9.0

将第一液与第二液混合，纳于防火机中而作灭火液，对于油类之火焰消灭特强，为今日贮藏引火油类之处所必备者也。

4. 甘草根供于以上之应用，最后之残渣中尚余根之纤维质，此种纤维颇强韧而耐于屈曲，可利用其性质而造纸板，如供壁纸、绝缘纸等之制造，乃非常适当之原料也。

附 外国产甘草

外国产甘草，在药材市场中最著名者为西班牙甘草及俄国甘草是也。分述如下：

（甲）**西班牙甘草（英法药典之甘草，Radix glycyrrhiza seu Liquiritiae，Süssholz. Liquorice root.）** 本品乃采取 *G. glabra* L. 或 var. typica 之走根茎也，产于西班牙、意大利，并栽培于法国南部。最上品自西班牙加达罗尼亚（Catalonia）之托笃撒（Tortosa）输出之，其在西班牙之亚利干的（Alicant）所产者，品种较劣，大部混根，托笃撒甘草采取部分，完全为走根茎。本品虽不及俄国甘草之肥大，而坚实过之，长超 1m，口径至 4cm，外部被以褐灰色枹皮，现有皱纹，且带皮孔（Lentizellen），处处着细小之茎芽，其质强韧，大抵类角质状，此为其特点。至于组织构造及化学成分，与中国及俄国产品完全相同，惟其实质较为致密，无放线状之缺裂，此其大别尔。本品收载于英法之药典中。

（乙）**俄国甘草（德美药典之甘草，Radix Liquiritiae Russicae.）** 本品乃采用 *G. echinata* L. 之全根茎也，产于匈牙利（Hungary）加里细亚（Galicia）。凡俄国之南部，自中央亚细亚以达西伯利亚南部均产生之。本品大半采取主根，有较国产品更为肥大者，往往除去外皮，出于市场，长约 4dm，口径至 1dm（指最肥大者而言），髓线疏松，易与木部分割，而为单一之板片；其组织构造及化学成分，与国产品相同。本品收载于德美之药典中。

【附注】 最近甘草大别为二，其一西班牙甘草，即 glabra var. typica；其二日人称近东甘草，即 var. glandulifera 或 echinata，以其大量制造甘草浸膏（Extractum Liquiritiae），供于医药上及工业上各方面之应用。西班牙产品中，甘味质 Glycyrrhizin 含量虽不及近东产品，然其价值则高于近东产品也。兹列最近之分析表如下：

西班牙甘草与近东甘草分析表

成分 ＼ 种别	西班牙甘草浸膏（％）	近东甘草浸膏（％）
甘味质 Glyeyrrhizin	10	18
糖分 Zueker	12	12
淀粉 树胶 Stärke Gummi	25	25

续表

成分＼种别	西班牙甘草浸膏（％）	近东甘草浸膏（％）
水分 Wasser	15～25	15～25
灰分 Ascbe	5	5

补遗

成分：甘草之新成分（第一报），据最近日本藤田穆、津田弘喜报告，发现甘草中含有之新成分为一种之 Flavon。著者已将其纯粹之配糖体及其分解成绩体制出，就其性质及构造而研究之。今仅知其梗概如此，未得其详。

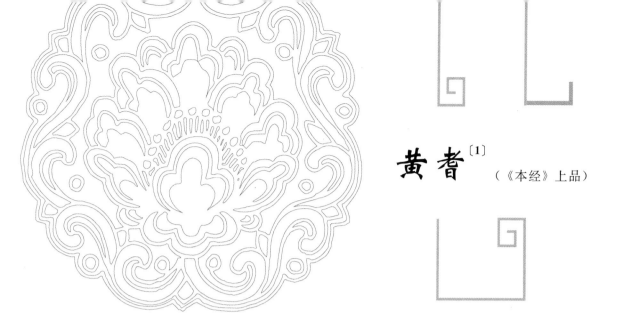

黄耆^[1]（《本经》上品）

名称

1. 科名：蝴蝶花科 Papilionaceae

2. 学名：*Astragalus hoantchy* Fran.（H. N.）

 （A）*Achillea sibiriea* Ledeb.（W.）

 （B）*Sophora tomentosa* L.（G.）

 Astragalus henryi Olev.（H. N.）（D.）

 Astragalus menbranaceus Fisch.（T. K. H.）

 （以上参照植物项下附注学名备考）

考据

1. 异名：戴糁（《本经》）、戴椹（《别录》）、独椹（《别录》）、芰草（《别录》）、蜀脂（《别录》）、百本（《别录》）、绵黄耆（苏颂）、白水耆（苏颂）、赤水耆（苏颂）、木耆（苏颂）、王孙（《药性论》）、羊肉（《大明》）、黄芪（《纲目》）。

2. 《本草纲目》释名：李时珍曰：耆，长也。黄耆色黄，为补药之长，故名。今俗通作黄芪。或作蓍者，非矣。蓍乃蓍龟之蓍，音尸。王孙与牡蒙同物异名。

---

〔1〕黄耆：现在通用名称为"黄芪"，《本草纲目》称为"黄耆"，今为保持原书风貌，故仍以"黄耆"作正名论述。以下同。

按语：时珍谓：黄耆色黄，此为正色。然亦不能一定，今原产地及市贩品，大抵为褐黄色，药肆每年春季进货之后，重加整理，去其庮[1]陋，用硫黄熏白之，使成一种浅黄色或淡黄白色，转觉美观矣。劣品则任其原色而不漂白，有为赤褐色者或赤色者，有为黑褐色者或黑色者，产于辽阳及库伦之耆，其色黑，故又有黑耆之名。"耆"作"蓍"，又作"芪"，音义均不同，盖为古来药商及俚[2]医所讹，沿用既久，只得存其名矣。"蓍"音"尸"，李氏已释明不赘。芪，按《唐韵》，同"茋"与"芪"，典礼切音邸。《尔雅•释草》茋，茊。郭注，根茎都似人参而叶小异，根味甜。又《集韵》轸似切音"旨"，茋蒻，小草也。故黄耆之"耆"，俗作"芪"，谬误殊甚。

3.《本草纲目》集解：《别录》曰：黄耆生蜀郡山谷、白水、汉中、二月、十月采，阴干。陶弘景曰：第一出陇西、洮阳，色黄白甜美，今亦难得；次用黑水宕昌者，色白肌理粗，新者亦甘而温补。又有蚕陵白水者，色理胜蜀中者而冷补。又有赤色者，可作膏贴，俗方多用，道家不须。

按语：按蜀郡，秦置，旧成都、龙安、潼川、雅州四府，邛州及保宁府之剑阁皆其地。生蜀郡山谷者，即指黄耆为生于其地之山草。白水位于四川松潘县之东境，北界甘肃，即白水河发源之地。汉中，古府名，属陕西，今南郑县为其旧治。

十月正黄耆结实以后，枝叶既枯，植物之发育亦已休止，恰当养料贮藏于根部之期。二月尚未出苗，此收获最佳之时期也。

陇西，旧甘肃巩昌府治，通称甘肃为陇西者以在陇山（即陇坻，陇右道名，山曰陇坻。《水经注》陇坻，其山岸崩落者，声闻数百里，扬雄称响若坻颓者是也）之西，故云。弘景以其地所产之黄耆推为第一。洮阳产品，色黄白甜美，亦为当时难得之品。洮阳即甘肃临潭县西南，今尚有故城也。次用黑水宕昌者，根色较白，肌理亦粗，此与陇西洮阳产品，比较形质而得之辞。但新

---

[1] 庮：音 yǔ，粗劣。
[2] 俚：鄙俗、不文雅。

者亦甘而温补尔，足证陈旧之品已不堪用。黑水，"书"华阳黑水惟梁州，此黑水即今四川省松潘县西境之黑水，东流至叠溪之西，称黑水河，非《禹贡》导黑水至于三危之黑水（此黑水为怒江上游之哈喇乌苏河）也。宕昌，国名，西羌别种，地在甘肃岷县南，其故国奄有今岷县临潭县南部，至天水西界武都北界之地，按即松潘之西北边境。又有蚕陵白水者，其根色与根之纹理皆胜于蜀中，而药性为冷补，与产于黑水宕昌之温补者，当自有别。按蚕陵，古县名，在今四川松潘叠溪营西，因其地有蚕陵山故名。蚕陵、白水、汉中，均位于四川之北境，当地产者较蜀中产者为胜。蜀中即蜀郡，指成都附近四川之中部而言。盖四川中部，亦产黄耆，但不如西北所产者佳尔。又有赤色者，恐亦蜀中产物，品种更劣，仅供膏贴之外用，若内用方剂，俚医行之，道家则无需乎此也。

唐苏恭曰：今出原州及华原者最良，蜀汉不复采用，宜州、宁州者亦佳。

按语：唐之原州，即今甘肃固原县，华原为今之陕西耀县，唐苏恭以其地产者为最良。惟蜀汉产者不复采用，蜀指蜀中，对四川中部而言；汉指汉中，即今之陕西南郑县。或以宜州、宁州为西南之地，则宜州属今广西之宜山县，宁州属云南之临安府，惟滇黔与陕甘，南北相距甚远，黄耆为宜于西北生长之植物，以滇黔之气候土质而论，较之陕甘，未必能佳。苏恭谓：产于宜州、宁州者亦佳，颇滋疑义。因宜州、宁州既为滇黔之地，虽产黄耆，何能与陕甘产物相提并论，而谓之亦佳乎？吴其浚曰：黄耆有数种，山西、蒙古产者佳，滇产性泻，不入用。因知宜州、宁州，必非滇黔。今考定，宜州乃直州之讹（光绪十一年合肥张刻《本草纲目》作直州），按李申耆[1]《历代地理志韵编今释》：直州，唐始设，属羁縻陇右道，即宋羁縻，成都府路之茂州。元明清均阙，则唐之直州，为四川之茂州无疑。又按宁州，唐属关内道，当在甘肃、陕西东西边界，即旧之庆阳府，非云南之宁州也明矣。按宁州至元而始设，属云南省临安府，明清因之。恭为唐显庆中右监门长史，当时之所谓宁州，必非言

---

〔1〕 李申耆：即李兆洛，清代地理学家、文学家。

此。由是观之，宜州应校正为直州。直州、宁州，当在今四川、陕西、甘肃三省边疆毗连之区域。

宋苏颂曰：今河东陕西州郡多用之，根长二三尺以来，独茎或作丛生，枝干去地二三寸。其叶扶疏作羊齿状，又如蒺藜苗。七月中开黄紫苗。其实作荚子，长寸许，八月中采根用。其皮折之如绵，谓之绵黄耆。然有数种，有白水耆、赤水耆、木耆，功用并同而力不及白水者。木耆短而理横，今人多以苜蓿根假作黄耆，折皮亦似绵，颇能乱真，但苜蓿根坚而脆，黄耆至柔韧，皮微黄褐色，肉中白色，此为异耳。

宋陈承曰：黄耆本出绵上者为良，故名绵黄耆，非谓其柔韧如绵也。今《图经》所绘宪州者，地与绵上相邻也。

元王好古曰：绵上即山西沁州，白水在陕西同州。黄耆味甘，柔软如绵，能令人肥；苜蓿根，味苦而坚脆，俗呼为土黄耆，能令人瘦，用者宜审。

明陈嘉谟曰：绵上，沁州乡名，今有巡检司，白水、赤水二乡，俱属陇西。

按语：河东，秦汉时置郡，黄河流经山西西境，成南北线，故山西境内，在黄河以东者，统称河东。苏颂称今（宋嘉祐二年，西历一千〇五十七年）河东陕西州郡多用之者，谓当时行用之黄耆，皆山陕产物。

羊齿，即裹白之类，为奇数羽状复叶，蒺藜为偶数羽状复叶，与黄耆之叶相似。但黄耆为奇数羽状尔。七月中开黄紫花者，开黄花或紫花是也。黄耆皮部中富于韧皮纤维之组织，故其根皮柔韧如绵，折之不断，因得绵黄耆之名。但因产地而有数种不同者：白水耆，据王好古之说，即陕西同州所产之黄耆；赤水耆，即甘肃武威县所产之黄耆；木耆，疑即日本之所谓木黄耆（*Astragalus reflexistipulus* Mig.），颂谓木耆短而理横，盖木耆根较短，而其根之纹理为横也。颂以此等黄耆，功用虽同，论其药力则不及白水，当推白水耆为第一。苜蓿与黄耆同科植物，但属与种均不同，其皮部虽柔韧似耆，而木部则坚脆，盖苜蓿根中柔韧之纤维较少，根之色泽与内容均与黄耆各异，其真伪固不难判别耳。

宋陈承辨绵黄耆，系因地得名，非以其柔韧如绵而始称之曰绵黄耆。按"绵"通作"緜"[1]，緜上在山西沁源县西北緜山附近，宪州旧山西忻州静乐县南七十里，二地虽属同省，然宪州与緜上，中隔太原府，一在省之南（沁源），一在省之北（静乐），相距亦有四百余里之遥。承因《图经》所绘者为宪州黄耆，遂强说宪州与緜上相邻，即引宪州黄耆为绵黄耆之代表，然《图经》必曰宪州而不言緜上或沁州（緜上，沁州乡名）者，可知宪州与緜上相去尚远，风马牛不相及，何能以宪州代表緜上之地而称之曰绵黄耆乎！总之，绵黄耆之名，不见于宋苏颂以前之本草家言论中。至宋苏颂辨别黄耆之形质而始有绵黄耆之名，且苏颂之所谓绵黄耆，此与木耆对待之称呼，绝无产地上之意义也。宋陈承必曰黄耆本出緜上者为良，故名绵黄耆者非矣。弘景之所谓第一出陇西洮阳，苏恭之所谓出原州华原者最良，苏颂之所谓白水耆，此皆指黄耆中之最良者。凡最良之品，其根质必柔软如绵，较之木耆及土黄耆之根质，带坚脆之性质者，呈反对之现象。故凡黄耆中之品质佳良者，无不柔软如绵，皆得谓之绵黄耆，而可为一切佳品之代表。不能冠以一緜上之小地而代表一切之佳品也明矣。

元王好古、明陈嘉谟，特详释緜上白水、赤水之地，援古证今，可征产地之所在。而好古亦谓黄耆味甘，柔软如绵。此专对其形质而言，并不附和陈承之说也。

李时珍曰：黄耆，叶似槐叶而微尖小，又似蒺藜叶而微阔大，青白色。开黄紫花，大如槐花。结小尖角，长寸许。根长二三尺，以紧实如箭竿者为良。嫩苗可炸淘茹食，其子收之，十月下种，如种菜法亦可。

按语：槐与黄耆为同科植物，槐叶为一回羽状复叶，互生小叶，数奇而形小，下面带白色。花亦蝴蝶形，均与黄耆相类似。根以紧实如箭竿者为良，其言简而赅实，鉴定黄耆之良否，一言以蔽之矣。黄耆收子下种，如其期，如其法，大可为栽培上之参考。

---

[1] 緜：据《现代汉语词典》，"緜"是"绵"的异体字，因古时二字有区别，今保留之。

4.《救荒本草》：黄耆今处处有之，根长二三尺，独茎，丛生枝干。其叶扶疏作羊齿状，似槐叶微尖小，又似蒺藜叶阔大而青白色。开黄紫花如槐花大。结小尖角，长寸许。采嫩苗叶，炸熟，换水浸淘，洗去苦味，油盐调食。

按语：时珍之说，即根据《救荒本草》而来，故两说无甚出入。其供于食用者，采取嫩苗叶，与供于药用之根不相冲突，大可废物利用。惟根中含淀粉甚富，亦救荒有效之部分尔。

第十六图

宋《图经衍义本草》黄耆原图

（影印正统《道藏》本）

（《经史证类大观本草》及《本草纲目》原图与此大同小异）

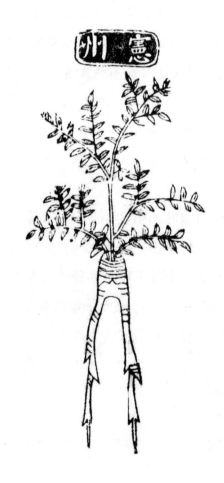

第十七图

《救荒本草》黄耆原图

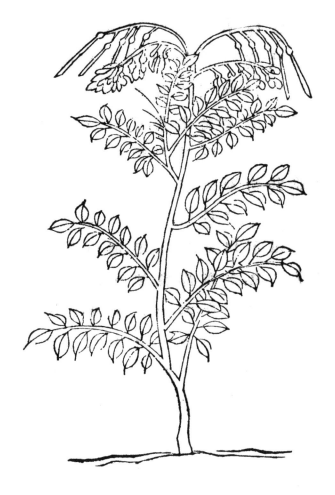

5.《植物名实图考》：黄耆，《本经》上品，有数种，山西、蒙古产者佳。滇产性泻不入用。雩娄农曰：黄耆，西产也。而《淳安县志》云：嘉靖中，人有言本地出黄耆者，当道以文索之无有，以俗名马首苜蓿根充之，医生解去，遭杖几毙，不得已解价至三四十金而后已。呜呼，先王物土宜而布之利，后世乃以利为害乎。夫任土作贡，三代以来，莫之能攻，然征求多而馈间广，犹虑为民病，洛阳女儿之花，莆田荔枝之谱，转输千里，容悦俄时，贤者有余憾矣。旧时滇元江有荔枝，以索者众，今并其树刈之。昆明海亦时有虾，渔者

惧，索得而匿之，不敢以售于市。民之畏官，乃如鬼神哉。吾见志乘[1]于物产，不曰地穷不毛，则曰昔有今无，惧上官之按志而求也，意亦苦矣。然吾以为未探其本，因噎而废食也。邑志物产，非如注《尔雅》以淹博考证为长，又非如赋京都者，假他方之所有，以夸縻[2]富，考其山林川原，则知所宜，考其所宜，则知民之贫富勤惰。职方氏曰：其利金锡竹箭，其畜宜六扰，其谷宜五种，不为后世有贪墨者稍灭而讳之也。虽然，以志乘而累及官民者亦有之矣。夫天下之稻一也，而《弋阳志》则曰，其稻他县不能有也。昔固以索弋稻为累矣；天下之猪一也，而《赣州志》则曰龙猪，他郡不能及也，昔固以索龙猪为累矣。志物者一时泚笔[3]而矜[4]，其宰邑[5]者因其所矜以媚其上，浸假而为成例，横征旁求。馈者竭矣，受者未厌，有强项吏迁延不致，则诮[6]责随之。故天下病民病官之弊，皆献谀者实尸其罪。然则作志者，必当曰：邑某里山泽，其谷畜果蓏宜某种，某里原隰[7]，其谷畜果蓏宜某种，某里陾瘠无宜也，则民衣食之所资，而穷富著矣。林木萑[8]苇出某里，药草花茋[9]出某里，则民养生送死、薪炊种艺所赖也。林木必著其所用，药物必究其所主，既述其培植之劳，又记其水陆之阻，则物力之贵贱难易又著矣。若其金锡羽毛非尽地所宜，即必悉其得之之艰、出入之数。凡民生之不易，皆反复三致意焉。使良有司按志而知，若者宜因势而导，若者宜改而更张，或种葱及薤，或拔茶植桑，交趾荔枝之书，坊州杜若之驳，孔戣[10]菜蚶之疏，子厚捕蛇之说，

[1] 志乘：地方志书。
[2] 縻：音mí，牵系之意。
[3] 泚（cǐ）笔：以笔蘸墨。
[4] 矜：自以为贤能。
[5] 宰邑：即邑宰，县令的别称。
[6] 诮：责备之意。
[7] 隰：音xí，地势低洼而潮湿的地方。
[8] 萑：音huán，芦类植物，幼小时叫"蒹"，长成后称"萑"。
[9] 茋：音qiú，似苇的一种植物，也称"葓"。
[10] 戣：音kuí，古兵器名。

民生疾苦，洞若观火，于以补偏救弊，利用厚生，王道之始，虽圣贤岂能舍此而富民哉！否则如《淳安志》所云，强其无以渎货，彼若索志乘而观之，不将失其所恃欤。

第十八图

《植物名实图考》黄耆原图

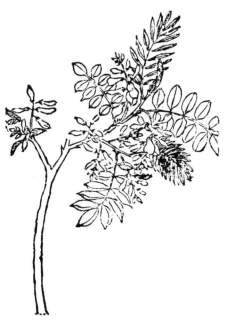

按语：马首苜蓿与黄耆同科植物，盖亦土黄耆之一种也。苜蓿根与黄耆之区别，《纲目》集解言之綦[1]详，兹不复赘。瀹斋[2]先生宦迹遍中国，每至一地，即留心志乘中记载之物产，旁搜博采，按物摹形，必求名副其实而后已，此从来本草家所未有也。本篇因《淳安县志》有用马首苜蓿伪托黄耆记事一则，旁及各说而引申之，似于黄耆本题微觉空言之无补，然论古来任土作贡之流弊，官方之征求无厌，民间之痛心疾首，殊觉持之有据、言之有理。吾国有名植物，至今绝种者甚多，可知非无因矣。

----

〔1〕 綦：音 qí，极；甚。

〔2〕 瀹斋：即清代植物学家吴其浚，字瀹斋。

产地

综合记述：黄耆出处与甘草同，凡甘草产生之地皆有之。其繁殖区域极广，占中国北方之大部，东自东三省及东蒙古，西至新疆、西藏，跨山西、陕西、四川、甘肃而产出之。查黄耆今日主要之产域，为山、陕二省，大同乃其集散地。川产如出在成都附近者，重庆为其集散地，药肆不重也。川之西北边界与陕、甘、新疆、西藏接壤之地产者亦佳。惟交通不便，未易输致南方尔。产于东三省者，营口、天津为其集散地，药肆亦不重。即上海市场之所谓天津耆是也（详种别项下）。兹将日本最近（1930年）《满蒙各地汉药产出状况调查报告》中，摘取黄耆一部分，制表于后，可略见东北产耆之一斑。至于西北产耆，尚无确实之调查报告，今只得仅就上海药肆习见之品，归种别一项以分述之。

满蒙黄耆之产区产额价值调查表（1930年）

产　区	价值（每斤）	年产额（单位斤）	备　考
旅顺、大连	60（当地金元）	—	当时日本金一百元合当地票价六千元
海　城	35（当地金票）	500	同上
辽　阳	80（当地大洋元）	200	称黑耆
奉　天	—	—	称条耆，价值产额均未详
公主岭、长春	90（日本金元）	—	当时日本金一元合哈大洋1.40元，吉林官帖195帖
吉　林	40（哈大洋元）	—	
头道沟附近	30（当地大洋元）	3 000	
延　吉（局子街附近）	55（当地大洋元）	240	240为一年之消费数量，非产额也，据其一个月之消数而改算之

续表

产　区	价值（每斤）	年产额（单位斤）	备　　考
珲春附近	45（当地大洋元）	—	
百草沟附近	25（当地大洋元）	8 000	
百草沟	75（日本金元）	—	百草沟药铺之市价
通化附近	80（当地大洋元）	20 000	
洮南附近	20（当地小洋）	3 000	
哈尔滨附近	64（当地大洋元）	—	

植物

分类学上之形态：纯良黄耆以属于蝴蝶花科（Papilionaceae）之宿根草 *Astragalus hoantchy* Fran（H. N.）（附注）为其原植物。每年三四月抽茎，高达 1.00～1.33m，互生，有柄，奇数羽状复叶。叶柄之侧附着二片棘状之托叶。复叶以四对、五对至八对成立之，作卵圆形而全缘。叶间仅有主脉而无分出之侧脉，茎叶俱有细毛茸。夏秋之交，自叶腋抽梗，发出淡黄绿色或淡紫色之总状花序。萼筒状五裂尖，花左右相称。花瓣五片，幼稚时成覆瓦状，其中二片之龙骨瓣为钝头（即舟瓣）（与甘草之区别），雄蕊十条，药黄色；雌蕊载一个之柱头。实础上立性，长角形。花后结镰刀状之荚果，长 2.5～3.0cm，由腹缝裂开，中藏 3～6 个之黑色扁平种子。（第十二图版第十九图）

【附注】　学名备考：第一种 *Astragalus hoantchy* Fran. 名见 H. N.（＝Notes on economie botany of China 1893），现今学者皆主之。Hoantchy＝Hoang-tchy，即黄耆二字之译音。第一种所属之（A），名见 W〔＝Williams, S. W.—A syllabic dictionary of the

Chinese language（《汉音韵府》1903）〕。所属之（B），名见 G.〔＝Giles，H. A—A Chinese-English dictionary（《华英字典》1892）〕，恐即第一种之异名同物。第二种为湖北汉口输入之品，名见 H. N. 及 D.（＝Diels，L. —Die flora von Central-China. Engler's Botanische Jahrbücher fur systematik，Pflanzen geschichte und Pflanzengeographie. Vol. XXIX 1901），第三种名见 T. K. H.（＝头注国译《本草纲目》），据日本学者之考按，乃满洲产黄耆之一种也。

第十二图版

第十九图

黄耆原植物全图

Tafelbeschreibung ⅩⅡ

Fig. 19

ATLAS DER STAMMPFLANZEN DES HUANGCHIS

第十二图版

第十九图

黄耆原植物形态图解

1. 开花植物全部（原物大 3/5）

　　A. 开花植物

　　B. 主根

　　C. 侧根

2. 花之放大形

3. 荚果（原物大 1/2）

Tafelbeschreibung ⅩⅡ

Fig. 19

MORPHOLOGISCHES ATLAS

DER STAMMPFLAZEN DES HUANGCHIS

Astragalus hoantchy Fran.

1. Ganzer Teil der blühenden Pflanze（natürl. Grösse 3/5）

    A. Die blühende Pflanze

    B. Hauptwurzel

    C. Seitenwurzel

2. Die Vergrösserung der Blüten

3. Hülse（natül. Grösse 1/2）
（注：彩图见文前插图 2。）

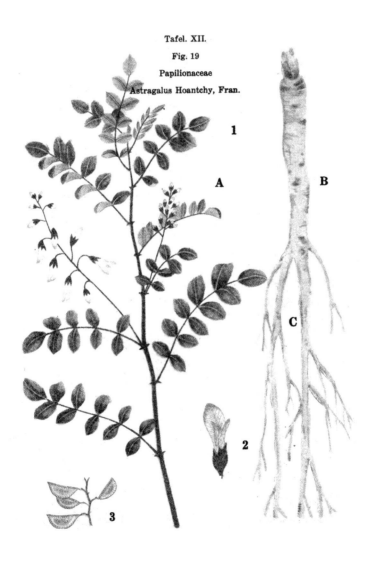

Tafel. XII.

Fig. 19

Papilionaceae

Astragalus Hoantchy, Fran.

生药

形质之鉴定：黄耆(Huang-Ch'i)供药之部分，即用前项所述植物(H.N.)之根(Radix Hoantchy)。市贩品之上等者称绵黄耆，长至 0.83～1.00m 有余。干之粗细不等，直而不歧。断面口径 1.4～2.0cm，上肥下瘦。瘦部口径不达 1cm 也。晋省复兴成记药行出品(参照附后第三十图版第二十图 A、A′)，约以四十余干，用草绳捆缚而成一束。枹皮灰褐色而带微黄，枹皮剥离之部分则现淡黄色，呈纤维状而粗糙。表面凸出之皱皮，有直纹，有倾斜纹，并有类似绞纹者，兼有横绞及横裂之皮孔。横纹是线形，约有 1cm 之长。直纹是粗皱，长短断续不定。枹皮之上有副根，断去后遗留之瘢痕，此种瘢痕，有微微凹陷者，有凹陷较深而成小孔者。横断面皮部占木部二分之一，皮部白色兼带淡黄，皮部与木部有黄褐色界线区划之。木部黄色，干之肥大者，有 3～4 个之同心性年轮，隐约可辨。髓心白色，往往有一小孔，髓心之有小孔者，即带有放射状之裂隙。其放射纹理，在木部者直，至皮部而稍稍屈曲，与甘草相似。破折面为长纤维形，柔韧如绵，不易折断，有固有之特臭；较壮耆尤和平，不带辛烈，有特异之微甘味。本品与壮耆均可供用于医药者也。

种别：上海药材市场黄耆，有绵黄耆、壮耆、川黄耆、天津耆等各种，药商以绵黄耆、壮耆为最纯良，而尤以绵黄耆为最，谓其气味较壮耆和平，壮耆虽亦和平，但微带辛烈而不如。绵黄耆自山西之大同输出，壮耆自山西之太原输出，川黄耆则自四川之重庆输出，天津耆产于东三省及内蒙古，自营口及天津输出，川黄耆及天津耆均不见称于药肆，故生药项下，当以绵黄耆为标准品，壮耆为通用品，而以川黄耆、天津耆为下等品，兹分别记其形质如下：

（甲）绵黄耆：已于生药项下详记其形质。

（乙）状耆：本品实不亚于绵黄耆，市贩品约以二十余干，用红绳扎成一束，全体均等。长 32～33cm，直而不歧。断面口径约 1cm，根之一端瘦削者，大抵已截去之，仅留肥大部分，故称壮耆。枹皮之上，有凸形之粗皱纹，或斜形之绞纹。淡黄而带灰白乃至灰褐，亦有两色浓淡相间而成鳞斑状者，并有副根断去之瘢痕及横形之皮孔。横断面皮部与木部有黄褐色之界线分划之。皮部淡黄白色,木部黄白色较深,有七八个同心性年轮而甚显明。髓心白色,自髓心发出之放射状线不甚显明,质较绵黄耆坚实,中心不空,故线纹亦不甚裂开也。破折面呈纤维形,柔韧而不易折断。具固有之特臭,并带特异之微甘,本品和绵黄耆可通用之。(附后第十四图版第二十一图 A、A′)

(丙)川黄耆:长 25～30cm,断面口径 1.0～1.5cm,捆缚成束,每干上肥下瘦,稍带弯曲而不整齐。间有分歧为二股者。枹皮赤褐而带灰色,枹皮剥离处为淡灰黄色,内面白色,表面有直形皱纹,亦带横形之皮孔。其副根断处,则有遗留之瘢痕。横断面,皮、木二部之间,往往有浓褐色之轮线。髓部有时现赤褐色,往往中空。放射状髓线亦时有开裂,其质疏松而不坚实者占居多数。破折面柔韧而露纤维形,不易折断。有特臭而带苛烈,其甘味较壮耆尤弱,一若淡薄无味者也。(第十四图版第二十一图 B、B′)

(丁)天津耆:长 6～7dm,断面口径 0.5～1.5cm,上肥而下略瘦,大抵直而不歧。枹皮灰褐色,枹皮剥离之处为淡红褐色,内面白色。表面有直形之凸出皱纹或绞纹。处处有横形之皮孔。副根断去之处,则现微凸之斑点。横断面白色,木体近于中部为黑褐色,占居 3～6mm 之直径。达于中心,完全黑色。此为本品之特征,与他耆之区别。皮部甚狭,以隐约之轮线与木部区划之。放射线不易认明。破折面露出之纤维甚短,坚脆而易于折断,无臭无味。此恐属于木黄耆之一种,不能代绵黄耆及壮耆之用。(第十三图版第二十图 B、B′)

【附】辨伪:《伪药条辨》,闽县郑肖岩曰:按黄耆,伪名介芪,介或作盖,条硬无味,色白不黄。按黄芪,以山西縣上出者为佳,一名绵芪,色黄带白,紧实如箭竿,故又名北箭芪,折之柔韧如绵,故能入肌肤而补气,若介芪之呆劣,又安可用乎? 闻盖芪性极发散,有人误服,汗流不止,其性与绵芪大相反,用者当明辨之。

鄞县曹炳章曰:按黄芪,冬季出新,山西太原府里陵地方出者,名上芪。是地有大有、大成、义聚成、育生德等号卖货,双缚成把,其货直长糯软而无细枝,细皮皱纹,切断有菊花纹兼金井玉阑干之纹,色白黄,味甜鲜洁,带有绿豆气，为最道地；又大同府五台山出，粗皮细硬枝短味淡，作小把，为台芪，俗称小把芪，略次；亳州出者，性硬筋多而韧，肉色黄，为亳芪，俗称奎芪，亦次；陕西出者为西芪，性更硬，味极甜，更次；蛟城出者，为蛟芪，枝短皮粗无枝，极次；四川出者，为川耆，小把，皮红黑色，性硬筋韧如麻，味青草气，为最下品。服之致腹满，最能害人。凡外证疮疡用黄芪，如阳痈托毒化脓及虚体痘疮凹陷，皆用生；阴疽补托转阳用炙，皆须太原产之上芪，立能见效。若以侧路杂芪充用，则为害尤烈。不可不辨矣。

第十三至十四图版

第二十至二十一图

黄耆生药摄影

绵黄耆　天津耆

壮　耆　川黄耆

Tafelbeschreibung XIII bis XIV

Fig. 20～21

DIE PHOTOGRAPHISCHEN AUFNAHMEN

DER DROGEN "HUANGCHI"

Miu-huang-chi　Tien-tsin-chi

Tsuan-chi　Tsau-huan-chi

第十三图版

第二十图

A. 药材市场绵黄耆一束（原物 1/6）　　A′. 同左断面（原物 1/4）

B. 药材市场之天津耆（原物 1/7）　　B′. 同左断面（原物 1/2）

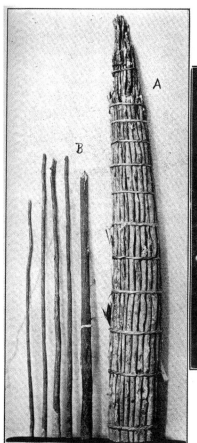
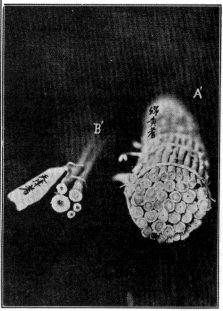

Fig.20

A. Ein Bündel des Miu-huang-chis im Drogenmarkte

(1/6 der natürlichen Grösse)

A′. Querschnitt desselben(1/4 der natürl.Grösse)

B. Tien-tsin-chi im Drogenmarkte(1/7 der natürl.Grösse)

B′. Querschnitt desselben(1/2 der natürl.Grösse)

第十四图版

第二十一图

A. 药材市场壮耆一束（原物 1/5）　　A′. 同左断面（原物 2/5）

B. 药材市场川黄耆一束（原物 1/3）　　B′. 同左断面（原物 2/6）

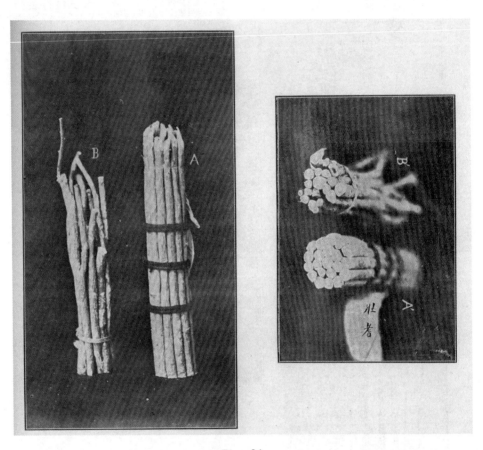

Fig. 21

A. Ein Bünder des Tsuan-chis im Drogenmarkte

(1/5 der natürlichen Grösse)

A′. Querschnitt desselben (2/5 der natürl. Grösse)

B. Ein Bündel des Tsuan-huang-chis im Drogenmarkte

(1/3 der natürl. Grösse)

B′. Querschnitt desselben (2/6 der natürl. Grösse)

构造

组织之鉴定：

（甲）扩大镜观察：本品横断面，其最外部被淡褐色之薄枹层。其下为白色之皮部，外皮部为开展之疏松组织，内皮部即韧皮部，往往收束而狭细。达于暗色之新生组织，作弯曲状而与木部联络之。皮部约占木部二分之一，木部淡黄而带褐色，木体大部分为放射状之脉管及木纤维、木细胞等。髓心甚小，自髓心发出之髓线，介于脉管束之间，达于新生组织，屈曲而射出之。其髓线间之裂隙，往往阔大，密切者甚少也。

（乙）显微镜观察：枹皮组织为 5～10 层之枹细胞，往往有分泌物贮蓄器（第十七图版第二十四图）嵌入之。枹层之下，围匝 3～4 层之淀粉鞘。外皮部大半为疏松之柔细胞组织，充盈淀粉。自内皮部而达于新生组织，大概为韧皮纤维及 2～3 列之髓线，亦往往有黏液细胞嵌在之。新生组织附近，脉管束之末端，有褐色之小细胞性筛管，不甚著明。木部中大体为脉管、木纤维、木细胞、髓组织等脉管束作放射状，近于新生组织之部分，有厚膜组织纤维嵌在之。脉管大抵为阶纹脉管或阶纹拟脉管（假导管）。因此脉管之各节，往往有环轮横隔之也。木纤维、木细胞均填充于脉管之间。髓心组织已化为暗色之黏液腔。淀粉含于黏液中，形成团块。自髓部发出之髓线，以 2～3 列介于脉管束之间，通过新生组织，屈曲而入内皮部，达于外皮部之界限而止。髓细胞，均充淀粉。髓线经过之路，不免有裂隙露出之。

第十一图版至十五图版

第二十二图至三十一图

中国生药

黄耆构造显微镜摄影图

赵燏黄

Tafelbeschreibung von XI bis XV

Fig. 22～31

ATLAS DER CHINESISCHEN DROGEN

Der microscopischen und anatomischen

Aufnahmen des Huangchis

von

Y. H. Chao

黄耆构造显微镜摄影图目次

Verzeichnis der anatomischen und mikroskopischen Aufnahmen

des Huangchis. (Rad. Hoantchy)

第十一图版

第二十二图解

黄耆横断面全部四分之三弱扩大

（扩大倍数 15：1）

Pd. 枹皮，Pr. 初生皮部（第一期皮部），B. 韧皮（第二期皮部），Si. 筛管，C. 新生组织，Rg. 放射状脉管束，Gf. 脉管（导管），Ms. 髓线，M. 髓心，Ri. 放射状裂隙。（著者原图）

Fig. 22　3/4. Teil des Querschnittes von Huangchi

(Rad. Hoantchy) in schwacher Vergrösserung. Vergr. 15：1.

Pd. Periderm，Pr. Primäre Rinde，B. Bast（Sekundäre Rinde），Si. Siebröhren，C. Cambium，Rg. Radiale Gefässbündel，Gf. Gefässe，Ms. Markstrahlen，M. Mark，Ri. Radiale Intercellularräume.(Nach Y. H. Chao)

第二十三图解

黄耆横断面枹层及外皮部中淀粉

（扩大倍数 90：1）

Pd. 枹皮，Kz. 枹细胞，Ss. 淀粉鞘，Sk. 淀粉粒，Pz. 柔组织细胞，Ps. 含有淀粉之柔细胞，Li. 破生间隙。（著者原图）

Fig. 23　Querschnitt der Korkschicht des Huangchis mit

Stärkekörnern in der Aussenrinde. Vergr. 90：1

Pd. Periderm，Kz. Korkzellen，Ss. Stärkescheide，Sk. Stärkekörner，Pz. Parenchymzellen，Ps. Die Stärke enthaltenden Parenchymzellen，Li. Lysigene Intercellularräume.　（Nach Y. H. Chao)

Fig. 22

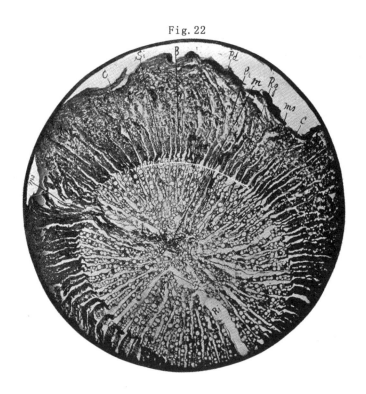

Fig. 23

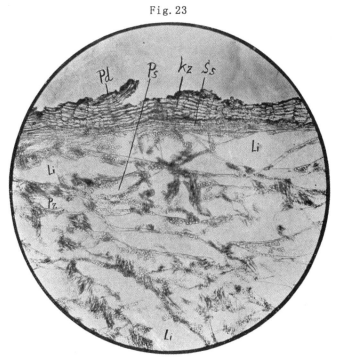

第十二图版

第二十四图解

黄耆横断面外皮部中分泌物贮蓄器（树胶腔）

（扩大倍数 166：1）

Kz. 枹细胞，Ss. 淀粉鞘，Pg. 树胶腔初期，Ghz. 树胶腔（分泌物贮蓄器）之细胞群，Gh. 树胶团块，Ps. 含有淀粉之柔细胞，Li. 破生间隙。（著者原图）

Fig. 24　Querschnitt von Huangchi mit den Sekretbehältern

(Gummihöhle) in der Aussenrinde. Vergr. 166：1

Kz. Korkzellen，Ss. Stärkescheide，Pg. Primäre Gummihöhle，Ghz. Die Zellhaufen der Gummihöhle oder Sekretbehälter，Gh. Gummihaufen，Ps. Die Stärke enthaltenden Parenchymzellen，Li. Lysigene Intercellularräume. （Nach Y. H. Chao）

第二十五图解

黄耆横断面通过外皮之一部及内皮之全部

（扩大倍数 88：1）

Epp. 外皮部柔组织，Ct. 韧皮部，Bf. 韧皮纤维，Si. 筛管，o. Si. 颓败筛管，Pms. 第一期髓线，Sms. 第二期髓线，Mss. 髓线细胞中充满之糊化淀粉，Sh. 淀粉团块，Ri. 放射状裂隙。（著者原图）

Fig. 25　Querschnitt der inneren Rinde und eines Teils der

Aussenrinde des Huangchis. Vergr. 88：1

Epp. Epidermisparenchym，Ct. Cribralteil，Bf. Bastfaser，Si. Siebröhren　o. Si. Obliterierte Siebröhren，Pms. Primäre Markstrahlen，Sms. Sekundäre Markstrahlen，Mss. Die die verkleisterten Stärkekörner voll enthaltenden Markstrahlzellen，Sh. Stärkehaufen，Ri. Radiale Intercellularräume. （Nach Y. H. Chao）

Fig.24

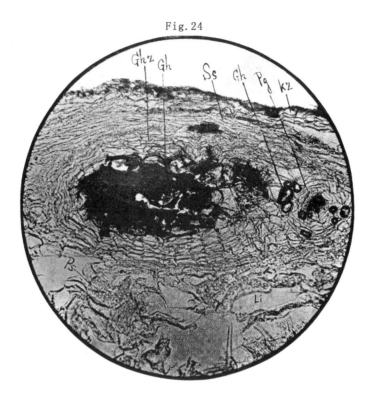

Fig.25

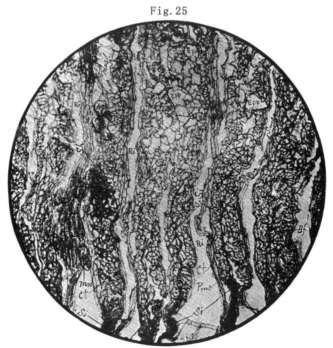

第十三图版

<h2 style="text-align:center">第二十六图解</h2>

黄耆横断面通过新生组织

（扩大倍数 88：1）

Ct. 韧皮部，Bf. 韧皮纤维，Sk. 厚膜组织纤维，Si. 筛管，C. 新生组织，G. 脉管，T. 拟脉管（假导管），Hf. 木纤维，Hp. 木细胞组织，Ms. 髓线，Ri. 放射状裂隙。（著者原图）

Fig. 26　Querschnitt von Cambium des Huangchis. Vergr. 88：1

Ct. Cribralteil， Bf. Bastfaser， Sk. Sklerenchymfaser， Si. Siebröhlen， C. Cambium，G. Gefässe， T. Tracheiden， Hf. Holzfaser， Hp. Holzparenchym， Ms. Markstrahlen，Ri. Radiale Intercellularräume.（Nach Y. H. Chao）

<h2 style="text-align:center">第二十七图解</h2>

黄耆横断面髓部及髓部射出之脉管

（扩大倍数 53：1）

Mt. 髓部，Pg. 第一期脉管（初生脉管），Pms. 第一期髓线（初生髓线），Hf. 木纤维，Hp. 木细胞组织，Mp. 髓部柔组织，G. 脉管，Ri. 放射状裂隙。（著者原图）

Fig. 27　Querschnitt von Markteile des Huangchis mit den

radialen Gefässen. Vergr. 53：1

Mt. Markteil，Pg. Primäre Gefässe， Pms. Primäre Markstrahlen， Hf. Holzfaser，Hp. Holzparenchym， Mp. Markparenchym， G. Gefässe， Ri. Radiale Intercellularräume.（Nach Y. H. Chao）

Fig. 26

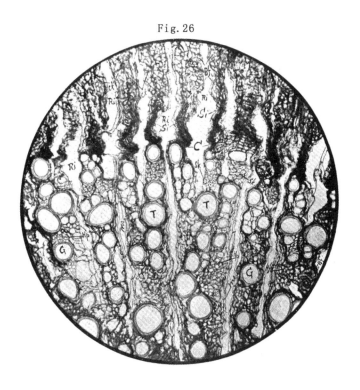

Fig. 27

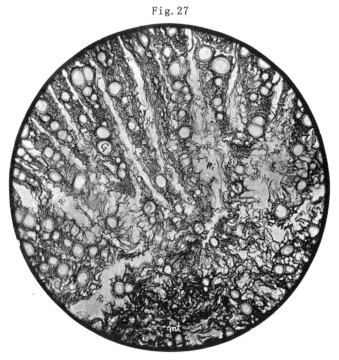

第十四图版

第二十八图解

黄耆横断面髓部及髓部附近之组织

（扩大倍数 88∶1）

Mp. 髓部柔组织，Mps.（Mss.）髓部柔组织中充满之淀粉，Vk. 糊化淀粉，Pg. 初生脉管，G. 脉管，Hp. 木细胞组织，I. 裂隙。（著者原图）

Fig. 28　Querschnitt des Markteils und der ihr nahe liegenden

Gewebe des Huangchis. Vergr. 88∶1

Mp. Markparenchym，Mps.（Mss.）Die die Stärke voll enthaltenden Markparenchym，Vk. Verkleisterte Stärkekörner，Pg. Primäre Gefässe，G. Gefässe，Hp. Holzparenchym，I. Intercellularraume.（Nach Y. H. Chao）

第二十九图解

黄耆触线性直断面之结晶房纤维

（扩大倍数 160∶1）

Ps. 柔组织细胞中充满之淀粉，Sk. 淀粉粒，Vk. 糊化淀粉，Kr. 草酸盐结晶，Lp. 破生的柔组织，Kf. 结晶房纤维，Kk. 结晶房，Vs. 细胞膜之黏液化。（著者原图）

Fig. 29　Tangentialer Längsschnitt von Huangchi mit Kristallkammerfasern.

Vergr. 160∶1

Ps. Die die Stärke voll enthaltenden Parenchymzellen，Vk. Verkleisterte Stärkekörner，Kr. Oxalatkristallen，Lp. Lysigene von Parenchym，Kf. Kristallkammefaser，Kk. Kristallkammern，Vs. Die verschleimten Zellmembran.（Nach Y. H. Chao）

Fig. 28

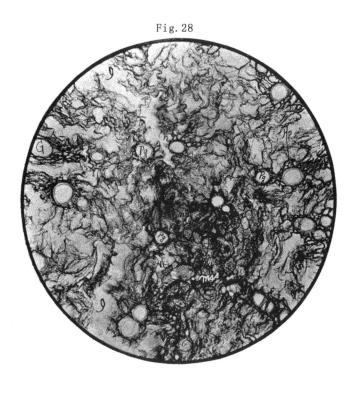

Fig. 29

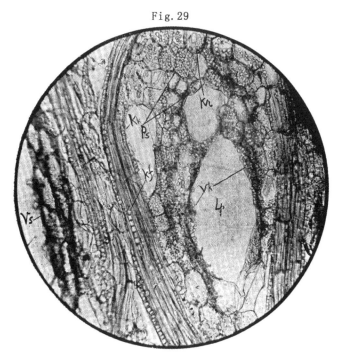

第十五图版

第三十图解

黄耆韧皮纤维之直断面

（扩大倍数 88∶1）

Bf. 韧皮纤维，St. 淀粉，Vsh. 糊化淀粉团块，Pz. 柔组织细胞，Ri. 破生间隙。（著者原图）

Fig. 30　Längstschnitt von Bastfasern des Huangchis.

Vergr. 88∶1

Bf. Bastfaser，St. Stärke，Vsh. Verkleisterte Stärkehaufen，Pz. Parenchymzellen，Ri. Lysigene Intercellularräume. (Nach Y. H. Chao)

第三十一图解

黄耆纤维状假导管直断面

（扩大倍数 89∶1）

Ebf. 代用韧皮纤维，Vs. 细胞膜之黏液化，Vsh. 糊化淀粉团块，Ft. 纤维状假导管，I. 裂隙。（著者原图）

Fig. 31　Längstschnitt von Bastfasertracheiden des

Huangchis. Vergr. 89∶1

Ebf. Ersatzbastfasern，Vs. Die verschleimten Zellmembran，Vsh. Verkleisterte Stärkehaufen，Ft. Fasertracheiden，I. Intercellularräume (Nach Y. H. Chao)

Fig. 30

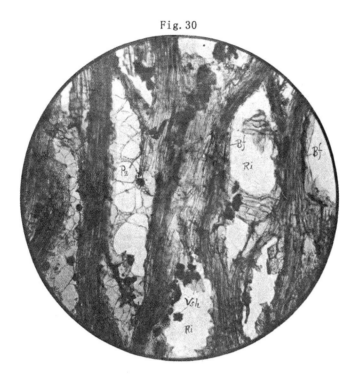

Fig. 31

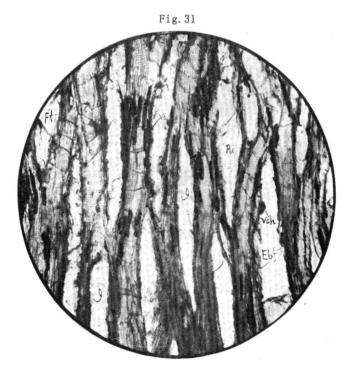

成分

综合记述：有效成分尚未详悉，仅知其含有蔗糖（Rohrzucker）、葡萄糖（Glukose）等。在显微镜中发现者，如淀粉（Stärkemehl）、黏液质（Schleinstoff）(Mucin)、树胶质（Gummistoff）、植物纤维素（Oellulose）等皆是也，但均非正确之化学研究尔。

药用

1. 旧本草

《本草纲目》主治：痈疽久败，疮排脓止痛（处方1外用）（处方8）。大风癞疾，五痔，鼠瘘，补虚（处方2）。小儿百病（《本经》）。妇人子脏风邪气，逐五脏间恶血，补丈夫虚损（处方2及6）。五劳羸瘦（处方2），止渴（处方3），腹痛泄痢（处方1），益气，利阴气（《别录》）。主虚喘，肾衰（处方6），耳聋，疗寒热，治发背，内补（甄权）。

助气，壮筋骨，长肉，补血，破癥癖，瘰疬，瘿赘，肠风，血崩带下，赤白痢（处方1），产前后一切病（处方5），月候不匀，痰嗽，头风，热毒，赤目（日华）。治虚劳自汗（处方4及7），补肺气，泻肺火、心火，实皮毛，益胃气，去肌热及诸症[1]之痛（元素）。主大阴疟疾，阳维为病，苦寒热，督脉为病，逆气里急（好古）。

按语：耆为补药之长，按诸家主治功能中，大抵供强壮药之用，次为诸疮圣药。因其含有树胶质，与同科同属植物之西黄耆树胶（Gummi Tragacantha）相类似，利用其黏浆，可以排脓补肉，为一切疽疮之掩护药。与刺激性药品配合，并可为缓和包摄药。《别录》谓其能止渴，日华谓其能治痰嗽，则又与同科植物甘草之功用相类似。盖其根中所含之特有甘味，必非仅为寻常之糖类。恐另含有效糖分，与甘草糖（Glycyrrhizin）相似，而特含一种黄耆糖，亦未可知。元素谓其治虚劳自汗，又可为止汗药，确有至理。古今汇通之处，均于新

---

〔1〕 症：据《本草纲目》此字为"经"，见李时珍《本草纲目》第487页（华夏出版社，2002）。

本草项下，可互相参证之。

2. 新本草

为缓和强壮药，又为止汗药。其止汗之作用，因其能闭塞皮肤之分泌孔，故对于发汗过多及肺结核症之盗汗，能制止之。又能抑制汗中溶存胆汁色素之分泌，故可为内服药之有效止汗剂，并有制糖作用，能治糖尿症。其他能排去水肿及痈疽痘疮等之毒素。一次之用量 0.5～1.0gm，往往至 12gm。

处方例

(1) 黄耆煎：治痢疾及霉毒[1]有效。

绵黄耆　　　　24.0

以上细剉，用水煎成 200cc，朝夕分服。外用作为漱药，可治䶟[2]颚之腐烂而刷净之。

外用作为粉末，掺于经久之溃疡及创伤，至排脓刷净而干愈。

(2) 耆甘人参汤：利小便，治糖尿症，又为补剂。（新）

绵黄耆	7.0
人参	3.5
甘草	6.0
大枣	酌加

以上细剉为末，作 200cc 煎剂，去渣，食前半小时服之，残渣再煎再服。

(3) 黄耆止渴汤：生津止渴，去烦躁。

黄耆	10.0
熟地	10.0
芍药	10.0
五味子	10.0
麦冬	10.0

---

[1] 霉毒：据文意可能指"梅毒"。

[2] 䶟：音 yín，同"龈"。

人参	3.0
甘草	3.0
茯苓	5.0
乌梅	酌加
生姜	酌加
大枣	酌加

以上细剉，为600cc煎剂，以精制棉滤过，日分三次温服。

（4）黄耆建中汤：治黄汗、盗汗、皮水，并治身体肿及不仁者。

黄耆	5.0
桂枝	5.0
生姜	5.0
大枣	5.0
甘草	3.0
芍药	10.0
饴糖	35.0

以上细剉，为300cc煎剂，去渣，内饴糖微火煮融，温服。

（5）保产无忧汤：治妊妇腹痛等症。（新）

黄耆（蜜炙）	3.0
甘草（蜜炙）	2.0
当归	10.0
蕲艾	2.0
菟丝子	5.0
白芍	3.0
羌活	2.0
生姜	3.0

以上细剉，为300cc煎剂，用精制棉滤过，日分三次温服。

（6）黄耆损益汤：治心肾俱虚者。

黄耆	4.0

当归	4.0
川芎	4.0
石斛	4.0
木香	4.0
芍药	5.0
肉桂	1.0
熟地	1.0
半夏	1.0
甘草	1.0
五味子	1.0

以上细剉，为300cc煎剂（肉桂、川芎、石斛、木香后入），去渣，用精制棉滤过，温服。

（7）玉屏风散：治气虚表弱自汗不止。

黄耆（炙）	35.0
防风	35.0
白术（炒）	105.0

以上研末，为九份，日服三次，开水送下。

（8）内托黄耆丸：治针灸伤经络流脓不止。

黄耆	300.0
当归	112.0
肉桂	40.0
沉香	40.0
木香	20.0
乳香	20.0

以上研和为末，用绿豆粉149.0gm，加姜汁煮成糊，作丸如梧桐子大，每服五十丸。

附 西黄耆胶及其制剂

西黄耆胶，为黄耆之同科同属植物渗出之树胶，与正文黄耆之成分及效用颇有关系，特附载之。

西黄耆胶 [Tragacantha．(Gummi Tragacantha)．Traganth]

来历：本品已于希腊时代供于药用及工业上各种之用，凡前亚细亚波斯各地均产生之，乃蝴蝶花科（Papilionaceae）植物黄耆属（Astragalus）各种灌木渗出之黏液。例如 A.*adscendens* Bois et Hausskn.，A.*leioclados* Boiss.，A.*brachycalyx* Fischer. 等，皆可采取本品者也。

采集法及性状：黄耆属各植物，其髓细胞及髓线细胞中，既已化生多量之黏液，同时因细胞膜之黏液化而生黏液腔，于髓线部及皮部蓄积其黏浆。此现象在第二年之枝条上已能识别。将此种植物之皮部裂伤之，则其黏液自然渗出于外部，或其近围有游牧之兽畜等类，触伤枝干遂自其损伤部渗出黏浆而自凝固。间或将该灌木之皮部附以疵伤而促其渗出之。

最良之西黄耆胶，殆无色而稍稍透明，大如手掌，厚不过2～3mm，而成板状之块；下等品为带状蠕虫状或球根状。检其薄片，则混有淀粉及细胞膜之残片，其质柔韧，不易切断，且颇难制为粉末。虽不易溶解于水，然大有吸水之性，加以五十倍量之水，则膨胀而滑泽，成无黏性之凝胶状块，使之干燥，大则有固结之性。加千倍量之水而振荡之，渐即散布于液中，溶解而成中性之液；其混有之淀粉及细胞膜等，渐渐成絮状之物而沉着之。此溶液遇铅糖（Bleizuncker）液并铅醋（Bleiessig）液，则起沉淀。

浸于水而使之膨胀，截为薄片，检于显微镜下，则见细胞组织之痕迹甚为著明。并见有微细之淀粉粒存于各细胞中，此淀粉遇碘液则蓝变。最良之西黄耆胶，乃小亚细亚产品（又名土耳其产品），大如手掌，大抵为无色扁板状之块。至于叙利亚(Syria)产品，虽亦为扁板状，然多数为球根状或葡萄状，此乃稍稍下等之品也。以上二种，经小亚细亚之司美那(Smyrna)港输出于欧洲，在波斯及美索拍达米(Melsopotamia)采集者，甚为不洁，作巨大之球根状而带暗色，此名 Traganton 而贩卖之。

又有一种西黄耆胶名 Vermicelli 者，作带状或蠕虫状，往往有极纯粹之品，由希腊而特输出于曲礼亚司德（Triesto，奥大利亚[1]、匈牙利之古都府）。而医药上之选品，殆全无色而稍稍透明，成扁板状之薄片者是也。

成分：本品之主成分，具不溶解性之黏液，名 Bassorin，傍含 8% 之溶解性树胶，名 Arabin。其他含 2%～3% 之淀粉，燃烧之则残留灰分 2%～4%。

药用：本品有作黏浆，制为缓和包摄药而供于内用。又如阿拉伯树胶（Gummi Arabicum）用于丸剂、乳剂、锭剂而为佐使药，其他工业上之用途亦广。

中华药典及日本药典，关于西黄耆胶及其制剂，有西黄耆胶（注一）、西黄耆胶浆〔注二（甲）（乙）〕、复方西黄耆胶散（注三），兹一一分注于下：

注一：西黄耆胶 Tragacantha. *Traga*.（中华药典）。

本品为豆科（Leguminosae）植物 *Astragalus gummifer* Labillardiere. 或其他小亚细亚产黄耆属（Astragalus）诸种植物之干中，所得一种树胶状之渗出物。

性状：本品为飘带状或镰刀状半透明之薄片，厚 0.5～2.5mm，现淡白色或淡棕色，有条纹，质硬。如水浸渍，即膨胀；热至 50℃，则易于粉碎而成白色之粉末。无臭气而其味淡薄，带黏液性。

鉴别及检查：

（1）取本品粉末 1gm，加蒸馏水 10cc 所成浑浊之黏浆中，加适量之氢氧化钠试液后，置汤锅上热之，即现黄色。

（2）本品之黏浆中，加蒸馏水稀释后，滤过，残渣遇碘试液，即显深蓝色，但滤液中加碘试液，不得显同样反应。

（3）取本品之粉末置显微镜下视之，除黏液细胞膜之碎片及淀粉粒外，不得混有糊化之淀粉粒、糊精（Dextrin）或树胶质。

（4）本品灰化后，遗留灰分，不得过 4%。

---

[1] 奥大利亚：应为"奥地利"之误。

（5）取本品 1gm，加 20cc 之蒸馏水煮沸之，俟成黏浆后，加盐酸 5cc，再煮沸五分时间，不得显淡红色或红色（检印度树胶）。

剂量：一次量 0.1~0.5gm。

注二：

（甲）西黄耆胶浆 Mucilago Tragacanthae（中华药典）。

制法：本品制造时所用之原料及其用量如下：

西黄耆胶	15gm
甘油	100cc
蒸馏水	适量

共制 1 000cc

取西黄耆胶置乳钵内，加甘油研匀后，再加适量之蒸馏水（作一次加入，愈速愈佳），使全量成 1 000cc，研匀即得。

（乙）西黄耆胶浆 Mucilago Tragacanthae. *Traganthschleim.*（日药典）。

本品之处方如下：

西黄耆胶	1.00gm
甘油	5.00cc
微温蒸馏水	94.00cc

将以上各品，研和制之。

本品之制法，先取西黄耆胶入于乳钵，磨碎之后，一时连加甘油及微温汤，至成平等之黏浆而放置之，若徐徐加水，或分作数次加水，则其水不能平均浸润于西黄耆胶中，故遂难得均匀之黏浆。

又本黏浆，有时须与单糖浆配合而用之，其法先加适量之蔗糖于西黄耆胶而磨碎，然后再加甘油及微温汤。

本品制造时，所以加甘油者，因其干燥后，仍能保持其几分之柔软性，且预防其霉菌之发生者也。本品视其用途之如何，凡制造时，西黄耆胶对于水之分量，有加减之必要，新鲜之品为中性，成白浊之浓稠液而不黏着。

本品之黏浆，专供灌肠料等之用，其为丸剂、锭剂之结合料者，凡西黄耆胶一份，用水或稀薄甘油五十份，其制造乳剂时，则本品一份，宜与阿拉伯树胶十五份配合之。

注三：复方西黄耆胶散 Pulvis Tragacanthae Compositus. *Pulvis gummosus*.（《中华药典》）。

制法：本品制造时所用之原料及其用量如下：

西黄耆胶粉（第五号）	150gm
阿拉伯树胶粉（第五号）	200gm
淀粉	200gm
蔗糖（第四号）	450gm
共制	1 000gm

取以上各粉药研磨混合后，用第四号筛筛过即得。剂量0.5～5.0gm。

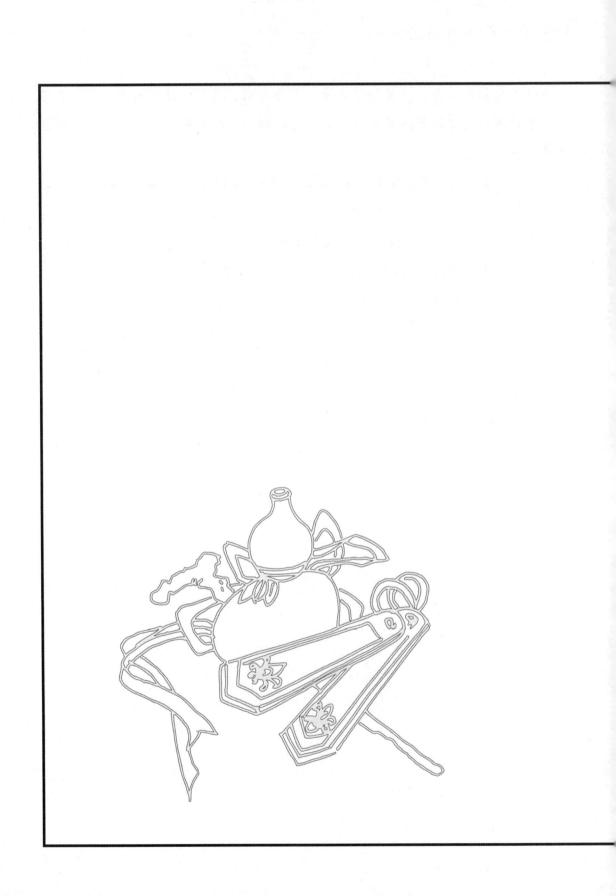

中国新本草图志之

第一集 第二卷

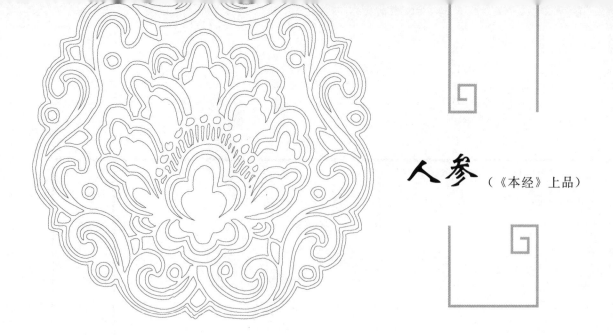

人参 （《本经》上品）

名称

1. 科名：五加科 Araliaceae

2. 学名：*Panax schinseng* Nees.

   Panax ginseng C. A. Mey.

   （以上参考植物项下附注学名备考）

考据

1. 异名：人薓（音参，或省作薓）、黄参（《吴普》[1]）、血参（《别录》）、人衔（《本经》）、鬼盖（《本经》）、神草（《别录》）、土精（《别录》）、紫团参（苏恭）、地精（《广雅》）、海腴、皱皮还丹（《广雅》）。

2. 《本草纲目》释名：时珍曰：人薓年深浸渐长成者，根如人形有神，故谓之人薓神草。"薓"字从"濅"，亦浸渐之意，"濅"即"浸"字，后世因字文繁，遂以参星之字代之，从简便耳。然承误日久，亦不能变矣，惟张仲景《伤寒论》尚作"薓"字。《别录》：一名人微，乃薓字之讹也。其成有阶级，故曰人衔。其草背阳向阴，故曰鬼盖。其在五参，色属黄属土[2]，而补脾胃、生阴血，故有黄参、血参之名。得地之精灵，故有土精、地精之名。《广五行记》云：隋文帝时，上党有人宅后，每夜闻人呼声，求之不得，去宅一里许，见人

---

[1] 吴普：指《吴普本草》，三国时医家吴普所撰。

[2] 色属黄属土：据新校注本《本草纲目》（华夏出版社，2002），此句为"色黄属土"。

参枝叶异常，掘之入地五尺得人薆，一如人体，四肢毕备，呼声遂绝，观此则土精之名，尤可证也。《礼斗威仪》云：下有人参，上有紫气。《春秋运斗枢》云：摇光星散而为人参，君废山渎之利，则摇光不明，人参不生。观此则神草之名又可证矣。

按语：时珍释名，杂以神话，本无足取，然观此则知异名之由来，益知吾国医药过去史上，信奉人参为万能之证。所谓五参者，乃指人参、沙参、丹参、玄参、苦参之五种。

3.《本草纲目》集解：《别录》曰：人参生上党山谷及辽东，二月、四月、八月上旬采根，竹刀刮，曝干，无令见风，根如人形者有神。

魏吴普曰：或生邯郸，三月生叶，小锐，枝黑，茎有毛，三月、九月采根，有人手，面目如人者神。

弘景曰：上党在冀州西南，今来者（《大观本草》无"今来者"三字，有"今魏国所献即是"之七字）形长而黄，状如防风，多润，实而甘。俗乃重百济者，形细而坚白，气味薄于上党者。次用高丽者，高丽即是辽东，形大而虚软，不及百济[1]，并不及上党者。其草一茎直上，四五相对，生花紫色，高丽人作《人参赞》云：三桠五叶，背阳向阴，欲来求我，椵树相寻。椵，音"买"，树（《植物名实图考》短编引语："树"字下多"叶"字）似桐，甚大，阴广则多生（《大观本草》，"多生"二字之下有"阴地"二字），采作甚有法。今（梁时，约西纪五百余年）近山亦有，但作之不好。

唐苏恭曰：人参见用，多是高丽百济者，潞州太行紫团山所出者，谓之紫团参。

蜀韩保升曰：今（西纪九百三十四年）沁州、辽州、泽州、箕州、平州、易州、檀州、幽州、妫州、并州，并出人参，盖其山皆与太行连亘相接故也。

按语：上党，秦郡名，战国时韩地，旧山西冀宁道南部，长子（明改名长

---

[1] 百济：朝鲜古国名称。

治）县即其旧治。辽东，今辽宁省之东南境，指辽水以东之地而言。邯郸，亦秦郡名，战国时赵地，汉复置邯郸县，即旧直隶省之广平府，今河北省之永年县为其旧治。《别录》之说，则详产地及采制时期与制作略法，吴普之说，与《别录》微有出入，因产地不同，采期亦随之而异，根之形态，则一以类似人形者为贵也。盖类似人形之参，取其有神通之效力，神与人通，故人参又有神草之名也。

弘景谓上党在冀州西南，按冀州，乃禹贡九州之一，梁之冀州，指河北、山西二省，及河南省、黄河以北、辽宁省、黄河以西一带之地。所谓冀州西南者，即山西省南部，长子县旧治之地。

百济，朝鲜古国名，即汉代之韩国，东晋时，新罗、任那二国据其东半之地，百济偏安西半而独立，与日本最亲，即今之京畿[1]道南半及忠清全罗二道，至唐代而灭于新罗，陶弘景时代之所谓高丽，指今之朝鲜北半部及东省之地而言。弘景状物写生、引赞作证，人参形态，俱详于寥寥数语之间，赞中之所谓椴树，按《救荒本草》云：椴树生辉县太行山山谷，树甚高大；朝鲜人《东医宝鉴》云：椴，檀也。《说文》：从木段声，古雅切，读若买，盖人参生活时之性状，宜于阴湿之地，故往往蕃育于其树之下、讬庇于其树之阴也。朝鲜人参，采作之佳，古无其比，与吾国近山之人作品互相比较，有不可同日而语者矣。

潞州（秦之上党郡），北周所置，即旧之潞安府，今山西省长子县，其旧治也。太行山连亘河南、河北，达于山西之旧冀宁道及旧直隶界，山以百数随地异名，实皆古太行也。紫团山，即其分脉在山西壶关县东南，相传山顶常有紫气，团圞[2]如盖，旧产人参，以此得名。

蜀韩保升之所谓沁州，今山西省沁原县；辽州，山西省辽县；泽州，旧山西省泽州府，今晋城县为其旧治；箕州，古昔为箕子及高句丽之都，即今朝鲜之平壤；平州，今辽宁朝鲜之地，治昌黎，应在辽宁境；易州，今河北省易县；檀州，今河北省密云县；幽州，即今之北平；妫州，今河北省怀来县；并

---

〔1〕 畿：音 jī，古代国都附近的地区。京畿，指京城管辖的地区。

〔2〕 团圞（luán）：原意用于形容月圆，这里形容紫气将山顶包绕，宛如盖子。

州，为古代十二州之一，即今山西省之太原也。太行山，按述征记，首始河内，北至幽州，凡百岭，连亘十三州之界。《括地志》云：太行连亘河北诸州，凡数千里，始于怀而终于幽，为天下之脊。按今地学家以汾河以东、碣石以西、长城黄河之间诸山为太行山脉，山西晋城县南，有太行山，乃山脉之主峰。人参为山草类之一，乃喜生于东北山地之植物，此于植物地理学上，生育分布与气候风土等，极有关系。盖人参原产地，不能出东经一百十度至一百三十度，及北纬三十五度至四十五度之间，越此范围者，品种渐次劣化矣。

唐李珣[1]曰：新罗国所贡者有手足，状如人形，长尺余，以杉木夹定红丝缠饰之，又沙州参，短小不堪用。宋苏颂曰：今（西纪一千○五十余年）河东诸州及泰山皆有之。又有河北榷场及闽中来者，名新罗人参，俱不及上党者佳。春生苗，多于深山背阴近椴漆下湿润处，初生小者三四寸许，一桠五叶，四五年后，生两桠五叶，未有花茎，至十年后生三桠，年深者四桠，各五叶，中心生一茎，俗名百尺杵，三月四月有花，细小如粟，蕊如丝，紫白色，秋后结子，或七八枚，如大豆，生青熟红，自落，根如人形者神。泰山出者，叶干青，根白，殊别。江淮间出一种土人参，苗长一二尺，叶如匙而小，与桔梗相似，相对生，生五七节，根亦如桔梗而柔，味极甘美，秋生紫花，又带青色，春秋采根，土人或用之。相传欲试上党参，但使二人同走，一含人参，一空口，度走三五里许，其不含人参者必大喘，含者气息自如，其人参乃真也。

宋寇宗奭曰：上党者，根颇纤长，根下垂有及一尺余者，或十歧者，其价与银等，稍为难得土人得一窠，则置板上，以彩绒饰之。

明陈嘉谟[2]曰：紫团参，紫色稍扁；百济参，白坚且圆，名曰条参，俗名羊角参；辽东参，黄润，纤长有须，俗名黄参，独胜；高丽参，近紫，体虚；新罗参，亚黄，味薄，肖人形者神，其类鸡腿者力洪。

---

〔1〕 李珣：李珣生活于唐朝末年至五代间，生卒年似为855—930。祖籍波斯，家业香药，深谙药理。著有《海药本草》。

〔2〕 陈嘉谟：于1569年撰就《本草蒙筌》。

按语：唐之新罗，即今之朝鲜黄海道、江原道以南，包括旧百济及任那之地（参照前节百济按语）。新罗贡品，长至尺余，且手足毕备，一如人形，乃参中之选不可多得之极品，至其包装之稳固美丽，犹其余事。又沙州，今甘肃省敦煌县，沙州参即其地产品。

河东诸州，指山西境内、黄河以东之各州县。泰山，指山东省泰安县之北。河北，指旧之直隶，即今之河北省。榷场，指河北榷盐之地而言。山西黄河以东，与旧直隶邻接，直隶东南，复与山东比连，人参为宜于山地之宿根草本，泰山高地，当亦有之，惟不能及上党产者之佳。所谓又有河北榷场及闽中来者，恐为当时人参之集散地，并无产地上之意义。盖以新罗国原产地之物品，由北方输入者，则先至河北榷场，由南方输入者，则绕道琉球、台湾、沿海各口岸而至闽中。苏颂之说，盖指当时外来之商品，所谓新罗人参，俱不及内地产物如上党产者之佳也。其论上党人参之生苗次序、蕃育状况、开花结实，形容尽致。其出于泰山者，因气候、土质之不同，当自有别。所谓江淮间之土人参者，根如桔梗而柔，味极甘美，秋生紫花，此即甜桔梗、荠苨是也（图详桔梗、荠苨项下）。植物科属，完全各异，真品之价值既昂，则伪充者必多，故鉴别之法，自古尚之。宗奭所云，亦真人参之贵重者。嘉谟所云，即山西所产之紫团参，朝鲜所产之百济参、高丽参、新罗参等。作种类上性状之比较，数参之中而尤以黄润纤长有须之品为独胜，即推辽东参为第一者也。

时珍曰：上党，今潞州也，民以人参为地方害，不复采取，今所用者皆是辽参。其高丽、百济、新罗三国，今皆属于朝鲜矣，其参犹来中国互市。亦可收子，于十月下种，如种菜法。秋冬采者坚实，春夏采者虚软，非地产有虚实也。辽参，连皮者黄润，色如防风；去皮者坚白如粉。伪者皆以沙参、荠苨、桔梗，采根造作乱之。沙参体虚无心而味淡，荠苨体虚无心，桔梗体坚有心而味苦。人参体实有心而味甘，微带苦，自有余味。俗名金井玉兰也。其似人形者，谓之孩儿参，尤多赝伪。宋苏颂《图经本草》所绘潞州者三桠五叶，真人参也。其滁州者，乃沙参之苗叶。沁州、兖州者，荠苨之苗叶。其所云江淮土人参者，亦荠苨也，并失之详审。今潞州者，尚不可得，则他处者，尤不足信矣。近又有簿夫，以人参先浸，取汁自啜，乃晒干复售，谓之汤参，全不任用，不可不考察。月池翁，讳言闻，字子郁，衔太医吏目，尝著《人参传》上下卷甚详，不能备录，亦略节要语于下条云耳。

按语：潞州人参，征求素苛，采伐极滥，参迹日渐稀少，不能复古昔之盛况矣。潞州农民，以征求者无厌，遂以人参为地方之害，因噎废食，不复采取，故当时通用之品皆是辽参，所谓辽参，盖即今日之吉林人参也。其次为朝鲜产人参，盖即今日之所谓高丽参也。其论莳种及收获之法，亦适合物理。凡当春夏，为植物体中养料与水分循环旺盛之时期。至秋冬则收藏于根部，故秋冬采者坚实，春夏采者虚软也。辽参之连皮者，其色黄润，此盖指未制之品，仅用日光曝干者耳。去皮者，盖已制过，故坚白如粉质矣。沙参、荠苨，体质疏松而中空。桔梗虽较为坚实，然其味苦。人参之佳者，非特体质坚实，其味甘而微带苦，至其佳处，则尤在"自有余味"四字之间得之。伪者不能也。俗名金井玉兰，是言人参之横断面成皮木二部。木部为黄色，占居中央，故曰金井；皮部为白色，围绕木部之外，故曰玉兰。时珍辨伪识别，考核详明，以昔日之时代及当时之见解而论，只得折服，未可厚非矣。

时珍复根据《图经》所绘，以潞州产者为贵，谓之真人参（即上党人参）；辽东产者次之，谓之辽参，乃当时最普通之品；高丽、百济、新罗产者又次之；滁州（即今安徽滁县）及沁州（见前）、兖州（即今山东滋阳县）产者，完全赝品，恐为沙参、荠苨之类。又今日之所谓党参者，复恐为羊乳属（Codonopsis）或金钱豹属（Campanumaea）植物，均不能以之充真人参尔。真品重野产者，山西潞州之野产人参，在有明之世，已不可得，降及清代，仅余辽东吉林之野产品，即以此产品为最贵，辽东吉林之野产品复日渐稀少，至于今日，仅余其移植品（名秧参）或栽培品（名子参），及朝鲜、日本之种参（即子参）而已。月池翁即时珍之父，在明正德、嘉靖年间，奉职太医吏目之衔，其所著之《人参传》上下二卷，除《纲目》中引用其说之外，惜已失传，不复可考矣。

第三十三图为宋《绍兴本草》[1]原图，乃古本草中较为确实而有价值之图画也。中国早已失传，不见庐山真面目者久矣，此为从日本誊写本缩影。按潞州人参，当为昔日之真人参，兖州及滁州人参，均桔梗科植物，沙参、荠苨之类，威胜军人参，既非人参，亦非桔梗科植物，仅见其根部呈纺锤状，略似人参耳。本图与三十二图与三十四图虽大同小异，然有详略粗细之不同，比较自知。

4.《植物名实图考》：吴其浚曰：人参，《本经》上品，昔时以辽东新罗所产，皆不及上党，今以辽东吉林为贵，新罗次之，其三姓宁古塔亦试采，不甚多。以苗移植者为秧参，种子者为子参，力皆薄。党参今系蔓生，颇似沙参苗，而根长至尺余，俗以代人参，殊欠考核。谨按我朝鲜发祥长白山，周原朊朊[2]，堇荼如饴，固天地之奥区，九州之上腴也，长林丰草中，夜有光烛，厥惟人参。定制，私刨者，举其物，罚其人，官给商引，出卡分采，归以所得上之官，官视其参之多寡而纳课焉。课毕，献于内府第，其品上上者备御，其次以为班赏，凡文武二品以上及侍直者皆预，臣父臣兄，备员卿贰，岁蒙恩赉。臣供奉南斋时，叠承优锡，其私贩越关入公者，亦蒙分赏，自维臣家，俱饫[3]仙药，愧长生之无术，荷大造之频施，敬纪显末，用示后人。考《图经》绘列数种，多沙参、荠苨辈，今紫团参园已垦为田，所见舒城施南山参，尚不及党参。滇姚州、丽江亦有参，形既各异，性亦多燥，惟朝鲜附庸陪都所产，虽出人功，而气味具体，人间服食至广，即外裔如缅甸，亦由京都贩焉。

按语：三姓，在吉林省东部，旧依兰、临江二府之地。宁古塔，亦属吉林省，旧宁安县治。所谓亦试采不甚多者，足证其地之野生品，当时已属于稀少之数矣。

吴其浚谓：党参，今系蔓生，颇似沙参苗而根长至尺余，俗以代人参，殊欠考核，足证当时道光年间（西纪一千八百余年）之所谓党参，已非昔日之所

---

[1]《绍兴本草》：全称为《绍兴校定经史证类备急本草》。因撰成于绍兴二十九年（1159年），故以年号作为书名。

[2] 朊（hū）朊：肥沃之貌。

[3] 饫：音 yù，饱食。

谓上党人参，乃桔梗科植物羊乳、奶树（Codonopsis 属）之类，羊乳、奶树均与《本草纲目拾遗》之山海螺相近似，茎叶蔓生（形态详后羊乳项下），俗为人参之代用品，汉方中至今犹沿用不辍。

《图经》绘列数种，多沙参、荠苨辈，《图经》以后之本草，如《衍义本草》[1]、《证类本草》所列四种图形，除第一种确是人参之外，余皆代用品矣。惟《本草纲目》仅选人参一种，余皆删去之。（第三十二图至第三十四图）

第三十二图

宋《经史证类大观本草》人参原图

（大德壬寅宗文书院刊行本）

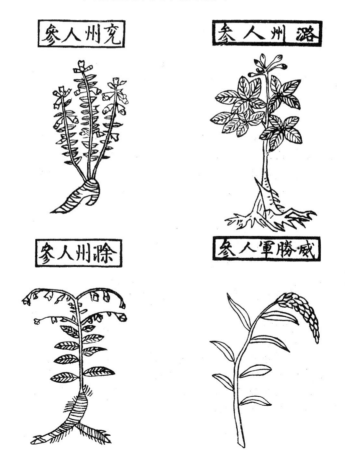

[1] 《衍义本草》：似指北宋寇宗奭的《本草衍义》。

第三十三图

宋《绍兴校定经史证类备急本草》之画

人参原图（日本西京大森文库藏本）

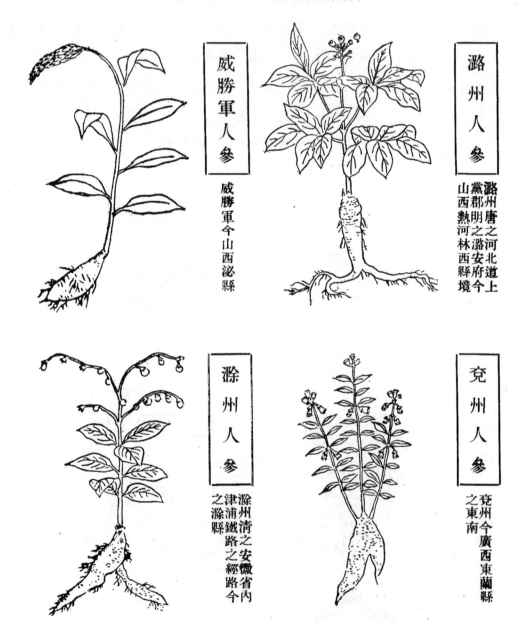

第三十四图

宋《图经衍义本草》人参原图

（正统《道藏》本）

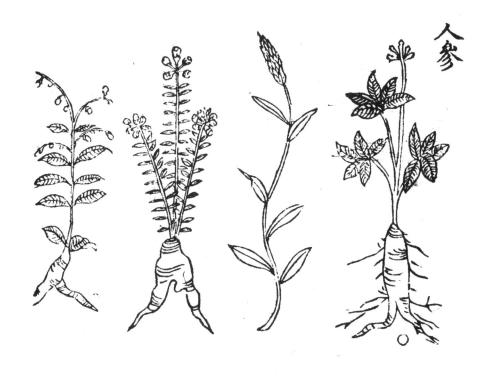

舒城，今县名，旧安徽庐州府治；姚州，今姚安县，旧云南省楚雄府治；丽江，今县名，旧云南省腾越道，地当入川之要路也。此等地方所产之参类，徒有参名而无其实，盖又为沙参类之劣者尔。（第三十五图）

按吴其浚之说，清制对于民间私伐长白山野参科罚极严，此与时珍所谓民以人参为地方害，不复采取，如出一辙。故明以上党人参为民间不可多得之物。清于吉林人参亦然。故今日参市销行之品，非当地之栽培品，乃即高丽参或东洋参。吴之所谓出于人功者，即当时朝鲜及日本之栽培品尔。此历代行用之人参，在医药上沿革之大要也。

第三十五图

张刻《本草纲目》人参原图　　　　　《植物名实图考》人参原图

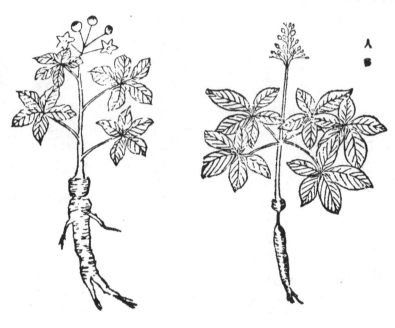

产地

综合记述：今日之人参，大抵产于东三省之东部，而以长白山为其主脉，故以广义名之，可概称之曰长白山人参。但现在参商名之曰奉天人参、吉林人参、辽东大力参、牛庄参、关东参（山海关以东辽吉两省所产，统称关东人参），盖以产地区别之尔。辽宁、吉林省中长白山所过之处颇多，产参之县非一，查产额之多而名之著者，辽宁则为抚松、新开河、宽甸、通化、临江、兴京及牛庄、旅顺等处。在吉林省中，则以依兰（即三姓）、宁安（即宁古塔）、敦化、一面坡、兴凯湖、驿马河、汪清河及乌苏里江一带。至黑龙江，则为海拉尔、海参崴等地，其中以吉林省各地所产者为最著，品质亦较为纯良也。

吉林南境、濛江迤东，如南岭北山等处近山农民，以种参为业，种参之地，名曰参营，皆以人工栽培，近时各省所售，大率此类。又辽宁凤凰城所产之参（名凤凰城），品质较松，行销两广及江西。距凤凰城三四十里之地，名曰船厂，其地多巨木，屋宇、道路、桥梁，皆巨木所建，相传海禁初开，曾于其地造船，预备航海之用，故名船厂。其地二百里内外所产之参，名曰厂参，较凤凰城稍坚，但中空者亦不少，土人以铅条等插入参内，以图厚利。大约六七月采取出山，冬初出市，盖土人采参者，曾藏参于橐以充食，贮酒于铅壶以供饮，酒罄即剪壶作条，插参加重以售之。又宁古台（即宁古塔）所产之参，名曰台货，其地距船厂五十余里，地北天寒，深秋即下霜雪，约在八九月采掘，体质坚实圆湛，并无藏铅之弊。夫凤凰城、船厂、宁古台三处，此盖总括大地之名而言。其各有所属一隅，如老城、新城等处，地道复杂、称名甚多，难以尽举。盖产地不必尽别，总须凭货品题，大抵以色光、体圆、质熟、肉湛四项兼者为上耳。（以上节《梵天庐丛录》及李秉钧人参考）

至于山西省长子县一带山地，古之上党郡，出上党人参，从来著名之产参地也。惟今日之上党野产真人参，殆已采尽而无余，曰潞党参或党参者，乃另一品种，或羊乳、奶树之类欤（详羊乳、奶树条下）。

又河北省永年县、安徽省舒城县、云南省姚安县，虽亦有产参之名，然均非道地，往往徒有参之名而无参之实也。他如山西五台山所产之台参、南京明陵及钟山一带所产之太子参，亦非 Panax 所属，仍不外乎桔梗科植物之根类耳。

（附）吉林地方采掘野参法：据《梵天庐丛录》，长白山北有老林地方，处处产参。清初禁止采挖，参客讳参曰棒椎，采参谓挖棒椎，亦名放山。采参者人持一棍，名索罗木棍。其放山分三期。初夏为放茅草，其时百草甫生，参芽发露，觅之尚便。夏季秋初为放黑参，时则丛林浓绿，辨别最难。秋季为放红头，则参苗顶心，结子浅红，识之甚易，又云放扫帚头。事毕下山，曰辍棍。

当进山时，有把头者，名曰山头，领其伙伴，远望各山，把头者验得参苗，即剥树皮盖窝棚，相偕出寻。各人距丈许，执索罗木棍，将草撩拨，详细注视。参苗高数寸，苗头平分数茎，每茎五叶，形如掌状。瞥见参苗，即招集各人，左右前后，再三搜觅，缘有苗不止一处，偶有孤苗挺生者，亦百中之一耳。挖参时，量参草之大小，刈其四周之草，而后向内刨挖，一面起土，一面用骨簪拨辨草茎，恐防参之根须损伤也。挖出之后，裹以青苔，包以树皮，俗称棒根，大者每株二三两。李春芝云：采参者，多于每年六七月间，由初伏日起，至末伏日止，采取之人，多结数十人为一帮。凡遇人参，首由头目验视确定后，支配数人，持械掘取，拂以泥土，包之而回，携水质参，加以制造，始行出售。余散见后文辨伪条下曹炳章之记载，与本说微有出入，可参互考证之。

附　人参市况

（甲）上海参号参类之市况及市价：据近日工商部工商访问局之调查报告，其大意谓人参为价值昂贵之补药，只能供富裕者之购用。产人参者，则直接派庄客向原产地收买，将参运沪，一面营口参商购运参类，向沪参号兜售，而上海外商驻沪洋行，经营国产参业者，亦数见不鲜。故现今上海参业，日见发达，营口尚保持原状，而北平则式微矣。至于人参之价格，颇有高下，且同系一参，有大小老嫩轻重之别，同在一参，有母子根条须尾之分，因此价格等次奚啻百种。兹将上海参号常见之参，录其十九年八月中之市价，以示梗概云。

（一）上海输入参类之产地及定价调查表（1929 年 8 月）

参　名	原产地	集散地	每两价值上海通用银元	备　考
野人参	吉林省三姓、宁古塔、敦化、一面坡	北平、营口、牛庄	95～100	天然原状
吉林人参	吉林省乌苏里江一带	同上	25	
人参条	辽宁省抚松、新开河	营口、牛庄	4～8	
人参须	同上	同上	2～5	人参须普通分三等，以粗细为标准，常用纸包装，每包一两

续表

参　名	原产地	集散地	每两价值 上海通用银元	备　考
大山人参	吉林省三姓、宁古塔、敦化、一面坡	北平、营口、牛庄	240～420	天然原状
大山人参条	同上	同上	10～30	以粗细分价值
大山人参须	同上	同上	7.0	
十五支别直参	朝鲜开城、龙仁	北平、营口、上海	11～16	已去条须
廿四支别直参	朝鲜开城、龙仁、江界	同上	8～14	已去条须
高丽人参	朝鲜开城、锦山、忠州	牛庄、营口、上海	4～10	系白色之一种即所谓白参
把直参	朝鲜开城、江界、锦山	同上	0.7	即条参之带须者，普通分扎成束
京庄大尾		营口、牛庄	5.5	参须之最肥者
京庄中尾		同上	2.8	同上次之
京庄尖尾		同上	3.0	同上又次之
京庄细尾		同上	2.0	同上更细
国产别直参	关东	旅顺、大连	3～7	即关东别直参
大条参	同上	同上	2.0	别直参大条斯枝
国产大尾	同上	同上	1.5～2.0	国产别直参大条带须
国产中尾	同上	同上	0.8～1.0	同上中条带须
国产细尾	同上	同上	0.6～0.8	同上细尾带须

（乙）东三省各地产参运输之地点及其市况之调查：东省人参市场以营口为中心，凡南北参商均聚汇于此，而参之运至营口，大都各产区用火车装运至南满车站，转运营口，先寄存货栈，再由经纪人撮合。交易成功，由卖方提百分之三酬劳栈主，栈主再由酬劳金中提若干，馈赠经纪人，称行用，平银以两计，每银合津银四角五分，参栈以增兴顺、公兴顺、天德祥、永顺昌、宏利昌为最著名，交易期间为旧历七、八、九三个月云。

1930年，据日人在东省及蒙古调查汉药之报告甚详，兹摘取其关于人参之一部分列表如下：

（二）东三省各地产参及其市价调查表

参　名	产　地	当地市价	备　考
人参、水山参	吉林松花江上流长白山及富尔岭森林中	凡1.700两市价 5 950 000 吊〔1〕	由当地农夫或猎师采取之，至冬季与烟草叶一并运于市场
干秧参	吉林近山农夫之栽培品	凡10.00斤市价 500 000 吊	属于家参之一
干冲参	吉林近山农夫之栽培品	凡8.500斤市价 4 760 000 吊	属于家参之一
干参须、干参丁	同上	凡960斤市价 370 200 吊	系干秧参或干冲参之须根或断片
人参	珲春附近	凡18 两市价 12.00 大洋元	
养参	百草沟	未详	指栽培品即秧参
山参	百草沟	未详	指野生品
人参	金川县	每斤市价 0.20 大洋元	年产额 10 斤

---

〔1〕　吊：旧时称钱1个为1吊。

续表

参 名	产 地	当地市价	备 考
人参	哈尔滨附近	每斤市价 12.00 大洋元	1930 年 3 月,满铁卫生研究所职员今井冷氏调查哈大洋乙元与当时日金一元卅八钱等
人参	通化附近	凡3.000 市价 7.20 大洋元〔1〕年产额 3 000 斤	

（丙）各地参类之分支概况及定价法则：吉林、辽宁参及在吾国销行之高丽参，其分支法，至少支数为十支参，至多支数为四十支参，而更以十五支、二十支、二十四支、三十支、四十支五种为最多，分支之数愈少，而各参之形体愈大，与日本分片之数同一意义也。每种均分天、地字两号。至于参上剪下之物，统名为参须，然参业中人因其大小更别六等，如参条、大尾、中尾、夹尾、细尾、末尾等名称是也。而上海市上近年到货，在高丽参中，以细尾、夹尾两种为多。宁吉人参，大概分家参与野参两种，家参之分支与分别参须名称，全与高丽参同，惟野参货少价贵，除少数参商将其末尾剪下另行作价出售外，普通均留原状，不事分开。每根以重五六两为上等，三四两为中等，一二两者次之，其余则不贵重矣。真正老山六两参，每根值银二千元；五两参，值银一千六百元；四两参，值银一千二百元；三两参，值银七百元；二两参，值银三百元；一两参，值银一百五拾元；拣选参，每两值银由八十元至十八元不等；普通参，由二十元至六十元不等；辽东太子参，由二十二元至二十五元；老山移参，由十元至十八元；冲山野参，由四元至六元；老栽野参，由二元至三元；普通由二角至一元；白直参须，由六角至二元；红直参须，由六角至八角；红白丁弯参须，约五六角云。

---

〔1〕 凡 3.000 市价 7.20 大洋元：“3.000”后恐有遗漏“两”或“斤”。

（丁）吉林人参海关调查录：上海国产参之消费：我国参产，最颇著名于世，惟近数年来产额日少，未能多量行销国外。据十七年海关册，各关原货出口为四千一百四十五担，值关平银八十五万一千七百四十五两；除运销国外者一千六百四十一担，值关平银三十二万六千零五十四两外，国内消费国产参，乃为二千五百零四担，值关平银五十四万五千六百九十一两；上海一埠消费数，则为一千五百二十担，值关平银三十二万七千五百六十二两。据上所述，我国十七年份，消费中外参类，共十七万四千六百六十五斤，值关平银二百十五万零一百三十七两；而国产参，只占其百分之十四强，上海消费中外参类为六万三千三百九十七斤，值关平银九十八万八千六百五十二两，而国产参只占其百分之二十四弱。所以上海参号贸易，以洋参、高参为主（海关调查录详后），而国产人参反居客位。而一般买主，复存成见，以为高丽参胜于关东参，日本参胜于辽东大力参，致国产参类销路日滞，而价格下落。当时一帮热心推销国参之士，特请药学专家精确化验，宣告大众，一面群相设法，尽量推销，所得化验报告之结果，则谓分析成绩及外观与气味方面，别直参之与关东参，云州参之与辽东大力参，均为同一物质，对于生理作用，当亦无二致。其化验报告书详成分项下。

栽培法

本法范围之内，记栽培法、移植法、驱除病害法、收获法、调制法与贮藏法，兹一一分述如下：

吉林人参栽培法：

1. 播种法：东省人参，既有野生品与栽培品，于是有野参、家参之别。家参以老山种移植者，谓之移参，其余如冲参、秧参，均属于家参中以参籽培成之品。近以野生老山参种，不可多得，而移参遂渐次缩减矣。故近日东省山地，参营（详产地）密布，农民培植人参，皆改为播种，即所谓子参。播种时，须择向阳之地，将土掘起，掺腐熟之粪作基肥，于三月中下旬之际，堆土作一尺高、七尺长、二尺五寸高之畦，四周用锹打固，上面均平。另备长二尺半、宽二尺二寸之木板，板上穿一寸七八分之孔，横六纵七，共四十二孔，或横七纵八，共五十六孔，平置高畦。面上用木棒，由板之孔扎下，入土深约一尺半，使土成凹孔。每凹孔中投下四粒至八粒之种子，投毕，另用细筛，筛土于板上，随填孔中，填齐，然后顺次移板，布种如前（每七尺之畦约三板）。

参播种后，即散布稿于畦面，以防水分之蒸发。以后每日喷水，待一月之久，即可发芽。此时除去畦面稿草，并扫除其草叶等。另于畦之周围，立柱作架，北面柱高五尺四五寸，南面柱高三尺四五寸，架上遮覆稿草或芦席为棚，以防日光之直射及雨水之落下。每日用水浇之，夏季日光暴烈，须覆以重帘，以防炎威。至十一月，茎叶枯萎，即用田畦之土，覆于畦上，厚约三四寸，以防严寒。至于直播者，直行播于参畦，不另移植。

2. 移植法：凡因移植者，仅在冬季或春季间，拔最密之苗，毋庸移植。但于次年四月上中旬作宽二尺半之畦。畦间每隔五六寸开一直沟，移一年生至二年生之苗，每隔三四寸或五寸，植苗一株，依次排匀。则苗之深浅相同，不似直植法，尚须一一掘穴。且斜植之根，分歧较易，易成人形，故此法最为盛行。参移植后，每月除草数次。六七月间，尚须于畦间作沟，以防雨水之停滞。第四年开花结实，须于六月间摘其顶尖，除其花蕊。参与他之根菜不同，若根菜，非施若干之肥料，不能充分长成，但参则不然，仅须积年累月，渐次养足其有效成分，则品质自佳矣。故参之成熟期，多则四五十年，少亦须十余年，始能应用。东洋参、高丽参，虽施若干之肥料，尚不能如东省产者之佳，而反易生害虫，厥因于此。

3. 驱除病害法：参之病害为腰折、菌核、赤腐等病，而尤以赤腐病为最烈。受病之参，大都由根之中部或下部先行腐败，第三年之根受病尤多。预防之法：用福美林[1]（Formalin）将土壤消毒，使土中之病菌绝灭。并注意种子之选择，即于无病之深畦中选取第四五年之母本种子是也。害虫，计有金龟

---

〔1〕 福美林：即现今所称的福尔马林。

子、蝼蛄、象鼻虫、壁虱、针金虫等，能食二三年之幼根。用萝卜干叶或葱叶，铺于上面，经四五日，则虫自杀。其余用石灰四份、水六份撒布茎叶，即能扑灭。

4. 收获法：人参经年久者则养分充足，且以头大须长而多根瘤者为最昂贵。凡经年少而其根未十分育成者，价格低廉。但亦有在生长五年后，生长力衰，或过其年限反有萎缩之病，故收获之期莫衷一是，而每年掘参时间，在七、八、九三个月，尤以九月为最宜。在收获之先，须撒去棚架，刈去茎叶。然后用锹掘取，洗去泥污，分别大小而曝干之，或加以调制法而调制之。

5. 白参调制法：据亡友张始生之说，人参出土时，外色灰黑。取竹弯弓，扩以线弦，锯去黑肤（枹皮）之大半。内皮部尚富于乳白汁，味极苦，故须调制而后可用。其法：选取整个之人参，勿去其须部（若新鲜时去其参须，则中含之乳白汁外溢矣）。连同建冰（福建冰糖），投入沸水之釜，约在四五分钟中，煮至半黄色，速即取出之（煮沸过度则原味失而变红）。于是装入高四寸、长二尺、阔尺半之木匣中。匣以玻璃板为盖，匣之底板穿孔通气。覆铺竹帘于上，帘上置参，曝于日光，以干为度。曝干后成淡黄白色，可贮藏于密闭之生石灰缸中，则自然永久而不败坏。市上所售之参糖，即调制本参时所得之副产物也。

生晒人参，不加调制，即将出土之参（水质参），再三洗刷，去净泥土。系以长线，悬于空中而曝干之。色灰而微黄者是也。

6. 红参调制法：调制人参，古名炮制[1]，兹据旧法记载，如《梵天庐丛录》云：人参在白露节后起土，先用小毛刷，洗去泥土，而后炮制。炮制俗名做货，做时以沸水煮到半熟，刷去浮皮，用白线小弓剔尽参纹中尘土。再以冰糖熬成清汁，将参皮浸渍一二日。再排列于蒸笼，上锅蒸熟。蒸笼须用马尾毛编成细丝形。蒸煮时候，火力大小，务宜合度。过蒸则烂，不足则有腐败之

---

[1] 炮制：原书作"泡制"，今据现代汉语规范径改之。以下同。

虞。蒸至适当火候，取参出笼，排在长方之火盘内，下用文火烤干，约一昼夜之久，至不黏腻而不过燥为度。后移于别器，置于坑上。俟其徐徐收干至八九分，始毕其事。亦有不煮水、不浸糖，而生刷蒸者，名曰丽参。即假高丽参之粗制法，其效则一。山参、移参、养参制法皆同。惟李春芝之制法略异，附录于下。（以上仅红参制法）

李春芝曰：制作人参，分为二步。初糖制，将人参取来，用水洗净，剥去老黑皮。再用绒制之弓将参之周身拉成细纹，用针遍刺出孔，以糖锅一只，先以白冰糖同水煎熟，糖亦溶解，移时候冷，将参掷于锅内，以糖汁浸一宿，翌日取出阴干，为免坏烂之虞，名曰白参。及蒸煮，亦用前法，将参洗净，用蒸笼干蒸之后，取出晒干即成，名曰红参（以上系白参兼红参制法）。吾国参市以白者为贵，红者次之。

植物

分类学上形态：国产人参原植物属于五加科（Araliaceae）之 *Panax ginseng* C. A. Mey。为山野多年生草本，茎高达 40～75cm，上端分桠，每桠一头，短柄五叶而成掌状。小叶为卵形，大叶为披针形而带锐尖头，叶缘有细锯齿。夏日自桠心抽出约 20cm 长之花茎，顶上簇生有梗球状之十余花，而成伞形花序。萼亦伞形，针状数瓣，花细小，花冠五瓣，半披针形，长约一分。色有三种，一为淡紫白色，一为淡黄绿色，一为淡绿色、萼绿色。钟状，五尖，雄蕊有五药，花后结扁圆形之浆果，生青熟赤，内藏二个之种子。肥根实熟者多，瘦根实熟者少，播种栽培，极能生育。初年一茎三叶，二年一茎五叶，三年一茎二桠五叶，至四五年一茎三桠五叶而始有花，年深肥大之本，能至四五桠乃至六桠，四五年或至六年以后，则无甚变化矣。花茎亦能分枝，地下生肥大之直根，亦有生二三叉之歧根，状如人体，并带多数之须根。（第三十六至三十九图）

【附注】 学名备考：本学名盖已考定。一般通用 *Panax ginseng*，属名之 Panax，乃万能药之意，种名之 Shinseng 及 Ginseng 皆取吾国人参二字之音惟 Nees（＝C. G. Nees von Esenbeck 为 Breslan 大学植物学教授，卒于 1858 年）与 C. A. Mey.（＝C. A. Meyer 为 Petersburg 之植物园长，卒于 1855 年）之命名，取音微有不同尔。

第十六图版

第三十六图

人参原植物全图（A）

Tafelbeschreibung XVI

Fig. 36

VOLLSTÄNDIGES ATLAS DER STAMMPFLANZE

DES GINSENGS

von

Y. H. Chao

第十六图版

第三十六图

人参原植物一年至四年形态图解

1. 初年一茎三叶（最初秧苗）

    A. 茎叶部   B. 一年根部

2. 二年一茎五叶（把掌子）

    A. 茎叶部   B. 二年根部

3. 一茎二桠五叶（二夹子）

    A. 茎叶部   B. 三年根部

4. 一茎三桠五叶之开花植物（登台子）

    A. 开花植物   B. 四年根部

Tafelbeschreibung ⅩⅥ

Fig. 36

（Panax Ginseng，C. A. Mey.）

Morphologisches Atlas von 1-4-jährigen Ginseng.

1. Erstes Jahr：1 Stengel mit 3 Blättern.

    A. Stengel und Blätter.   B. Wurzelteil des ersten Jahres.

2. Zweites Jahr：1 Stengel mit 5 Blättern.

    A. Stengel und Blätter.   B. Wurzelteil des zweiten Jahres.

3. 1 Stengel mit 2 Verzweigungen und diese mit je 5 Blättern auf jeder Verzweigung.

    A. Stengel und Blätter.   B. Wurzelteil des dritten Jahres.

4. Die blühende Pflanze mit 1 Stengel，3 Verzweigungen und diese mit je 5 Blättern

    auf jeder Verzweigung.

    A. Die blühende Pflanze.   B. Wurzelteil des vierten Jahres.

（注：彩图见文前插图 3。）

Tafel. XVI

Fig. 36

五加科　Aralicaceae

Panax ginseng C. A. Mey

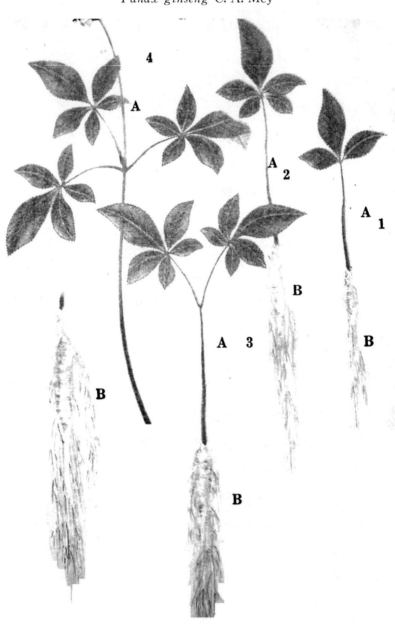

第十七图版

第三十七图

人参原植物全图

Tafelbeschreibung XVII

Fig. 37

VOLLSTÄNDIGES ATLAS DER STAMMPFLANZE

DES GINSENGS

von

Y. H. Chao

第十七图版

第三十七图

多年生人参形态图解

1. 多年生开花植物之全部

    A. 开花植物   B. 地下根部

2. 全花放大形

3. 除去花冠及雄蕊之雌性花♀

4. 除去花冠并雄蕊之雄性花☿

5. 雄蕊

6. 花冠之一

7. 成熟之浆果

Tafelbeschreibung ⅩⅦ

Fig. 37

(*Panax Ginseng* C. A. Mey.)

Morphologisches Atlas eines mehrjährigen Ginsengs.

1. Der ganze Teil einer mehrjährigen blühenden Pflanze.

    A. Die blühende Pflanze.

    B. Der Wurzelteil unter dem Boden.

2. Vergrösserung der Blüte.

3. Weibliche Blüte ohne Kronen und Staubblätter. ♀

4. Männliche Blüte ohne Kronen und Staubblätter. ☿

5. Staubgefäss.

6. Eine Krone.

7. Reife Beeren.

（注：彩图见文前插图 4。）

Tafel. XVII

Fig. 37

五加科　Araliaceae

人参　*Panax ginseng* C. A. Mey.

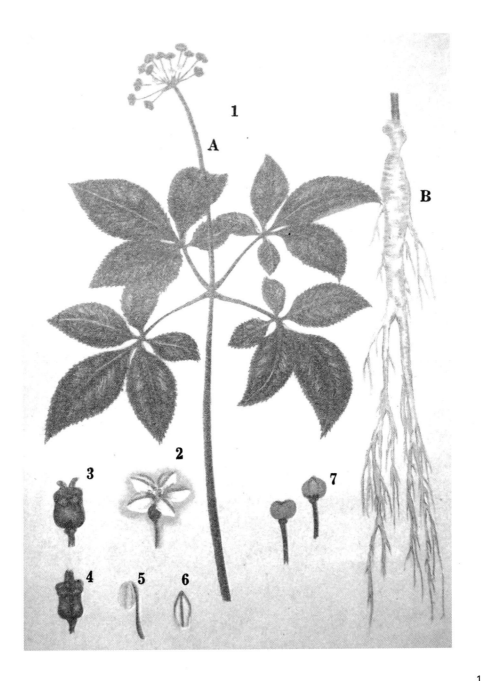

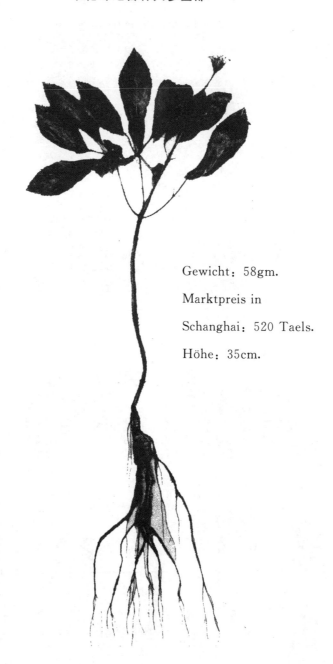

第十八图版

第三十八图

带花叶之吉林人参全部

实重 58gm

合上海时价 520 两

实物全长 35cm

Gewicht：58gm.

Marktpreis in

Schanghai：520 Taels.

Höhe：35cm.

Fig. 38　Der ganze Chiling-Ginseng mit Blüten und Blättern.

第十九图版

第三十九图

带花叶之石柱参全部　原物大$\frac{1}{4}$

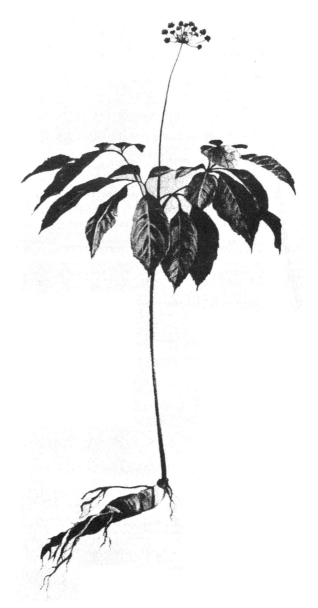

Fig. 39　Der ganze See Dschu Ginseng mit Blüten und Blättern，1/4 Nat. Gr.

生药

形质鉴定：人参（Jen-Shen）供药之部分为根 Radix Ginseng。因调制法之不同，分白参、红参两种（详栽培法项下）。国产以生在山野（山参）、形体肥大、状似人形之白参为贵。普通参 20～30cm，直径至 0.5～1.0cm，歧根（分根、枝根）之长 10～20cm，直径 0.4～0.6cm，枹皮大部除去，色白而微黄。主根作圆埼状或纺锤状，往往分歧而为两股或三股。母体所带之纤维状须根，丝毫不除。本品之特征：顶端着干茎残基于 Rhizoma 之部，呈盘根错节之状，年老者节数愈多而愈瘦长，参市名之曰芦头（Sprosse）。制参时特别保存，作根深蒂固之证。主根全部有细横纹，近于顶端者更为著明。歧根往往带纵皱，并留枝根或须根断去之遗迹。根之尖端往往作红黄色而成半透明体，此即根冠之生长点也。横断面圆形或椭圆形，边缘弯曲，成波涛状。用肉眼可以识别者，乃黄褐色之新生组织轮，划分皮部与中心柱，即《旧本草》之所谓金井（中心柱）、玉兰（皮部）是也。中心柱，见有脉管束，成放射状纹理，即参商所谓菊花纹是也。质硬而脆，破折面平坦，味甘而微带苦烈，并有特异之清香。（第四十一图及四十五、四十六图）

种别：人参种类，普通大别为三，一曰山参，二曰移参，三曰秧参。山参为山地野生品，移参为山野移植品，秧参为参圃中以参籽栽培品。而野生品复分为老山、大山、扒山。移参即移山参，实亦山参之一。老山系产于长白山，有年代在二百年以上，至少在五六十年之传说，品质最美，价值最高；大山凡生于山中在数十年者，无论大小，统称大山，效用与老山相同，而功力较薄，品价稍次云云；扒山亦山野所生，当参苗将出未出之际，被猎人或禽兽踌[1]踏，参苗陷入土内，再俟数十年复苗，或有至四五十年始苗者，为采参者所得，故名扒山参，品价与山参同，惟往往生成畸形耳。移山参亦野生品，在三五十年不等，为采参者所见，明知年限不足，又恐被人取去，将其掘起，栽于

---

〔1〕 踌："登"之意。

家园或植于山野者，故名移山参，品价较大山、扒山次之。他如石柱参（一名石居子，土名边条），原产于宽甸之石柱沟，惟近年园种颇多，野产者日少矣。又凤凰城参，产品虽称道地，惟土人每年五六月即掘采，出山太早，其质不坚。在厂参、边江参等，虽较凤凰城坚实，然遇中空者，土人常插铅条（详产地项下）以伪造之。惟宁古台所产之台货，出山迟晚，收获在八九月，故资之坚实，胜于凤凰城及船厂也。（以上参酌李春芝之人参考）

所谓秧参（种参、养参、秧子参、子参），系东省各县参圃栽培，以参籽播种而成者也。在凤凰城及濛江各地炮制之参，大抵为秧参。形色黄白，体松而瘦长，皮多糙纹，细致者少，味甜而少余味。近人所谓秧子参、白抄参、太子参之类，皆属于白参。辽东头道港大力参，有未制熟不加糖者为白参，加糖制熟者为红参。通化、宽甸出品，亦大半为秧参。有以水参生晒者，称生晒人参。白参之细皮者，有二条沟产之糖白抄参；粗皮者，有头条沟产之微糖白抄参。红参亦有头条沟、二条沟至九条沟为止，出土时皮薄而味苦。石柱参之栽培品，主根圆直，恰如石柱，大率制成红参而售之。黄城门参（一名汪清门参，疑即吉林汪清河产）、松江河参，皆此类也。

张始生曰：驿马河出品，芦头细长，身形如菱体而较一般者长。三姓出品，芦头细长，身形如菱体而较一般略短。宁安出品，芦头细长，身形亦长而直。兴凯湖出品，芦头较大，成二叉或一叉，形质则粗而短也。

以上参类，或以家野而别品种，或以历年远近而分贵贱，或以产地及调制法之不同而辨色泽与形质，立名虽极繁多，并无植物学上种类之区别也。兹就以上所述参类中，取本研究所得之标本，分别记载其形质如下：

（1）山参：详生药形质项下。

（2）移参（历年已久之吉林移山参）：全长 13～16cm，直径 1～2cm，芦头长 3～4cm，直径约 1cm，盘旋作栈道形之阶梯而成节。每节有根之断痕及茎轴之断瘢，此即 Rhizoma 之部分也。据汉医之说，芦头之医效主催吐，与主根之效不同。主根成圆埻形或扁圆形，枹皮殆已去尽，已经一定之操作制成白参。

上部横纹细密，近于分歧之部而渐粗疏，处处有副根之断瘢。以全体三分之一分歧而为两股，分三四股者较少。须根已除，另作参须之用，色泽黄白而润。破折面平坦，微甘而微带苦烈，自有余味。本品较山参略次，可代山参之用。（第四十二图）

（3）吉林大山菱形人参：此为三姓、宁古塔产品，芦头细长，作结节状而带皿形之凹窝，枪皮大半除去，上部有断根之遗迹，往往以全部三分之二分歧而为二股。主根如菱体而较一般者短（产于驿马河者，芦头细长，主根如菱体而较长），全长约9cm，直径1.0～1.6cm；近于芦头，横旋纹颇著明。色泽黄白而润，质坚而脆，味甘而微苦，并发清香。此亦属于白参之一。（第四十图 Ⅰ 之1）

（4）太子移山吉林人参：全长6～8cm，直径1.0～1.5cm，芦头之长1.0～1.5cm，比较简单，仅围匜形似竹节之凸起物而成横纹。主根身形大抵短（2～3cm）而肥（径1.5～1.7cm）、圆而直，近于芦头，有细密之横纹，余则稀疏，并有直形之皱缩。横断面有颓废之间隙。皮部淡黄白色，木部色泽更浅，近于白色。木部中央有初生心柱（不甚明了），皮木二部接界附近，有放射状脉管束，但不甚分明也。质坚而脆，味甘较一般者强，故苦味自少，此盖用冰糖炮制而成之白参。（第四十图之7及第四十三图）

（5）秧参（养参、子参、秧子参）：一二年秧参长3～4cm，直径5～8mm，上肥下瘦，成纺锤状。主根简单，枪皮甚薄，大半已去。近于根之尖端有时分为二股。副根稀少，仅有断痕一二处。主根上部尚难认有横旋纹理，仅戴微细小茎芽。色泽黄白，质坚而脆。甘苦之味均淡。（第四十四图 A_1、A_2）

二三年秧参长4～5cm，直径5～10mm，顶端戴4～5mm小茎芽一二处。主根枪皮大半已除。带有萌芽及瘢痕。上部现黑色细密之横纹达于下部，无色而渐稀疏。大体成圆埲状或扁圆形，下部分歧而为短小之两股。色泽黄白，质坚而脆。破折面平坦，甘苦之味均淡。（第四十四图之 A_2、B_1）

三四年秧参长5～7cm，直径8～10mm，主根下半部往往分歧而为两三股，

余同前。（第四十四图之 B_1、B_2、B_3）

（6）生晒人参：此种人参，为未经炮制之品。每当八九月之交，收获水质参，洗刷泥污后，仅用日光晒干之。本品全长15～20cm，直径 0.8～1.4cm，分根直径 0.4～0.5cm。主根为扁圆形或纺锤形，有分歧之支根（分根），而带纤维之根须。顶端戴分根或干茎之残基而有结节。往往有许多分根，自芦头回环向下，宛如披发之人形。主根上部有细横纹，兼有直形之粗皱。本品之枹皮大体未除，故色带灰褐，此与白参、红参不同之点也。横断面圆形或椭圆形，沿边曲折不齐。皮部带白色，木部中心柱淡黄色。皮木二部交界有深褐色轮层，盖即新生组织轮及放射状筛脉二部向外伸展之部分也，质坚而脆，破折面平坦，味微苦而带苛烈，不若白参之有甘味也。（第四十五至四十六图）

（7）辽东大力参二种：本品分二种，一种产于辽东头道港，未制熟，并不加糖制成之白参。长至 8～10cm，直径至 1.2～1.5cm，芦头作小结节状。枹皮已除去，身形圆直，往往长达4～5cm而分歧。横纹细裂成断续状，余皆直形之粗皱纹也。横断面椭圆形或圆形，沿边起伏而成波形。皮部白色，韧皮部有放射状，筛脉二部向外伸长。自筛部达于后生心柱，因树脂之分泌物成深褐色之广阔轮带而围绕之。初生心柱白色微黄，有初生脉管，作放射状而射出之。质坚而脆，破折面平坦，味微甘兼微苦，并发特异之清香（第四十七图之 B_1、B_2、D）。一种系加糖制熟之红参，亦产于辽东头道港。长 10～12cm，直径 0.6～1.5cm，具淡黄褐色之芦头，长约 1.5cm，有深陷之凹窝，此为根或干茎断去之遗迹。全体红褐色而带黄白色之残余枹皮。主根扁圆而直，长达4～5cm而分歧。须根已除，表面有细横裂，断续不定，近于芦头者较为著明。横断面大体为椭圆形，边缘弯曲，沿边周围黄白色。皮木二部交界红褐色较深。全面积组织收缩而坚，肉眼难辨其构造之纹理。在扩大镜中仅能检察其放射状纹理及脉管束斑点。质极坚硬，呈红褐色之角质状。味微甘，兼有微苦而带苛烈，并发特异之香气。（第四十七图之 A_1、A_2、C）

（8）白抄参二种：本品亦有二种，一种称微糖白抄参，系头条沟产之粗皮品。全长 11~12cm，主根之肥大部直径〔1〕1~11.3cm，分根直径 4~5mm，略带须根。芦头之长 2.0~2.5cm，生回环之曲节而有深陷之凹窝。主根大半部均有凸出之粗横皱纹，下半部直皱较多。全体黄白色，横断面白色，惟新生组织圈轮呈褐色，筛部沿新生组织轮而作放线状，因树脂之分泌物而染色。中心柱射出之脉管隐约可辨，往往有颓坏之空隙。质坚而脆，甘味较强，苦味极弱，香气亦微，属于白参之一（第四十八图 A$_1$、A$_2$、C）。一种称糖白抄参，系二条沟产之细皮品，亦属于白参。全长 8~10cm，直径 1.1~1.2cm，全体淡黄白色，纵横纹理较前者平坦而简单。横断面白色，新生组织轮淡褐色。余同前。（第四十八图 B$_1$、B$_2$、D）

（9）吉林红参三种：

（甲）石柱参：全体红褐色，处处带黄白色之残枪。全长 12~14cm，直径 1.0~1.5cm，芦头淡黄褐色，成结节状而有凹窝，长 1.8~2.0cm。主根大体圆直，表面有细横裂痕与纵皱，交互而成"井"字纹。横断面大体红褐色圆形或扁圆形，沿边周围黄褐色，曲折不齐；中央之初生心柱外围同心性年轮五周，均黄褐色。初生脉管成黄褐色之点，聚集于心柱。余作放线状，达于新生组织轮，联接筛部而射出之。组织收缩坚硬，如角质状。破折面平坦，味微甘而带苦烈，有微弱特异之香气。（第四十九图 A$_1$、A$_2$、C）

（乙）黄城门参：全长 14~16cm，直径 8~10mm，芦头之长约 25mm，作黄白色，成盘旋结节状之阶梯而有凹窝。主根圆直略长，长达 7.5cm，分歧而为二三股。近于芦头略有横纹（但不甚明了），余皆纵皱。横断面圆形，沿边周围弯曲不齐而现黄褐色。皮部红褐色，中心柱黄褐色，初生心柱，中央一点黄褐色较浅，近于黄白色。放射状脉管束成黄白色之小点，聚集于中心柱。余同甲。（第四十九图之 B$_1$、B$_2$、E）

（丙）松江河参：全长 13~14cm，直径 1.2~1.4cm，芦头之长 20~

---

〔1〕 直径：此后数字恐有刊印错误，可能为 1.1~1.3cm。

22mm，成螺旋状之阶梯而有凹窝，往往曲而不直。主根成椭圆形或三角形，长达3～4cm，分歧而为二三股。近于芦头有凸出之横痕，隐约可辨，但甚稀少，余皆纵皱。横断面大体红褐色，仅沿边缘为黄褐色。中心柱放射状，脉管束不甚明了。心柱中央现黄褐色，余同乙。（第四十九图之C₁、C₂、F）

【附】辨伪：《伪药条辨》，郑肖岩曰：真人参以辽东产者为胜，连皮者色黄润如防风，去皮者坚白如粉，肖人形，有手足，头面毕具者有神，故一名神草。产于地质最厚处，性微温，味甘兼味苦。生时三桠五叶，背阳向阴，故频见风日则易蛀。陶贞白云：纳新器中密封，可经年不坏。李言闻云：凡生用宜咬咀，熟用宜隔纸焙之，或醇酒润透，咬咀焙熟，并忌铁器切片。月池翁尝著《人参传》二卷，言之甚详，不能备录。近代货缺价昂，假者皆以沙参、荠苨、桔梗采根造作乱之。考沙参体虚无心而味淡；荠苨体虚无心而味甘；桔梗体坚有心而味苦；而人参体坚有心而味甘、味苦，自有余味，煎之易烂而渣少，气味形色原自可辨。所恨谋利之徒，伪造混售，以乱真品，甚至因人参价贵，有以短折长者谓之接货，以小并大者谓之合货，必先用水潮过，原汁已出，又用粉胶黏扎蒸烘做成，力薄而易变。又有以汤泡参自啜，乃晒干烘燥，做色复售，谓之汤参。江淮所出土水人参，多荠苨混充，层出不穷，欺人太甚。今欲辨真伪，不如用苏颂之一法，但使二人同走，一含人参，一空口，度走三五里许，其不含人参者必大喘，含者气息自如，其人参乃真也。然必使年岁体气相若之人行之方准，否则反至误事。夫富贵人平时卫生，喜服人参，误购质品，虽无裨益，尚未大害。尚购假参以治大病，则害立见，匪特不能升提中气，抑且反贼脏阴，盖荠苨、桔梗、沙参，性皆降下。如上损下损，虚寒之体，垂危之症，服之则去生反速，吾见亦多矣，可不慎欤！

曹炳章曰：按人参多年生草根也。长者八九寸，短者二三寸，略似人形，故名人参。产吉林，以野生为贵，故又谓吉林参，或曰野山参。叶似掌状复叶。《东陲游记》云：辽东人参产宁古塔，即今吉林宁安县地。四月发芽，草本方梗，对节生叶，叶似秋海棠。六七月开小白花，花白如韭，大者如碗，小者如钟。八月结子，若小荳而连环，色正红，久之则黄而扁。初生一桠，四五年两桠，十年三桠，久者四桠，每桠五叶，茎直上，即《扈从东游日记》所谓百丈杵也，高者数尺余云。考其产处，有人工培植者，有天然野生者，如为凤凰城及船厂产者，种植为多，而宁古塔产者，野生为多。总之人参野生，历年愈久，性愈温和，其精力亦足，因其吸天空清静之气足，受地脉英灵之质厚，故效力胜也。吴渭泉云：真野生人参，山中少出，今市肆所售，皆秧种之类，其秧种者，将山地垦成熟土，纯用粪料培养之，受气不足，故质不坚，入水煎之，参渣即烂，嗅之亦无香味，阴亏之证忌用。故秧种一出而参价遂贱，而野山真参更不可得也。因野参采取难，且出额少，秧参则不使其年久溢养长大耳。又且产参之山险峻，多虎狼毒蛇，故走山者常有伤生。《东陲游记》又云：走山采参者，多山东、山西等省人，每年三四月间，趋之若鹜，至九十月乃尽归。其组织，以五人为伍，内推一人为长，号曰山头。陆行乘马，水行驾威弧（以独木雕成，首尾皆锐），沿松花江至诺尼江口，登岸随山头至岭，乃分走丛林中，寻参枝及叶。其草一茎直上，独出众草，光与晓日相映，得则跪而刨之。日暮归巢，各出所得，交山头洗剔，贯以长缕，悬木晒干，或蒸而晒之。晒干后有大有小，有红有白。土人贵红而贱白。大抵生者色白，蒸熟则带红色。近世以白者为贵，名曰京参。其体实而有心，其味甘微兼苦，自有余味，即野山真人参是也。《龙江乡土志》云：野山参有米珠在须，其纹横；秧子参多顺纹，无米珠。所谓秧种者，即凤凰城及船厂产者是也。凤凰城之货，形色白秀，体松而瘦长，皮色多皱纹，皮熟者少，味甜，因用糖汁煮过，无余味。近人所谓白抄参、移山参、太子参皆其类也。船厂产者，其地二百里内外所产，较凤凰城稍坚实，且红润可观，味苦微甘。其空松者亦多，俗所谓厂参，今俗名石渠子是也，皆不道地。如郑君所言有沙参、荠苨、桔梗做充之品，而近时则未见未闻。且人参形状，代有变态，据近时辨之，体态宜坚白，皮宜细紧，有横皱纹。芦蒂宜凹陷，桠节宜多，桠节多，年份多也。味宜甘中兼苦，要有清香气而有回味，方是上品，否则皆属侧路，不可不知也。

第二十图版至第二十九图版

第四十图至第四十九图

人参生药摄影及扩大镜摄影图

赵燏黄

Tafelbeschreibung XX～XXIX

Fig. 40～49

DIE PHOTOGRAPHISCHEN UND MIKROSKNPISCHEN

AUFNAHMEN DER DROGEN "GINSENG"

von

Y. H. Chao

人参生药摄影及扩大镜摄影图目次

Verzeichnis der photographischen und mikroskopischen Aufnahmen

der Drogen "Ginseng".

第二十图版

第四十图解

各种人参摄影Ⅰ（原形 1/3）

Die Aufnahmen der verschiedenen Ginsengsorten Ⅰ.

1. 菱形吉林大山人参（三姓、宁古塔产）

2. 辽东大力参二种

　　（甲）未制熟不加糖辽东头道港产（白参）

　　（乙）加糖制熟辽东头道港产（红参）

3. 石柱参（甲）

4. 黄城门参（乙）　红参

5. 松江河参（丙）

各种人参摄影Ⅱ（原形 1/4）

Die Aufnahmen der verschiedenen Ginsengserten Ⅱ.

6. 白抄参二种

　　（甲）糖白抄参（二条沟产细皮）

　　（乙）微糖白抄参（头条沟产粗皮）

7. 太子移山吉林人参（三姓、宁古塔产）

8. 别直参二种（高丽产）

　　（甲）生制别直参（白参）

　　（乙）熟制别直参（红参）

9. 东洋参三种

　　（甲）云州产白参　　（乙）会津产白参　　（丙）信州产白参

10. 西洋参二种（美国、加拿大产）

　　（甲）野原皮西洋参　　（乙）粉光西洋参

11. 东坯假西洋参（美种日本培植品）

　　（甲）东坯顶副光　　（乙）东坯副光　　（丙）东坯横纹光

第四十图　各种人参摄影Ⅰ（原形 1/3）

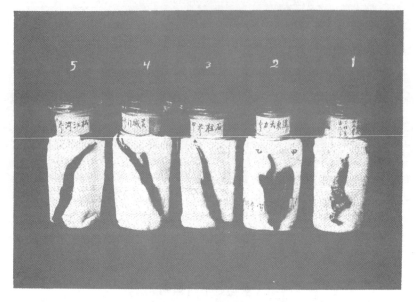

Fig. 40　Die Aufnahmen der verschiedenen Ginsengsorten Ⅰ（1/3 Nat.Gr.）

各种人参摄影Ⅱ（原形 1/4）

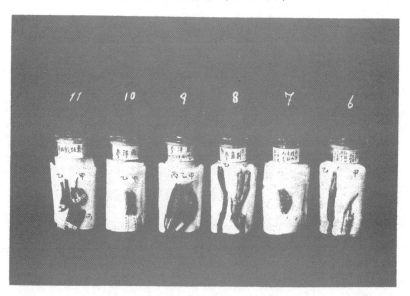

Die Aufnahmen der verschiedenen Ginsengsorten Ⅱ　（1/4 Nat. Gr.）

第二十一图版

第四十一图解

吉林长白山野生人参生药的种种状态（原形 2/5）

Sp. 芦头，Spa. 芦头不定根，Awr. 不定根残基，Yk. 年节，Kn. 块茎（主根），Aw. 不定根，Qr. 横纹，Sw. 枝根，Bw. 须根。

Fig. 41

Die verschiedenen Formen des auf dem Schang-Pai-Shan wild

wachsenden Chiling-Ginsengs（2/5 Nat. Gr.）

Sp. Sprosse，Spa. Adventivwurzel der Sprossen，Awr. Rest der Adventivwurzel，Jk. Jahresknoten，Kn. Knolle（Hauptspross），Aw. Adventivwurzel，Qr. Querring，Sw. Seitenwurzel，Bw. Bartwurzel.

第四十一图　吉林长白山野生人参生药的种种状态（原形 2/5）

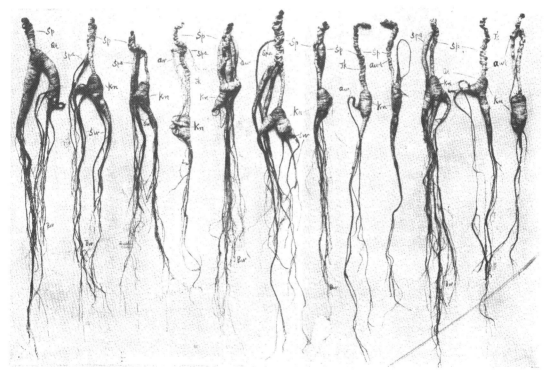

Fig. 41　Die verschiedenen Formen des auf dem Schang-Pai-Shan wild

wachsenden Chiling-Ginsengs（2/5 Nat.Gr.）

第二十二图版

第四十二图解

历年已久之吉林移山参（白参）

A：本品全部（原形 1/2）

B_1：即 A 之上部芦头扩大（扩大倍数 3.5∶1）

B_2：即 A 之中部主根扩大（扩大倍数 3.5∶1）

B_3：即 A 之下部分根扩大（扩大倍数 3.5∶1）

Wr. 副根残基，Yk. 年节，V. Hs. 主根肥大部，Qr. 横纹，Sw. 分根。

Fig. 42

Ein älterer Transplantations-Ginseng aus Chiling (Weiss-Ginseng).

A：Der ganze Teil.（1/2 Nat. Gr.）

B_1：Vergrösserung der Sprosse von A.（Vergr. 3.5∶1）

B_2：Vergrösserung des Hauptsprosses von A.（Vergr. 3.5∶1）

B_3：Vergrösserung der Seitenwurzel von A.（Vergr. 3.5∶1）

Wr. Wurzelreste，Jk. Jahresknoten，V. Hs. Der verdickte Teil des Hauptsprosses，Qr. Querring，Sw. Seitenwurzel.

第四十二图　历年已久之吉林移山参（白参）

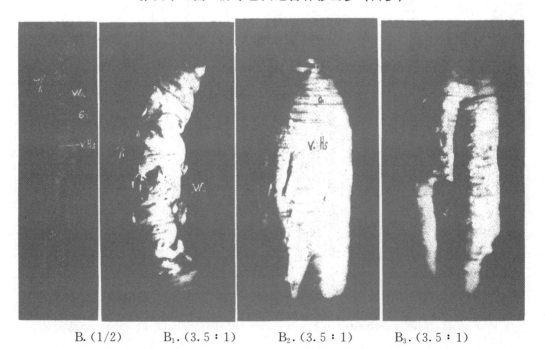

B.（1/2）　　　B_1.（3.5∶1）　　　B_2.（3.5∶1）　　　B_3.（3.5∶1）

Fig. 42　Ein älterer Transplantations-Ginseng aus Chiling.（Weiss-Ginseng）

第二十三图版

第四十三图解

太子移山吉林人参扩大（扩大倍数 3.5∶1）

（参照第四十图之 7）

A₁：本品全部四分之三　A₂：即 A₁ 之横断面

Sp. 芦头，Hs. 主根，Sw₁. 分根，Sw₂. 分根断面，Qr. 横纹，Gr. 纵皱，R. 皮部，Cr. 新生组织轮，Rg. 放射状脉管，Pz. 初生心柱，o. Iz. 颓坏裂隙。

Fig. 43

Vergrösserung eines Transplantations-Ginsengs aus Chiling，

（Vergs. 3. 5∶1）

（Vgl. 7. der Fig. 40）

A₁：3/4 Teile des ganzen Ginsengs.　A₂：Querschnitt durch A₁

Sp. Sprosse，　Hs. Hauptspross，　Sw₁. Seitenwurzel，　Sw₂. Seitenwurzelschnitt，Qr. Querring，Gr. Groove，R. Rinde，Cr. Cambiumring，Rg. Radiales Gefäss，Pz. Primäre Zentralcylinder，o. Iz. obliterierte Interzellularräume.

第四十三图

太子移山吉林人参扩大（3.5∶1）

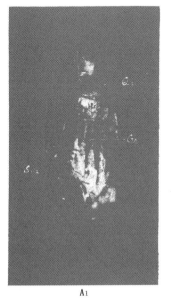
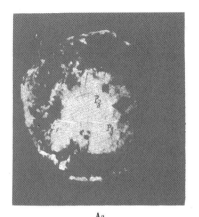

A₁　　　　　　　　　　A₂

Fig. 43　Vergrösserung eines Transplantations-Ginsengs aus

Chiling.（Vergr. 3. 5∶1）

第二十四图版

第四十四图解

自一年至四年之秧参（养参、子参）（原形 9/10）

A₁、A₂：一二年生　　B₁、B₂、B₃：三四年生

Kn. 芽，K. Sp. 小芦头，Hs. 主根，Sw. 分根，Qr. 横纹。

Fig. 44

1-4-jähriger Kultur-Ginseng.（9/10 Nat. Gr.）

A₁，A₂：1-2-jährig.　　B₁，B₂，B₃：3-4-jährig.

Kn. Knospen，K. Sp. Kleine Sprosse，Hs. Hauptspross. Sw. Seitenwurzel，Qr. Qurring.

第四十四图

自一年至四年之秧参（养参、子参）（原形 9/10）

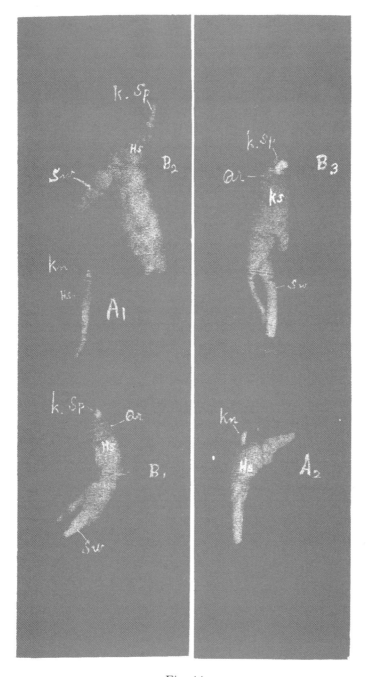

Fig. 44

1-4 jähriger Kultur-Ginseng. （9/10 Nat. Gr.）

第二十五图版

第四十五图解

A：吉林生晒人参全形（原形 4/5）

B：同上一部分扩大（扩大倍数 7∶1）

C：同上横断面（扩大倍数 7∶1）

Sp. 芦头，Spw. 芦头生根，Hs. 主根，Sw. 分根，Qr. 横纹，Gr. 纵皱，Bw. 须根，Pd. 枹皮，Ar. 外皮部，Ir. 内皮部，Cr. 新生组织轮，St. 筛部，Rg. 放射状脉管束。

Fig. 45

A：Die ganze Gestalt eines in der Sonne getrockneten und nicht präparierten Chiling-Ginsengs（4/5 Nat. Gr.）

B：Vergrösserung eines Teils von A.（Vergr. 7∶1）

C：Querschnitt durch B.（Vergr. 7∶1）

Sp. Sprosse, Spw. Wurzel der Sprosse, Hs. Hauptspross, Sw. Seitenwurzel, Qr. Querring, Gr. Groove, Bw. Bartwurzel, Pd. Periderm, Ar. Aussenrinde, Ir. Innenrinde, Cr. Cambiumring, St. Siebteil, Rg. Radialer Gefässbündel.

第四十五图

吉林生晒人参全形 A、B、C

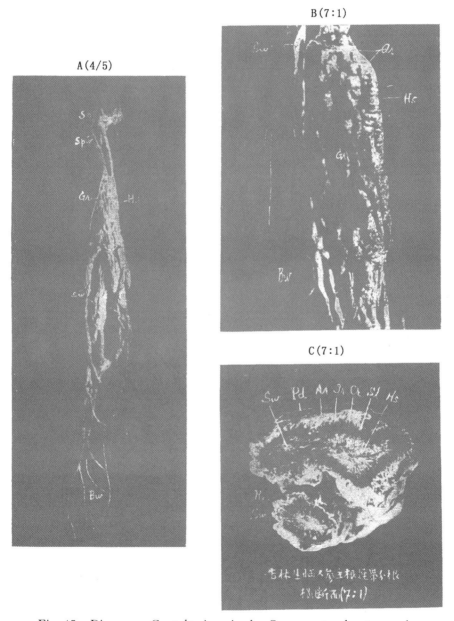

Fig. 45　Die ganze Gestalt eines in der Sonne getrockneten und
nicht präparierten Chiling-Ginsengs. A，B，C

第二十六图版

第四十六图解

A：吉林生晒人参主根横断面（扩大倍数 10.5：1）

B：分根横断面（扩大倍数 16：1）

Pd. 枪皮，Hg. 树脂道，Ar. 外皮部，Ir. 内皮部，Cr. 新生组织轮，Zc. 中心柱，Rg. 放射状脉管束，Ri. 放射状裂隙。

Fig. 46

A：Querschnitt durch den Hauptspross eines in der Sonne getrockneten und nicht präparierten Chiling-Ginsengs.（Vergr. 10.5：1）

B：Querschnitt durch die Seitenwurzel.（Vergr. 16：1）

Pd. Periderm，Hg. Harzgang，Ar. Aussenrinde，Ir. Innenrinde，Cr. Cambiumring，Zc. Zentralcylinder，Rg. Radiale Gefässbündel，Ri. Radiale Interzellularräume.

第四十六图

吉林生晒人参 A 主根及 B 分根横断面

A (10.5:1)

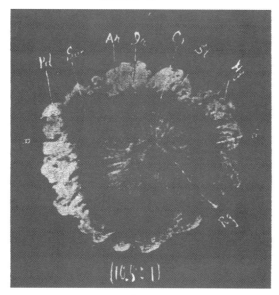

B (10:1)

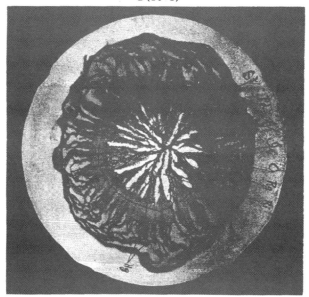

Fig. 46　Querschnitt durch den Hauptspross A und die Seitenwurzel

B von in der Sonne getrockneten und nicht präparierten Chiling-Ginseng.

第二十七图版

第四十七图解

辽东大力参二种扩大

（扩大倍数 3.5：1，参照第四十图之 2）

A_1：辽东大力参上半部　　A_2：下半部（熟制品）

B_1：辽东大力参上半部　　B_2：下半部（生制品）

C：即 A_1 横断面　　　　　D：即 B_1 横断面（扩大倍数 7：1）

Sp. 芦头，Hs. 主根，Sw. 分根，Qr. 横纹，Gr. 纵皱，R. 皮部，Cr. 新生组织轮，Zc. 中心柱，Rg. 放射状脉管束，Pz. 初生心柱。

Fig. 47

Vergrösserung von zwei Kraft-Ginseng aus Mukden，China.

（Vergr. 3.5：1）（Vgl. 2 der Fig. 40）

A_1：Die obere Hälfte des Kraft-Ginsengs.

A_2：Die untere Hälfte desselben.

B_1：Die obere Hälfte des Rohmaterials.

B_2：Die untere Hälfte desselben.

C：Querschnitt durch A_1.　　D：Querschnitt durch B_1.（Vergr. 7：1）

Sp. Sprosse，Hs. Hauptspross，Sw. Seitenwurzel，Qr. Querring，Gr. Groove，R. Rinde，Cr. Cambiumring，Zc. Zentralcylinder，Rg. Radialer Gefässbündel，Pz. Primäre Zentralcylinder.

第四十七图

辽东大力参二种扩大 (3.5∶1)

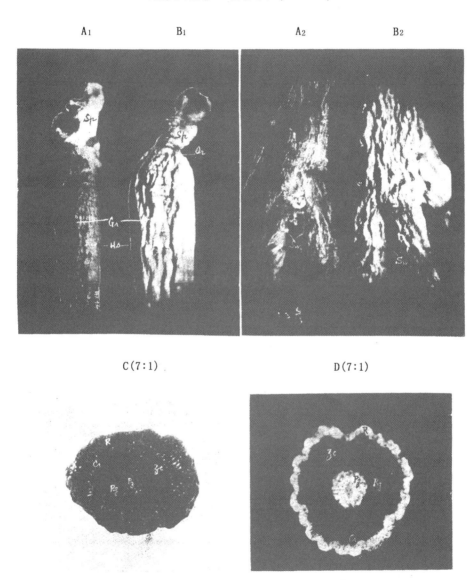

Fig. 47　Vergrösserung von zwei Kraft-Ginseng aus Mukden，China.

(Vergr. 3.5∶1)

第二十八图版

第四十八图解

白抄参（糖制白参）二种扩大

（扩大倍数 3.5∶1，参照第四十图解之 6）

A_1：微糖白抄参上半部　　A_2：下半部（粗皮）

B_1：糖白抄参上半部　　　B_2：下半部（细皮）

C：即 A_1 横断面　　　　D：即 B_1 横断面

Sp. 芦头，Hs. 主根，Sw. 分根，Qr. 横纹，Gr. 纵皱，R. 皮部，Cr. 新生组织轮，Rg. 放射状脉管束，Ri. 放射状裂隙，o. Iz. 颓坏裂隙。

Fig. 48

Vergrösserung von 2 mit Zucker präparierten Weiss-Ginseng

（Vergr. 3.5∶1）（Vgl. 6. der Fig. 40）

A_1：Die obere Hälfte des mit wenig Zucker präparierten Weiss-Ginsengs.

A_2：Die untere Hälfte desselben.（Dicke Rinde）

B_1：Die obere Hälfte des mit Zucker präparierten Weiss-Ginsengs.

B_2：Die untere Hälfte desselben.（Dünne Rinde）.

C：Querschnitt durch A_1.　　D：Querschnitt durch B_1.

Sp. Sposse，Hs. Hauptspross，Sw. Seitenwurzel，Qr. Querring，Gr. Groove，R. Rinde，Cr. Cambiumring，Rg. Radialergefässe，Ri. Radiale Interzellularräume，o. Iz. obliterurte Interzellularräume.

第四十八图

白抄参（糖制白参）二种扩大（3.5∶1）

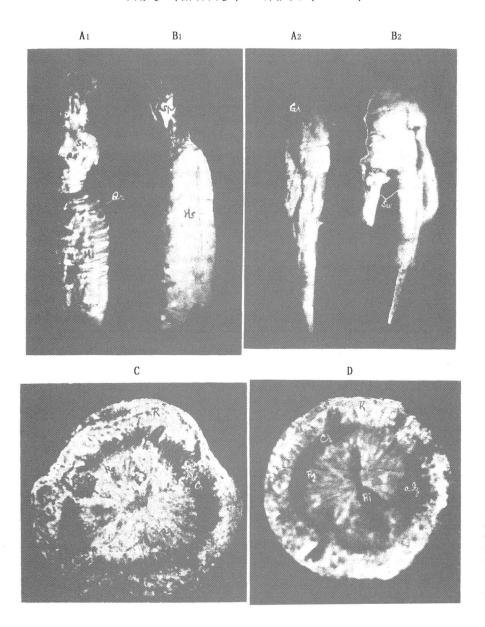

Fig. 48　Vergrösserung von zwei mit Zucker präparierten

Weiss-Ginseng.　(Vergr. 3.5∶1)

第二十九图版

第四十九图解

吉林红参三种扩大

（扩大倍数 3.5∶1，参照第四十图解 2、3、4、5）

A₁：石柱参上半部　　　　A₂：下半部（甲）

B₁：黄城门参上半部　　　B₂：下半部（乙）

C₁：松江河参上半部　　　C₂：下半部（丙）

D：即 A₁ 横断面扩大（扩大倍数 7∶1）

E：即 B₁ 横断面扩大（扩大倍数 7∶1）

F：即 C₁ 横断面扩大（扩大倍数 7∶1）

Sp. 芦头，Wr. 副根残基，Hs. 主根，Sw. 分根，Qr. 横纹，Gr. 纵皱，Pd. 枙皮，R. 皮部，En. 内上皮，Zc. 中心柱，Rg. 放射状脉管束，Pz. 初生心柱。

Fig. 49

Vergrösserung von drel Rot-Ginsengs aus Chiling.

（Vergr. 3.5∶1）（Vgl. 2，3，4，5，der Fig. 40）

A₁：Die obere Hälfte des See-Dschu-Ginsengs

A₂：Die untere Hälfte desselben

B₁：Die obere Hälfte des Huang-Dscheng-Men-Ginsengs

B₂：Die untere Hälfte desselben

C₁：Die obere Hälfte des Sung-Djiang-Ho-Ginsengs

C₂：Die untere Hälfte desselben

D：Vergrösserung des Querschnittes durch A₁（Vergr. 7∶1）

E：Vergrösserung des Querschnittes durch B₁（Vergr. 7∶1）

F：Vergrösserung des Querschnittes durch C₁（Vergr. 7∶1）

Sp. Sprosse，Wr. Wurzelreste，Hs. Hauptspross，Sw. Seitenwurzel，Qr. Querring，Gr. Groove，Pd. Periderm，R. Rinde，En. Endodermis，Zc. Zentralcylinder，Rg. Radialer Gefässbündel，Pz. Primäre Zentralcylinder.

第四十九图

吉林红参三种扩大 (3.5：1)

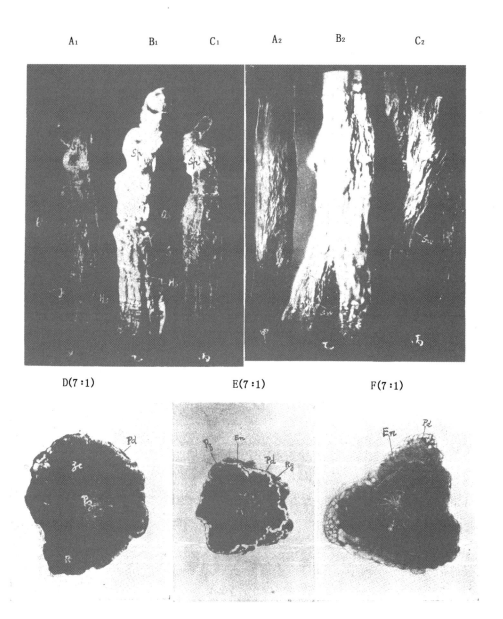

Fig. 49　Vergrösserung von drei Rot-Ginseng aus Chiling

（Vergr. 3.5：1）

构造

组织鉴定：

（甲）扩大镜观察：将国产山参平滑之横断面以扩大镜检视之，见有白色之外皮部与淡黄色之内皮部，介以白色之新生组织轮线与黄褐色之后生中心柱（第二期中心柱）区分之。筛部之尖端着色较为浓厚，成屈折弯曲之现象而伴以髓线。且往往有小缺裂，并发现黄褐色之小点，此为其树脂道。后生中心柱以内渐次色淡，近于黄白色，达于中心而纯白，此即初生中心柱（第一期中心柱），往往有初生脉管（第一期脉管）之小点散在之。中心柱作放射状之线纹而射出，达于后生中心柱，则见有散布之白点，此即后生脉管（第二期脉管）也。

（乙）显微镜观察：用显微镜检查之，其枹层部不免有多少之剥落，往往仅留残余物。其残余物之完整者，有 3～4 层乃至 5～6 层之薄壁性枹细胞。与之连续者，为第一期皮部，组织疏松，细胞膜甚为菲薄，而以触线（切线）列延长之。细胞中含淀粉者甚少，常有含蓄树脂之细胞或含蓄黏液之细胞，凝聚黄色之分泌物而嵌在其间。再进一层，为第二期皮部（内皮部），境界虽不分明，组织较为致密，细胞中含有细小之淀粉粒，顺髓线之方向而带裂隙。筛部之间环列著明之小树脂窦。又筛部之构成，为细小之细胞，其内亦发现树脂窦而甚狭细。木部缺髓，初生脉管（第一期脉管）聚于中心。后生脉管（第二期脉管）连结于半径线而作放射状。脉管束往往与管鞘（Gefäss-scheide）脱离而成巨大之裂隙。髓线介于脉管之间，以一列至三四列与脉管并行射出。草酸盐成簇晶或单晶，但单晶极少，皮木二部均有存在之。本品之根端及中心柱，常发现螺旋纹短脉管，初生时纵横错杂之状况，及中心之分裂组织层。

辽东大力参（白参）新生组织之树脂窦，径 $80～90\mu$[1] 者占多数，70μ 者次之，120μ 者为稀有之数，长（直断）$150～350\mu$。生晒人参（同样组织）

---

〔1〕 μ：可能为 μm，今保持原书风貌，不加改动，仅供参考。以下同。

比较的细小，径达 $60\sim70\mu$ 者较多，50μ 者次之，100μ 者为仅见之数，长约 200μ。凡吉林人参直断面，成螺旋纹而有节，以单条或二三条乃至三四条连结成群。脉管之径 $20\sim40\mu$，每节之长 $170\sim750\mu$。辽东大力参淀粉之大 $1\sim3\mu$，1μ 者占多数，2μ 者次之，3μ 者极少。在生晒人参，则以 $1\sim2\mu$ 为限，无 3μ 者也。草酸盐簇晶之大，概为 $15\sim45\mu$。（第五十图至六十三图）

显微反应：以辽东大力参断面，用莎唐第三（SudanⅢ）之酒精甘油溶液点滴之，则见枹层及树脂均染红色。加碘绿（Jodgrün）液，脉管及新生组织细胞均染绿色，渐次淀粉界限亦染色；追加碘素碘化钾（Jodjodkalium）稀薄水溶液，淀粉均显美丽之紫红色乃至紫葡萄红色。

又太子移山吉林参（白参），外皮部中发现油滴，对于锇[1]酸（Osmiumsäure）显黑色（第五十九图）。

石柱参（红参）构造：本品系产于石柱沟之参种，或谓此参种圆直而如石柱，高丽红参必取此参种而培成之。国产红参常取此参种，仿朝鲜之法制造红参，兹鉴定其内容组织，凡国产红参即以此石柱参为模范。

组织鉴定：枹层大半磨灭，仅余三四层或完全脱落，残存最下之枹生组织五六层。其次为延长于触线（切线）之柔细胞，有草酸盐簇晶散在之。外皮部柔组织极疏松，有嵌在之椭圆形细胞，黏液与树脂共存其间。内皮部柔组织大半延长于半径线，往往射至外皮部而屈曲之。筛部发出之组织自新生组织附近起，达于内皮部之外边，有圆形之树脂窦二三重，依周围筛部组织放射之方向而循环之。此种树脂窦中之内容物，大抵解剖时为酒精溶去。其占居于内皮部之外边者，外围伴存之细胞群。筛部细胞微小而著明，含蓄液状物质而着色。第二期髓线杂出其间。新生组织轮为一二层扁方形细胞构成之。其附近之后生脉

---

〔1〕 锇：音 mī，化学元素"锇"的旧译。

管，以一二个或四五个乃至六七个，断续联络于半径线，两旁有木细胞组织随伴之，且有着色之液状物质沿着于管鞘。初生脉管较短，纵横错杂，纵面现立体状螺旋形。初生髓线射出之方向，裂隙甚多，直达后生脉管之部分，组织始见紧密而间隙较少，至外皮部又增加。草酸盐簇晶近于中央而散布之。淀粉糊化，仅存于木部之髓线中，近于中央者较为著明。

石柱参新生组织附近之树脂窦，普通径 $130\sim160\mu$，最小 90μ，最大 200μ。脉管之径，普通 $40\sim55\mu$，最小 35μ，最大 60μ。淀粉糊化者多，不过 $1\sim2\mu$。草酸盐簇晶之大，$15\sim40\mu$。（第六十四至六十九图）

芦头构造：枹层为 $8\sim12$ 层之枹细胞，皆向触线（切线）之方向延长之。枹层下组织疏松，亦延长于触线，大半填充黏液或树脂，并有巨大之草酸盐簇晶，散布于皮部之柔细胞中而往往密集之，较主根中所含者有十倍至二十倍之多。内皮部中亦有环列之树脂窦。自中央射出者，有车辐状脉管束，髓线介于其间，与裂隙并行射出，达于内皮部之外边而止。髓线细胞中皆充满淀粉。束外新生组织被放射状裂隙冲断之，束内新生组织著明存在。筛部细胞较在主根中者，稍稍宽大而完整，其间有小树脂窦（新生组织临近），往往含褐色之块状树脂。木部中草酸之初盐簇晶亦处处布满。中央部有纵横错走生（第一期）脉管，并有巨大之裂孔存在之。

淀粉大抵糊化难辨，草酸盐簇晶之大 $20\sim50\mu$，脉管束口径 $25\sim55\mu$。（第七十至七十一图）

第三十图版至第四十图版

第五十图至七十一图

吉林人参显微镜的构造摄影图

赵燏黄

Tafelbeschreibung XXX～XL

Fig. 50～71

ATLAS DER CHINESISCHEN DROGEN

DIE MIKROSKOPISCHEN AUFNAHMEN VON DER

STRUKTUR DES CHILING-GINSENGS

von

Y. H. Chao.

吉林人参显微镜的构造摄影图目次

Verzeichnis der mikroskopischen Aufnahmen von
der Struktur des Chiling-Ginsengs.

rockneten und nicht präparierten Chiling-Ginsengs.

10. Fig. 59　Ein anderer Längsschnitt durch die Korkschichtund Aussenrinde eines Transplantations-Ginsengs aus Chiling.

11. Fig. 60　Längsschnitt durch das Grenzgebiet zwischen der Rinde und dem Holzteile eines in der Sonne getrockneten und nicht präparierten Chiling-Ginsengs.

12. Fig. 61　Längsschnitt durch eines Chiling-Ginseng mitdem Gewebe des Sieb- und Gefässteiles.

13. Fig. 62　Längsschnitt durch den Hauptspross eines in der Sonne getrockneten und nicht präparierten Chiling-Ginsengs mit dem Zentralgewebe.

14. Fig. 63　Längsschnitt durch das Zentrum eines Transplantations-Ginsengs aus Chiling.

15. Fig. 64　Querschnitt durch die Rinde eines See-Dju-Ginsengs (Rotginseng).

16. Fig. 65　Querschnitt durch den Cambium bis zur Innenrinde desserben.

17. Fig. 66　Querschnitt durch die Umgebung des Grenzgebietes zwischen der Rinde und dem Holzteile eines See-Dju-Ginsengs (Rotginseng).

18. Fig. 67　Querschnitt durch den Zentralkörper desselben.

19. Fig. 68　Längsschnitt durch die Sieb-und Gefässteile eines See-Dju-Ginsengs (Rotginseng).

20. Fig. 69　Längsschnitt durch die Umgebung des Zentrums desselben.

21. Fig. 70　Querschnitt durch den mit Calciumoxalatkristallen voll besetzten Spross eines in der Sonne getrockneten und nicht präparierten Chiling-Ginsengs.

22. Fig. 71　Vergrösserung von der Umgebung des Zentrums desselben.

第三十图版

第五十图解

吉林人参枝根横断面全部弱扩大

（扩大倍数 16：1）

Pd. 枹皮，Ks. 枹层，Ar. 外皮部，Hh. 树脂窦，Ir. 内皮部，St. 筛部，Cr. 新生组织轮，Rg. 放射状脉管束，Ms. 髓线，Li. 破生间隙，Ri. 放射状裂隙，Sms. 后生髓线。

Fig. 50　Vollständiger Querschnitt durch die Seitenwurzel eines

Chiling-Ginsengs in schwacher Vergrösserumg.（Vergr. 16：1）

Pd. Periderm，Ks. Korkschicht，Ar. Aussenrinde，Hh. Harzhöhle，Ir. Innenrinde，St. Siebteil　Cr. Cambiumring，Rg. Radialer Gefässbündel，Ms. Markstrahlen，Li. Lysigene Interzellularräume，Ri. Radiale Interzellularräume，Sms. Sekundäre Markstrahlen।

第五十一图解

吉林人参主根横断面全部的五分之三弱扩大

（扩大倍数 16：1）

内容组织同上。

Fig. 51 3/5　Teil eines Querschnittes durch den Hauptspross eines

Chiling-Ginsengs in schwacher Vergrösserung.（Vergr，16：1）

Das innere Gewebe siehe Oben!

Fig. 50

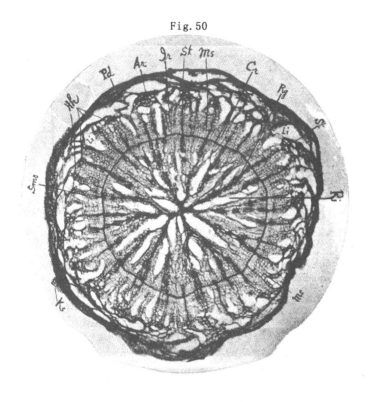

Fig. 51

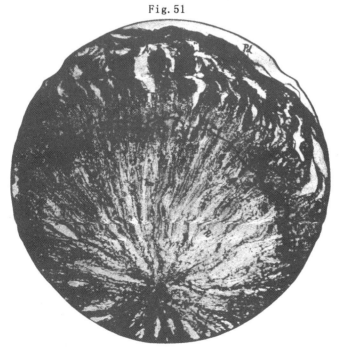

第三十一图版

第五十二图解

吉林人参横断面自皮部至新生组织

（扩大倍数 100∶1）

Pd. 枹皮，Ar. 皮部，Hg. 树脂道，H. 树脂，Sch. 黏液，Kr. 单晶，Do. 草酸钙簇晶，K. Hh. 小树脂窦，Ir. 内皮部，St. 筛部，C. 新生组织，G. 脉管，Ms. 髓线。

Fig. 52　Querschnitt durch den Rindenteil bis zum Cambium

eines Chiling-Ginsengs.　(Vergr. 100∶1)

Pd. Periderm. Ar. Aussenrinde, Hg. Harzgänge, H. Harz, Sch. Schleim, Kr. Kristalle, Do. Drüse von Oxalat, K. Hh. Kleine Harzhöhle, Ir. Innenrinde, St. Siebteil, C. Cambium, G. Gefässe, Ms. Markstrohlen.

第五十三图解

吉林人参横断面外皮部特别扩大

（扩大倍数 350∶1）

Ks. 枹层，Schz. 黏液细胞，Sch. 黏液（淡褐色之物）。余同上。

Fig. 53　Querschnitt eines Chiling-Ginsengs mit besonderer

Vergrösserung der Aussenrinde.　(Vergr. 350∶1)

Ks. Korkschicht，Schz. Schleimzelle，Sch. Schleim（ schwachbrauner　Körper ）. Übriges siehe oben!

Fig.52

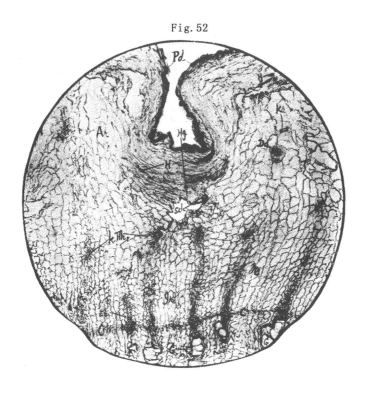

Fig.53

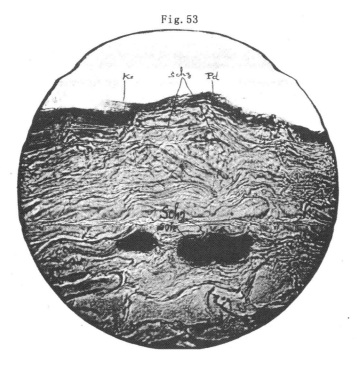

第三十二图版

第五十四图解

吉林人参横断面通过新生组织

（扩大倍数 100∶1）

Ir. 内皮部，St. 筛部，o. Si. 颓败筛管，Li. 破生间隙，C. 新生组织，Rg. 放射状脉管束（第二期脉管）；G. 脉管，Hps. 木细胞组织鞘，Do. 草酸钙簇晶，Ms. 延长于半径线之髓细胞，Pg：第一期脉管。

Fig. 54　Querschnitt durch den Cambium eines Chiling-Ginsengs.

（Vergr. 100∶1）

Ir. Innenrinde，St. Siebteil，o. Si. obliterierte　Siebröbre，Li. Lysigene　Interzellularräume，C. Cambium，Rg. Radiale Gefässbündel，G. Gefässe，Hps. Holzparenchymscheide，Do. Drüse von Oxalat，Ms. Radiale Markzellen，Pg. Primäre Gefässe.

第五十五图解

同上一部分再加扩大

（扩大倍数 200∶1）

Ms. 髓线细胞中充满之淀粉，Stä. 淀粉。余同上。

Fig. 55　Vergrösserung eines Teiles des oben stehenden

Querschnittes.（Vergr. 200∶1）

Ms. Stärke enthaltende Markstrahlenzellen，Stä Stärke.　Übriges siehe oben!

Fig. 54

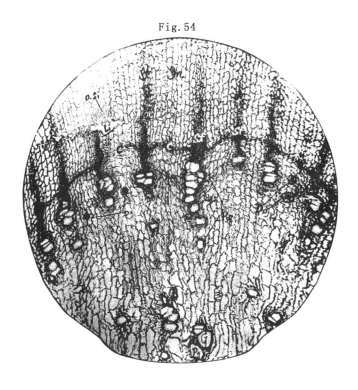

Fig. 55

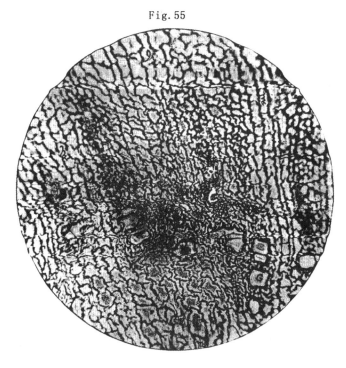

第三十三图版

第五十六图解

吉林人参主根横断面初生脉管聚集于中心之状

（扩大倍数 100∶1）

Pg. 初生脉管，G. 脉管，Pms. 初生髓线，Do. 草酸钙簇晶，Ri. 放射状裂隙。

Fig. 56　Querschnitt durch den Hauptspross eines Chiling-Ginsengs

mit den primären Gefässen im Zentrum.

zeigend（Vergr. 100∶1）

Pg. Primäre Gefässe，G. Gefässe，Pms. Primäre Markstrahlen，Do. Drüse von Oxalat，Ri. Radiale Interzellularräume.

第五十七图解

吉林人参枝根横断面中央部放射状组织

（扩大倍数 100∶1）

Dzp. 菲薄破裂之髓细胞。余同上。

Fig. 57　Querschnitt durch die Seitenwurzel eines Chiling-Ginsengs，

das radiale Zentrumsgewebe derselben zeigend.

（Vergr. 100∶1）

Dzp. Dünne und zerplatzte Parenchym.　Übriges siehe oben！

Fig.56

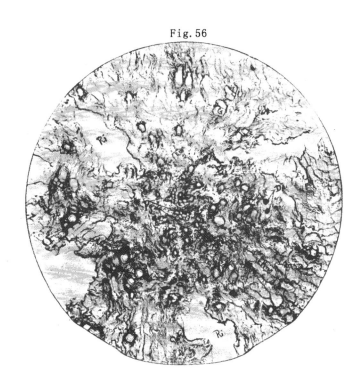

Fig.57

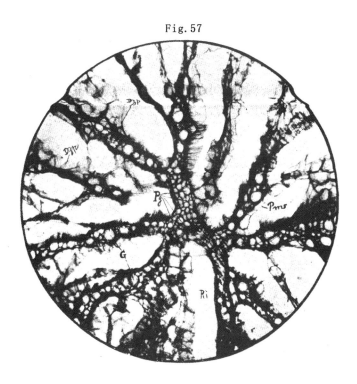

第三十四图版

第五十八图解

吉林生晒人参直断面枹层及外皮部

（扩大倍数 100∶1）

Ks. 枹层，Ph. 枹生厚皮，Arp. 外皮部柔组织，H. 树脂，Sch. 黏液。

Fig. 58　Längsschnitt durch die Korkschicht und Aussenrinde

eines in der Sonne getrockneten und nicht präparierten.

Chiling-Ginsengs（Vergr. 100∶1）

Ks. Korkschicht，Ph. Phelloderm，Arp. Parenchym der Aussenrinde，H. Harz，Sch. Schleim.

第五十九图解

太子移山吉林人参又一种直断面枹层及外皮部

（扩大倍数 100∶1）

Do. 草酸钙簇晶，Ö. 油滴，Mz. 髓细胞，Li. 破生间隙。余同上。

Fig. 59　Ein anderer Längsschnitt durch die Korkschicht und

Ausseurinde eines Transplantations-Ginsengs aus Chiling.

（Vergr. 100∶1）

Do. Drüse von Oxalat，Ö. Ölstriemen，Mz. Markzellen，Li. Lysigene Interzellularräume. Übriges siehe oben!

Fig.58

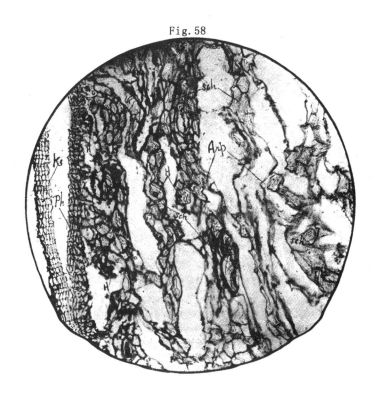

Fig.59

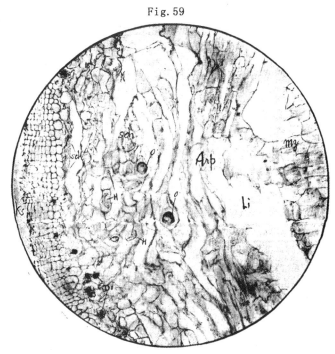

第三十五图版

第六十图解

吉林生晒人参直断面皮木二部交界附近组织

（扩大倍数 100：1）

Sr. 筛管，C. 新生组织，Sch. u. Gl. 黏液及配糖体，Sg. 螺旋纹脉管。

Fig. 60　Längsschnitt durch das Grenzgebiet zwischen der
Rinde und dem Holzteile eines in der Sonne getrockneten und
nicht präparierten Chiling-Ginsengs.　（Vergr. 100：1）

Sr. Siebröhre, C. Cambium, Sch. u. Gl. Schleim und Glycosid, Sg. Spiralgefässe.

第六十一图解

吉林人参直断面筛脉二部组织

（扩大倍数 256：1）

Sr. 筛管，Sp. 筛板，Gz. 伴存细胞，Sg. 螺旋纹脉管，C. 新生组织，Hp. 木细胞组织，Stä. 淀粉。

Fig. 61　Längsschnitt durch eines Chiling-Ginseng mit dern
Gewebe des Sieb-und Gefässteiles.　（Vergr. 265：1）

Sr. Siebröhre，　Sp. Siebplatte，　Gz. Gleitzellen，　Sg. Spiralgefässe.　　C. Cambium，
Hp. Holzparenchym，Stä. Stärke.

Fig.60

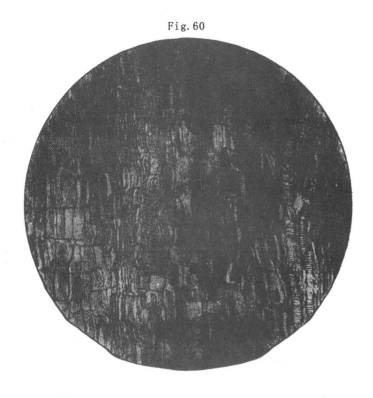

Fig.61

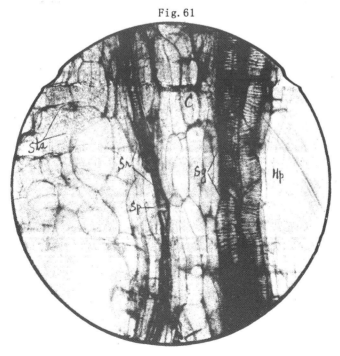

第三十六图版

第六十二图解

吉林生晒人参主根直断面中部组织

（扩大倍数 100∶1）

Psg. 初生螺旋纹脉管，Schg. 黏液道，Me. 分裂组织层，P. Sch. u. Gl. 柔组织细胞中充满黏液及配糖体。

Fig. 62 Längsschnitt durch den Hauptspross eines in der Sonne getrockneten und nicht präparierten Chiling-Ginsengs mit dem Zentralgewebe.（Vergr. 100∶1）

Psg. Primäre Spiralgefässe，Schg. Schleimgang，Me. Meristem，P. Sch. u. Gl. schleim und Glycoside enthaltende Parenchymzellen.

第六十三图解

太子移山吉林人参直断面中部组织

（扩大倍数 100∶1）

内容组织同上。

Fig. 63 Längsschnitt durch das Zentrum eines Transplantations-Ginsengs aus Chiling.（Vergr. 100∶1）

Das innere Gewebe siehe oben！

Fig.62

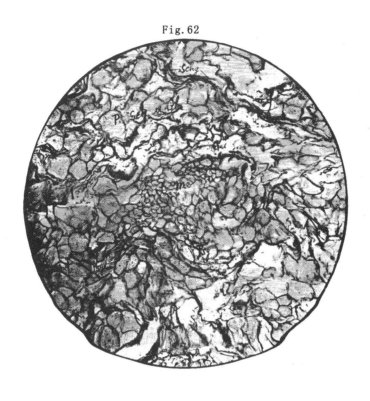

Fig.63

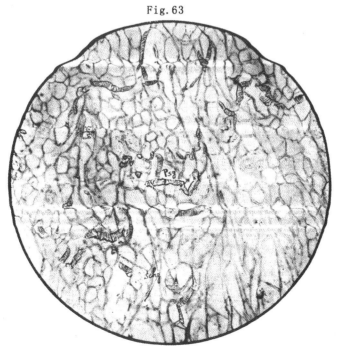

第三十七图版

第六十四图解

石柱参（红参）横断面皮部

（扩大倍数 32：1）

Pd. 枹皮，Ar. 外皮部，Arp. 外皮部柔组织，Do. 草酸钙簇晶，Arsb. 外皮部分泌物储蓄器，Ms. 髓线，Ir. 内皮部，Irhh. 内皮部树脂窦，St. 筛部，C. 新生组织。

Fit. 64　Querschnitt durch die Rinde eines See-dju-Ginsengs

（Rotginseng）（Vergr. 32：1）

Pd. Periderm，Ar. Aussenrinde，Arp. Parenchym der Aussenrinde，Do. Drüse von Oxalat，Arsb. Sekretbehälter der Aussenrinde，Ms. Markstrahlen，Ir. Innenrinde. Irhh. Harzhöhle der Innenrinde，St. Siebteile，C. Cambium.

第六十五图

同上横断面自内皮部通过新生组织

（扩大倍数 32：1）

Rg. 放射状脉部，Pg. 初生脉管，Pm. 初生髓线，Sg. 后生脉管，Sm. 后生髓线。

Fig. 65　Querschnitt durch den Cambium bis zur Innenrinde

desselben.（Vergr. 32：1）

Rg. Radiale　Gefässbündel，Pg. Primäre　Gefässe，Pm. Primäre　Markstrahlen，Sg. Sekundäre Gefässe，Sm. Sekundäre Markstrahlen.

Fig. 64

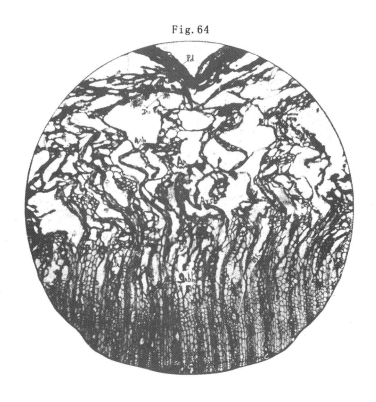

Fig. 65

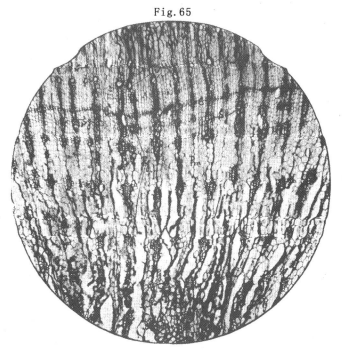

第三十八图版

第六十六图解

石柱参（红参）横断面皮木二部交界附近组织

（扩大倍数 100：1）

　　Ir. 内皮部，Hh. 树脂窦，Ms. 髓线，St. 筛部，C. 新生组织，Sg. 后生脉管，Gsch. 沿脉管束黏液，Hp. 木细胞柔组织。

Fig. 66　Querschnitt durch die Umgebung des Grenzgebietes
zwischen der Rinde und dem Holzteile eines See-dju-Ginsengs
(Rotginseng). (Vergr. 100：1)

　　Ir. Innenrinde，　Hh. Harzhöhle，　Ms. Markstrahlen，　St. Siebteile，　C. Cambium，Sg. Sekundäre Gefässe，Gsch. Schleim an der Gefässbündel，Hp. Holzparenchymzellen.

第六十七图解

同上横断面中央组织

（扩大倍数 32：1）

　　Pg. 初生脉管，Pm. 初生髓线，Me. 分裂组织，Ri. 放射状裂隙。余同上。

Fig. 67　Querschnitt durch den Zentralkörper desselben.

（Vergr. 32：1）

　　Pg. Primäre Gefässe，Pm. Primäre Markstrahlen，Me. Meristem. Ri. Radiale Interzellularräume. Übriges siehe oben!

Fig. 66

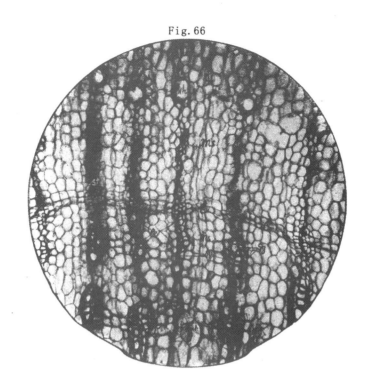

Fig. 67

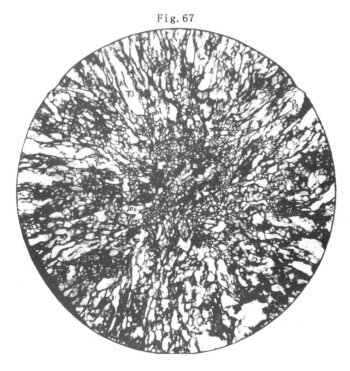

第三十九图版

第六十八图解

石柱参（红参）直断面筛脉二部

（扩大倍数 100：1）

Gbs. 筛部屈曲之状，Gt. 脉部连续之状，C. 新生组织，Mz. 髓细胞，V. Stä. 糊化淀粉。

Fig. 68　Längsschnitt durch die Sieb und Gefässteile eines

See-dju-Ginsengs (Rotginseng). (Vergr. 100：1)

Gbs. Gestalt der Biege des Siebteiles，Gt. Gefässteil，C. Cambium，Mz. Markzellen，V. Stä . Verkleisterte Stärke.

第六十九图解

同上直断面中央附近

（扩大倍数 65：1）

Sg. 螺纹脉管，Me. 分裂组织，Do. 草酸钙簇晶。余同上。

Fig. 69　Längsschnitt durch die Umgebung des Zentrums

desselben (Vergr. 65：1)

Sg. Spiralgefässe，Me. Meristem，Do. Drüse von Oxalat，Übriges siehe oben!

Fig.68

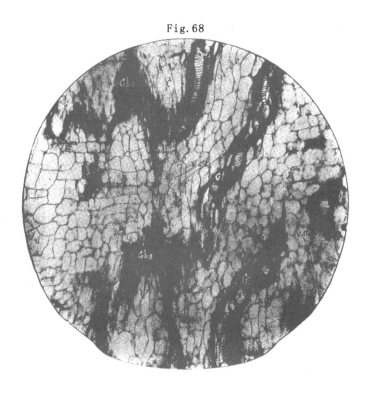

Fig.69

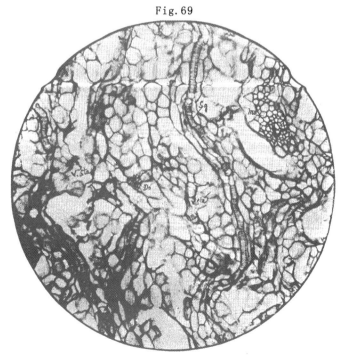

第四十图版

第七十图解

吉林生晒人参芦头横断面布满草酸钙结晶之状

（扩大倍数 16：1）

Pd. 枪皮，Ar. 外皮部，Ir. 内皮部，St. 筛管，Fc. 束内新生组织，Rg. 放射状脉管束，Pms. 初生髓线，Sms. 后生髓线，Do. 草酸钙簇晶，Pg. 初生脉管。

Fig. 70　Querschnitt durch den mit Calciumoxalatkristallen voll

besetzten Spross eines in der Sonne getrockneten und nicht

präparierten Chiling-Ginsengs.（Vergr. 16：1）

Pd. Periderm，Ar. Aussenrinde，Ir. Innenrinde，St. Siebteil，Fc. Faszikurares.

C. Cambium，Rg. Radialer Gefässbündel，Pms. Primäre Markstrahlen，Sms. Sekundäre

Markstrahlen，Do. Drüse von Oxalat，Pg. Primäre Gefässe.

第七十一图解

同上中央附近一部分扩大

（扩大倍数 60：1）

Fig. 71　Vergrösserung von der Umgebung des Zentrums.

deseelben（Vergr. 60：1）

Verzeichnis vgl. oben!

Fig. 70

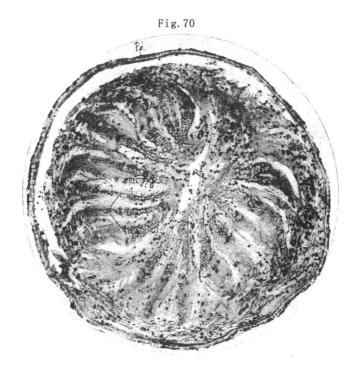

Fig. 71

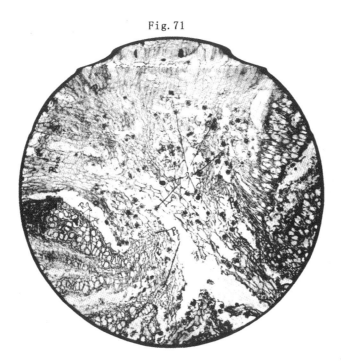

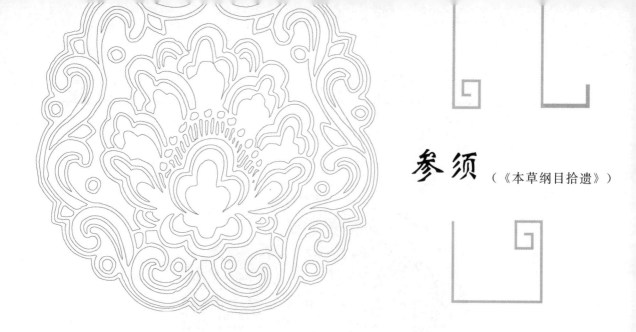

参须 （《本草纲目拾遗》）

考据

《本草纲目拾遗》：《百草镜》[1]：参须宁古塔来者，色黄粗壮，船厂货次之，凤凰城货色带白为劣，煎之亦无厚味。

《本草从新》云：参须亦辽参之横生芦头上而甚细者，性与参条相同而力尤薄。

《本经逢原》云：参须价廉，贫乏者往往用之。其治胃虚、呕逆、欬嗽、失血等症，亦能获效，以其性专下行也。若久痢、滑精、崩中、下血等症，每至增剧，以其味苦降泄也。

按语：吉林野山人参之最上品，须根完全不除，盖以保留不去者为正品也。次品或栽培品则将人参之近于尾部或参尾所带之须根剪下另售，故有参条、大尾、中尾、尖尾、细尾等名称。论其功效，当与人参之主根相同，惟其有效成分，或因幼稚而含量未足，功力自应薄弱。《逢原》[2]谓其性专下行，味苦降泄。此因参须所生之部位，占参之下部，而其效力亦指其专行下部，是则芦头在上，专行上部，故有谓芦头主呕吐之说，是又其性专上行矣。旧医云：医者意也，可以意为之，何能据为药理上之参证乎？

形质

（甲）白参须：市贩之白参须，捆扎成束，长达 20～25cm，径 1.0～

---

〔1〕《百草镜》：清代医学家赵学楷撰著的本草著作。

〔2〕《逢原》：《本经逢原》之简称，清初医家张璐撰著。

3.0mm，外面淡黄色，有皱缩之直纹或绞纹，并有旁生须根之断迹而带丝状之须根于参尾。年久者则于须根部带疣赘状之小结节而弯曲之，横断面扁圆形或三角形，全面大部分类白色或淡黄白色。皮木二部交界淡褐色，中心白色。破折面不平坦，亦非纤维状。质坚而脆，味甘而苦，并有特异之清香。

（乙）红参须：市贩品亦捆扎成束，全体有纵直者或作波形之弯曲，大抵由大尾或中尾而带有纤细之须根者也。其肥大之部分，径 2～4mm，长达 25～30cm。近于下部带多数纤维状歧根，其纤细者径不达 0.5mm 也。外面红褐色，有凹凸之直形或绞形皱纹，并带旁生须根之断迹，年久者亦于须根部带疣赘状之小结节，所谓米珠在须者是也（《龙江乡土志》）。横断面圆形、扁圆形、多角形，边缘类白色，曲折不齐。皮木二部附近，红褐色较深，中心类白色有放射状纹理。破折面皮部不平坦，中心较为平坦。全体半透明成角质状。味微甘而带苦烈，似较白参须之味浓厚也。

参须构造：红白参须幼稚须根横断面构造，较人参之主根略异。而其大尾或中尾之较为成大者，则与人参枝根之构造又无甚相异也。须根皮部所占之直径，约当中心柱直径四分之三，故较一般之皮部厚也。枹皮皆为延长于触线之细胞。须根之幼稚者，其枹层曲折起伏而成条纹围绕最外部。枹层之下有草酸盐簇晶及含淡褐色之黏液或树脂细胞。内外皮部柔细胞中，皆充满微细之淀粉粒及糊化淀粉（红参须之细者）。新生组织轮，横穿筛脉二部之间，笼络中心柱。脉管束之脉部作一二列之辐射状，聚集于中央，成紧实之心柱。筛部越新生组织而射出，通过内皮部，作纤细之狭长细胞延长于半径线，达于外皮部而止。髓线行列介于脉管束之间，所占之幅员极广，有 5～10 列（指白参须之成大者而言如第七十三图）。在新生组织轮范围之内，与脉管束并行，

第四十一图版

第七十二图

供于药用之人参须

白参须　　　　　　　　红参须

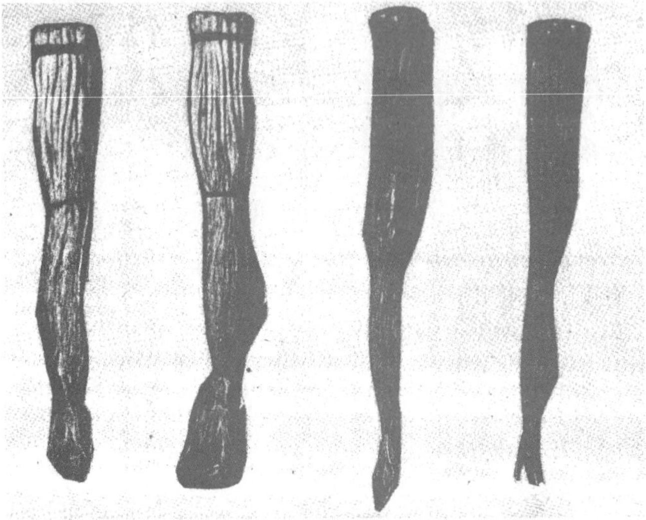

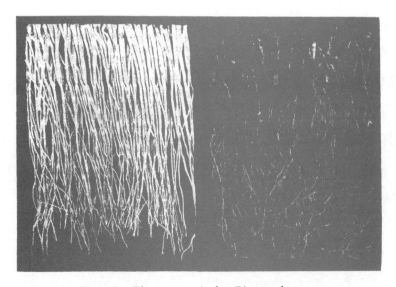

Bart eines Weiss-

Ginsengs.　　　　　　Bart eines Rot-Ginsengs.

Fig. 72　Pharmazeutische Ginsengbärte.

超过新生组织轮，达于外皮部，则其髓线之细胞列特别开展，而其髓细胞较近旁之细胞均大，且密充著明之淀粉粒（白参须）。脉部之周围及沿壁，以及筛部组织中，均含有黏液及挥发性油状体，故带浓厚之色泽。筛部组织中或其末梢，有圆形之树脂窦环列之。

白参须中所含簇晶之大 10～40μ，红参须中 25～45μ；白参须树脂窦口径 30～60μ，红参须 20～60μ；白参须中淀粉之大 3～4μ，红参须 2～3μ。

第四十二图版

第七十三图至七十四图

吉林人参须显微镜的构造摄影图

Tafelbeschreibung XLII

Fig. 73-74

DIE MIKROSKOPISCHE AUFNAHMEN VON DER

STRUKTUR DES CHILIN-BARTGINSENGS

von

Y. H. Chao

第四十二图版

第七十三图解

白参须横断面全部

（扩大倍数 50：1）

Pd. 枪皮，Pr. 第一期皮部，Sr. 第二期皮部，Hh. 树脂窦，C. 新生组织，Rg. 放射状脉管，St. 筛部，Pg. 初生脉管，Pms，初生髓线，Sms. 后生髓线。

Fig. 73　Vollständiger Querschnitt eines Weissen Bart-Ginsengs.

（Verger. 50：1）

Pd. Periderm，Pr. Primäre Rinde，Sr. Sekundäre Rinde，Hh. Harzhöhle，C. Cambium，Rg. Radiale Gefässe，St. Siebteile，Pg. Primäre Gefässe，Pms. Primäre Markstrahlen，Sms. Sekundäre Markstrahlen.

第七十四图解

红参须横断面全部

（扩大倍数 19：1）

Sw. 侧根发生点，Me. 分裂组织。余同上。

Fig. 74　Vollständiger Querschnitt eines roten Bart-Ginsengs

（Vergr. 19：1）

Sw. Entwickellungspunkt der Seitenwurzel，M. Meristem，Übriges siehe ohen!

Fig.73

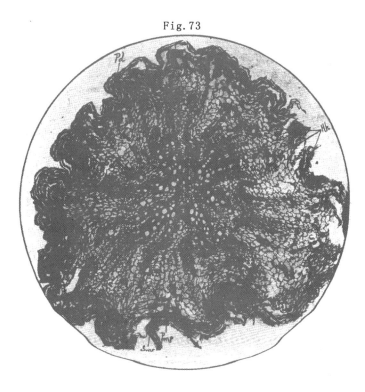

Fig.74

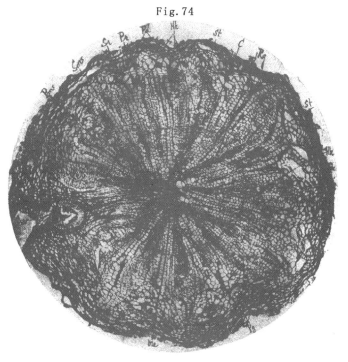

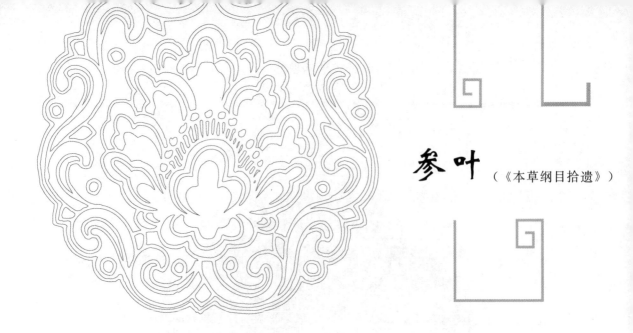

参叶 （《本草纲目拾遗》）

考据

《本草纲目拾遗》：参叶，辽参之叶也。率多参客带来，以其气味清香而微甘，善于生津，又不耗气，故贩参者干之带以饷遗，代茶入汤用，不计入药用也，人亦无用之者。近因辽参日贵，医辄以之代参。凡症需参而无力用者，辄市叶以代，故今大行于时。苏州参行市参叶，且价至三五换不等。以色不黄瘁、绿翠如生、手挼[1]之有清甜香气者真。气清香，味苦微甘，其性补中带表，大能生胃津、祛暑气、降虚火、利四肢头目。浸汁沐发，能令光黑而不落。醉后食之，解酲第一。按人参三桠五叶，乃禀三才五行之精气，寄形于草质，为百草之王。其根干之色黄，得坤土正色。其子秋时红如血，是土之余生火也。故能峻补元气、返人魂魄。其功尤能健脾，盖脾主中宫，为万物之母，人无土不生，参得土德之精以生人，非若芪术之腻滞，世所以重之。然百草本性，大率补者多在根，叶则枝节之余气，不可以言补也。参叶虽禀参之余气，究其力，止能行皮毛四肢，性带表散，与参力远甚。惟可施于生津、润燥、益肺、和肝之用。今一概用作培补元气、起废救危，何不察之甚耶。清肺、生津、止渴（《药性考》）。

按语：参叶代茶，不入药，取其气味清香而微甘，善于生津，亦废物利用之法也。若因辽参贵而辄以代参，非特功力不敌，且其效用，恐亦判若霄壤矣。供清肺、生津、止渴之用，是近理之说也。

---

〔1〕 挼：音ruó，揉搓。

形态

叶掌状复叶，具长叶柄，轮生于茎之顶端，其数因年龄不同而有一至六之差。换言之，即初发生时仅具一叶，数年后由一叶进而为二叶，更数年后由二叶进而为三叶，如是数年后而四叶而五叶而六叶，至六叶则不能复加矣。由初生以至六叶期，约须五六十年，故人参之叶，如牲畜之齿然，计其数之多少，可知其年龄之大小，采参者亦与之以专名。如一叶时期，称曰"把掌子"或"山花"；二叶时期，称曰"二夹子"（即一茎二桠）；三叶时期，称曰"登台子"（即一茎三桠，参照第三十六图）；四叶时期，称曰"四品叶"（即一茎四桠，第七十五图）；五叶时期，称曰"五品叶"（即一茎五桠，第七十六图）；六叶时期，称曰"六品叶"（即一茎七桠）。

一掌状复叶，通常具小叶五片，惟初增加之叶，仅具小叶三片。例如由一叶期进而为二叶期之第一年，其二叶非同时发生，乃先生一叶，斯时仍为"把掌子"。后于其叶柄之一侧，更生一新叶，遂形成"二夹子"。先生之叶，具小叶五片，而新生之叶，仅具小叶三片，其他由二夹子进为"登台子"，或由"登台子"进而为"四品叶"、"五品叶"以至"六品叶"时，其新叶之发生，均与此同。（第七十五至七十六图）

小叶椭圆形，两端尖锐，边缘具细锯齿，色淡绿，质薄弱无光泽，骤观之颇似番椒之叶。（以上据孔宪武）（第七十五、七十六图）

第四十三图版

第七十五图

吉林人参第四期之四品叶

老山参移植盆内者（孔宪武）

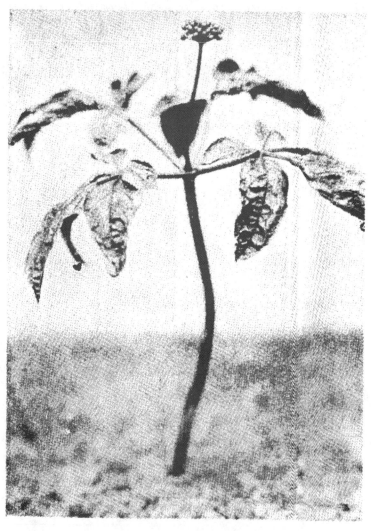

Fig. 75　Chiling-Ginseng im vierten Jahre
mit vier Verzweigungen und Blättern
(Aufnahme nach Hsien-wu Kung).

第七十六图

吉林人参第五期之五品叶

园中培植品（孔宪武）

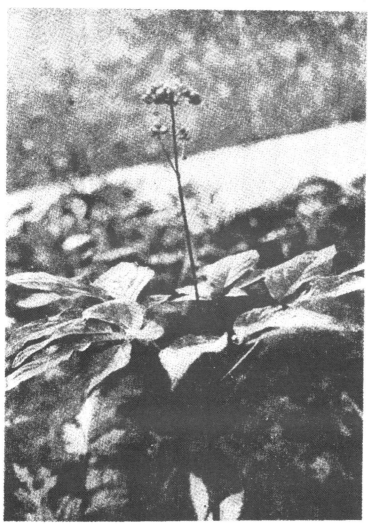

Fig. 76　Ein Chiling-Ginseng im fünften

Jahre mit fünf Verzweigungen und Blättern

(Aufnahme nach Hsien-wu Kung).

形质

人参之掌状复叶，其逐年增加之状况既如上述，兹进言其形质。参之重复叶片分三种，一为小复叶，二为中复叶，各有一对；三为顶叶，计有一片乃至二片。小复叶卵形、披针形，长2～5cm，幅1～2cm；中复叶披针形、椭圆形，长10～12cm，幅3～4cm；顶叶长椭圆形，长12～14cm，幅4～5cm，上有锐尖头，下有基脚部，渐次狭瘦，达于1～2cm，长之叶柄而止。边缘有重锯齿，上面绿色脉上有稀疏之刺毛，下面淡绿色脉上有纤细之毛茸。表皮内之叶肉，其柔组织细胞中含绿色之叶绿粒，并布满草酸钙簇晶。叶质脆弱，易于揉碎，气味清香，微苦而带甘。（第七十五至七十七图）

【附】辨伪：《伪药条辨》：郑肖岩曰，人参叶乃辽东真参之叶，气清香，味苦微甘。其性补中带表，大能生胃津、清暑气、降虚火、利四肢头目，浸汁沐发，能令光黑而不落。醉后服之，解醒第一。以色不黄瘁、绿翠如生、手按之有清甜香气者真品也。率多参客带来饷客，颇不易购，市肆所售参叶，不知用何种树叶伪充，勿服为是。

曹炳章曰：按项元麟云，各种参叶，形状相似，难分真伪。然皆苦寒损气败血之物，未可视为补药。此乃益中含损，如麻黄发汗，根节反止汗之意。赵恕轩[1]云，大率补者多在根，叶乃枝节之余气，不可以言补也。参叶虽真参之余气，究其力，止能行皮毛四肢，性带表散，去参力远甚。近时妇人以参叶塞于发内，能令光黑而不落，醉后食之解醒云云，未识验否。然观近时市上通行者，决非树叶伪充，惟何参之叶，且难断定耳。

老山参与种参供于药用各部分之比较总括其形质

区别要点	老山参	种　参
参体	形体肥大，质细而多横纹	形体较小，质粗而少横纹
芦头	节数多而瘦长	节数少而短
参须	长，多瘤状之小结节	短，大抵光滑
参叶	四品叶、五品叶、六品叶较多	登台子较多，四品叶较少

---

[1] 赵恕轩：即清代医家赵学敏，曾撰著《本草纲目拾遗》等书。

第四十四图版

第七十七图

供于药用之参叶

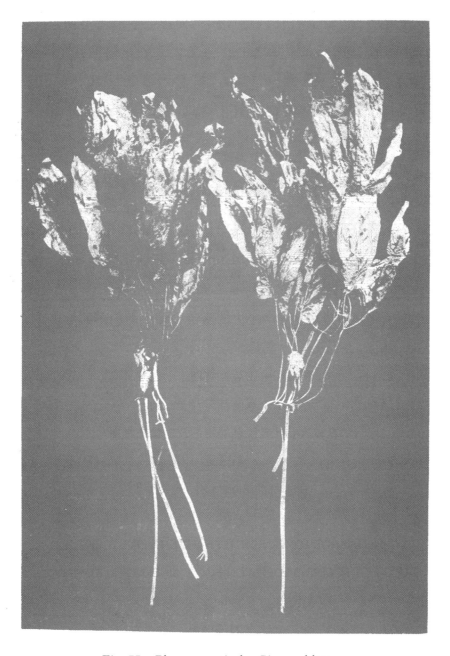

Fig. 77   Pharmazeutische Ginsengblätter

参叶构造：将吉林人参叶，通过主脉而横断之，则见主脉上下两面，有凸出之柔细胞组织，其间有草酸盐簇晶之小颗粒嵌在之。簇晶直径 $10\sim15\mu$，脉管束集于中央，周围有小细胞组织环绕之。棚状细胞与海绵组织因材料皱缩，纵横错杂，不能明辨。脉管往往现螺旋纹纵面形。本品之平面，叶肉（Mesophyll）中布满草酸盐簇晶，主脉之上有稀疏之矽氧化刺毛（Brennhaare），肉眼可以认得之，刺毛之长 $600\sim1150\mu$，刺毛之幅上部 $50\sim80\mu$，下部 $80\sim110\mu$。叶背脉络表皮之上并发现矽氧化之细毛茸，毛茸之长 $300\sim600\mu$，幅 $20\sim30\mu$。

灰像（Blatt-Aschenbild）：用偏光显微镜观察参叶之平面，其灰像残骸、脉络组织以纤维状脉管构成之。叶肉柔细胞成网眼状，叶脉两侧有草酸盐簇晶嵌在之，簇晶之小者直径 $10\sim20\mu$，大者 $15\sim28\mu$。其散布之状况，有单独存在者，亦有二个相连而存在之。簇晶之外并有稀少之长六角形单晶，幅 $15\sim16\mu$，棱之长 $22\sim30\mu$，其主脉上之稀少刺毛及侧脉上之稠密毛茸均已矽氧化，故有偏光作用。但灰化之后成屝[1]碎针状之残余物，不能明辨其为整个之原物矣。

第四十五图版至第四十七图版

第七十八图至第八十三图

吉林人参叶显微镜的构造及灰像摄影图

赵燏黄

Tafelbeschreibung XLV～XLVⅡ

Fig. 78～83

DIE MIKROSKOPISCHEN AUFNAHMEN DER STRUKTUR

UND EER ASCHENBILDES VON FOLIA GINSENG AUS CHILING.

von

Y. H. Chao

---

〔1〕屝：音 chàn，搀杂。

吉林人参叶显微镜的构造及灰像摄影图目次

Verzeichnis der mikroskopischen Aufnahmen der Struktur und

des Aschenbildes von Folia Ginseng aus Chiling.

第四十五图版

第七十八图

参叶横断面通过主脉

（扩大倍数 200：1）

Fig. 78　Querschnitt durch die Mittelrippe von Folia Ginseng.

（Vergr. 200：1）

第七十九图

参叶平面主脉上着生之刺毛

（扩大倍数 60：1）

Fig. 79　Brennhaare auf der Mittelrippe von Folia Ginseng.

（Vergr. 100：1）

Fig. 78

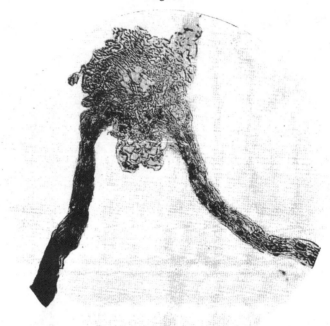

Fig. 79

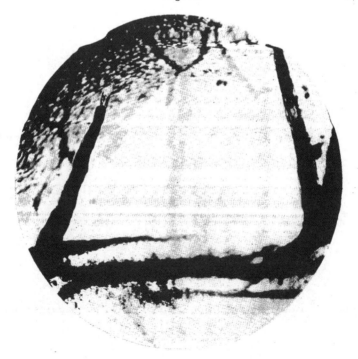

第四十六图版

第八十图

参叶背面脉上毛茸

（扩大倍数 60：1）

Fig. 80　Trichome auf den Nervoturen von Folia Ginseng.

（Vergr. 60：1）

第八十一图

参叶灰像叶肉中存在之簇晶Ⅰ

（扩大倍数 100：1）

Fig. 81　Aschenbilder der Drusen im Mesophyll von Folia

Ginseng，Ⅰ.（Vergr. 100：1）

Fig.80

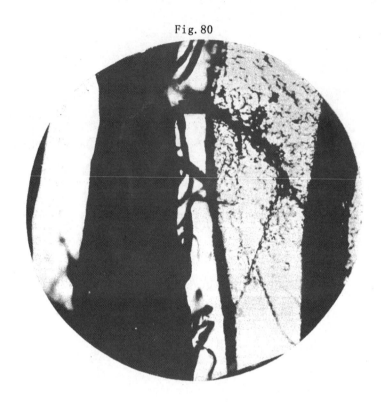

Fig.81

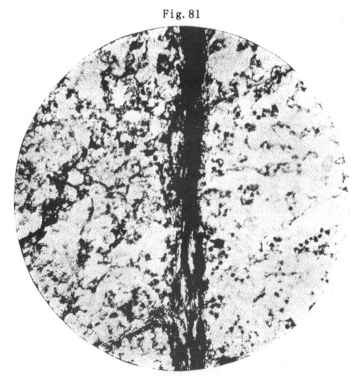

第四十七图版

第八十二图

参叶灰像叶肉中存在之簇晶 Ⅱ

（扩大倍数 250：1）

Fig. 82　Aschenbilder der Drusen im Mesophyll von Folia Ginseng，Ⅱ.

（Vergr. 250：1）

第八十三图

同上在分极装置中现象

（扩大倍数 250：1）

Fig. 83　Dasselbe Bild wie oben im Polarisationslicht aufgenommen.

（Vergr. 250：1）

Fig.82

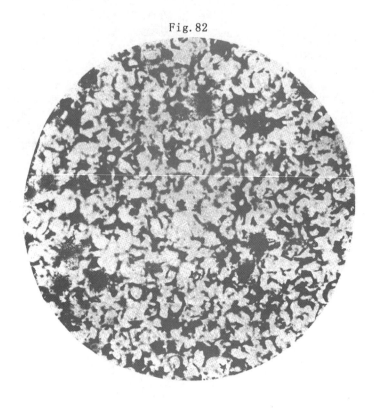

Fig.83

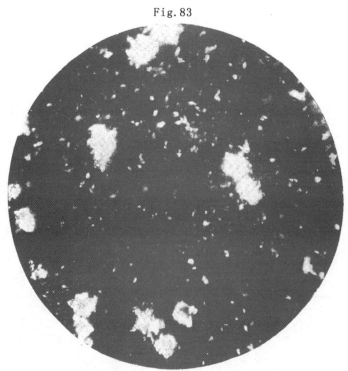

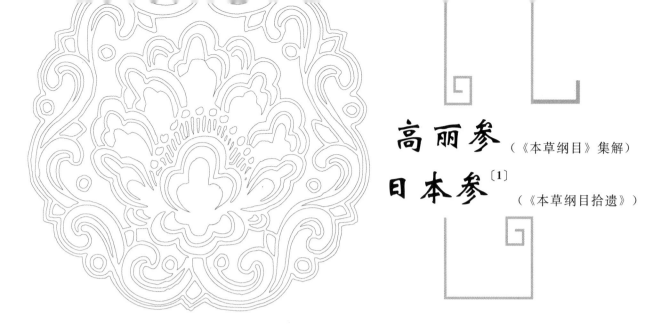

高丽参 （《本草纲目》集解）

日本参[1] （《本草纲目拾遗》）

考据

高丽参，已详《本草纲目》集解中，兹不赘。东洋参名见《本草纲目拾遗》。按其原文考察如下：

《本草纲目拾遗》：东洋参，汪玉于言：东洋参出日本东倭地。其参外皮糙，中油熟，蒸之亦清香，与辽参味同，微带羊膻气，入口后微辣，为各别耳。然性温平，与西洋佛兰参，性寒平者又别。此参近日颇行，无力之家以之代辽参用，亦有效。每枝皆重一钱许，亦有二三钱者，总以枝根有印日本二字名，价八换；无字价五换。盖有印字者，乃彼土之官参，最道地；无印者，皆彼土之私参也。亦有通身皮糙，内肉白色者不佳，桂圆肉拌，蒸晒用。癸丑三月，予在李燮堂先生处见有东洋参二种，一种大者，粗如拇指，俨似西洋参，最坚实多肉；一种小者，每枝不过二三分，亦有分许者，肉薄不甚坚。据言二种皆日本洋客带来，新时俱色白，皮皆有皱纹。其大者切片，口含过夜，皆化而无滓，小者含口中，三夜皆不化；大者煎汤色淡少味，小者反浓厚。二种俱出日本倭地，而小者何以色味独厚，岂生产之土又不同耶？又有一种，亦出东洋，近奉天、旅顺等处者，皮上有红纹云。彼倭国中亦珍之，言其力更十倍于此，舶商多以贵价售得，转贩中土。今苏州有东洋参店专市此参者。盖因上年壬子冬，江浙疫痘遍染，小儿死者不下千百计。有教服东洋参，能助浆解毒，

---

〔1〕日本参：原书目录中称为"东洋参"，文中亦称"东洋参"。现保留此不同称谓，不做文字统一。

服之果验，遂大行于时。入药内，须饭锅上蒸透晒干用，瓷瓶收存，方免蛀坏。又一种东洋参，出高丽新罗一带山岛，与关东接壤。其参与辽参真相似，气亦同，但微薄耳。皮黄纹粗，中肉油紫。屠舞夫携来，予会见之。据云，性温平，索价十换，言产蓐[1]服之最效，其力不让辽参也。《五杂俎》[2]：人参出辽东上党者最佳，头面手足皆具，清河次之，高丽新罗又次之，今生者不可得见。入中国者，皆绳缚，蒸而夹之，故上有夹痕及麻线痕也。新罗参虽大，皆用数片合而成之，功力反不及小者。择参取透明如肉及近芦有横纹者，则不患其伪矣。

按语：高丽参古代即供于药用，东洋参（日本参）至近古乾隆三十一年，即西纪1765年，赵学敏始采入本草。是则高丽、日本两国产品传入中土，服用已久，虽非国药，转化为吾国习见之品矣。高丽与东省，比邻接壤，彼土所产之参，与辽参（吉林人参）为同科同属同种同地之植物。而东洋参中之御种人参，亦即用高丽参或辽参之种子培养而得之品。此等人参，以科学上之地位观察，推论其产品之性状功效，应认为无甚出入者。故《纲目》中之高丽参，在明代久已通行于吾国，而《拾遗》亦谓东洋参，当日（乾隆年间）已颇行于时，无力之家以之代辽参，亦有效云云。然按之古今医家之说，往往又分别其药性而论列是非。今究其不同之主因，盖不外乎三点：

（一）高丽参、东洋参制法，与辽参之制法均不同。且高丽参注重制红参，而辽参则贵为白参。红参与白参，性状及功效当然不能一致（参照成分项下注八）。

（二）辽参中之野生品及多年生成者，与高丽参、东洋参中之栽培品或年限不足者，其所得之形体及有效成分，一则坚实而含量充足，一则疏松而含量薄弱，因之其功力亦应有不同。

（三）东洋御种人参，与辽参及高丽参虽属同种，然产地既异，土质不同，

---

[1] 产蓐：原指产妇的床铺，此处系指产褥期。

[2] 《五杂俎》：明谢肇淛撰，是一部论述明代政治、经济、社会、文化的专著。

性状或随之而变。

在以上三种原因之外，除非援阴阳寒燠之空论，不能证其性状之有差别也。故辽参、高丽参、东洋御种人参，应认为同一之目的供用于医药。《拾遗》又谓：东洋参二种，一种大者，粗如拇指，俨似西洋参，最坚实多肉；一种小者，每枝不过二三分，亦有分许者，肉薄不甚坚实。此盖指市上之所谓东坯假西洋参耳。所谓东坯假西洋参（详西洋参条下）系用西洋参（*Panax quinquefolia* L.）原种，在日本地方栽培而得之品。此与御种人参在植物分类学上虽极近似，然同属不同种（或其变种），其所含之成分或有异同也，他如日本自产之人参类，则有所谓佛手参者，根如连珠而成掌状。复有所谓土参（竹节人参）者，其根作横行之竹节状，或成纺锤状直根，此皆竹节人参（*Panax repens* Max.）之异形同物。此等参类，其所含之成分既异，故药用之目的亦不同，附注于此，以备参证，余详附录。

产地

高丽参及东洋参（日本参）产地：高丽参即朝鲜人参，亦属于长白山南支脉中所产之品，不过山在朝鲜境内，故名之曰高丽参耳。本品之野生者，大抵在江原道太白山地方，并栽培于京畿道开城、龙仁、平安道江界、全罗道锦山、忠清道忠州。

东洋参即日本人参，日本之所谓御种人参者，即用朝鲜人参之种子或种苗栽培而得之品。其初试栽于日光县，故又名曰光参，其后布栽于福岛、长野、山形、栃木、岛根、鸟取、云州、会津、信州、北海道等地。

第四十八图版

第八十四图

（1）朝鲜开城之参圃

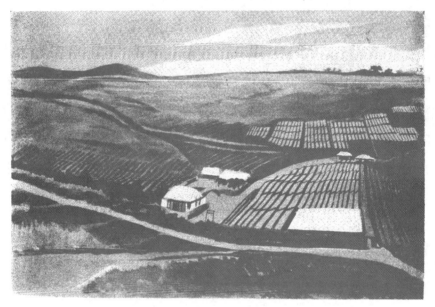

Fig. 84 （1）Ginsenggarteu in Kai-Syöng，Korea.

（2）同上栽参之一部分

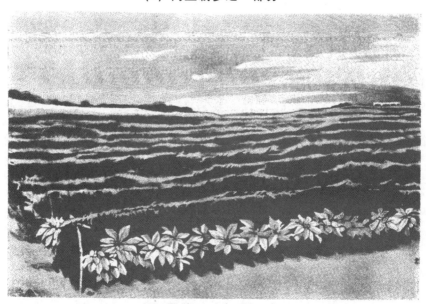

（2）Teilaussicht Von 1.

高丽人采集野参之奇验：高丽内地所产之野参山参，均非常昂贵，比东三省产者贵二倍以上，贵重者产量甚稀。昔江原道之太白山、小白山等，古来有名之产参地也。其次咸镜道之麒麟山、白云山、狼林山、白头山等，乃八道中有名之产地也。其中除小白山之外，则以狼林山所产之参形体最大，性质亦良，故采参者闻多集于此山。问之近山者，据云每年可采三十支左右云。一支之价，普通之物亦可值售银百两（朝鲜叶钱百两，合日金十八九元，日金一元合中国银元一元上下），极上等者值三百两至五百两，经京城平壤附近药商之手，转售于达官贵人，凡上等参一支可达日金百元者也，采参者直接卖于药铺，上等参一支售价五十元，亦寻常事也。因之在生活程度低级之高丽人，若一年中采得人参二支，则生活裕如矣。但是不易发现珍品，高丽人惑于迷信之说，或因运气不佳时，一年中竟有不得一支之良参者，运气佳时，亦有得四五支之良参不等者，总之有耐性的高丽人中，此种工作为彼土最适当之商卖也。高丽人对于人参视之如神圣，偶有所得，以为神圣之赐，因之上山之前，须一个月不近女色，戒酒茹素，至上山之日，早朝沐浴，五体清净，向神前祭奉后而起程登山。因之采掘人参者，当然年少者居多，十之八九为四十以上至五十以下者，万一开罪神明，深恐受神之罚，祸及全家。采人参者各有妙法，最简单秘诀，须趁雪未消尽之时入山，因人参所在之处，其地较暖，在二尺见方范围内，若积雪尽融者必有人参，故一见便知，诚奇事也。又当夏季，固易于检知参之年数，但因发现困难，故不如初春之际，用前法寻得之后，置以标识，候其成长而拔取之。古之人诚实者多，故发现年限不足之人参，只须当时书名盖印，至三五年后，待其成长，仍由发现者自行采取之。近年以来大非昔比，虽甫生一日之人参，亦必采去而后甘心，惟恐弃之仍为他人所盗也。故至今日，即在不足之野参年数，掘参人尚有采而载归之者，若昔时年数充足之老参，未可轻易得之矣。（日本浅泉子之谈）

高丽参中红参与白参类：高丽人参大别为红参、白参二种，前者系用生根，经一度蒸后而干燥之者，其价较贵；后者即用生根未经蒸制即干燥之者，其价较红参为廉也。高丽人培养人参于园圃中，及至收获时，种后约须七年而后成功，在参圃中常置兵卒留守，以防盗窃，且杜绝私卖，此完全属之官营。而高丽人参所以较他国产者优秀，不仅品质佳良，充分干燥，尤能得迷信者之尊崇者，只因其根之生态每能类似人体故也。

（甲）高丽红参制造之起源：高丽红参之制造，无可稽之历史。据传说，人参最初之栽培者为崔氏。崔氏，中国南海县人，因南方之病者服用人参大有神效，能恢复病弱者之元气。但亦往往有不效之弊，崔氏设想，或因参力之过于旺盛，苟欲减弱其力，可将人参蒸制而后发售，方能补救最初不效之弊。此种蒸制之人参一出，乃大受中国人欢迎，而崔氏遂得巨大之利益。崔氏欲专一人之利，遂将其业授予其有关系之人，关系人复将其业售与燕市，又大得其利。嗣后朝鲜人以红参朝贡中国，属最上之贡品。于是中国人亦笃信红参之可以宝贵，并将石柱参等仿制朝鲜之红参代用高丽参（红参），而红参与白参，在中国医药上，各以相当之目的而应用之。

（乙）高丽红参之制造地及输出额：高丽红参之调制，昔属于韩国宫内府经理院之官营，其间经种种制度变更，近今在朝鲜总督府专卖局开城出张所，继续从来之事务。指定京畿道开城郡、长湍郡，黄海道金川郡、瑞兴郡、平山郡、凤山郡为耕作区城，于是栽培之人参悉迁入开城出张所，所以便于调制红参者也。即在此地作大规模之制造场，收纳人参之原料，淘汰形态不良者及被病虫害者，发还原主，预备改造白参而制成之红参（制造红参法详前产地项下），分列品类，有天参、地参、杂参、尾参之种别，委托三井物产株式会社推销，一千九百二十七年度，售出五万二千九百九十六斤，价格二百四十万五千二百七十九元（日金）。三井物产在中国市场中，朝鲜人参与美国人参（西洋参），为商战上竞争之品。近年高丽人参之输出，据朝鲜参务概要之报告，列表如下：

高丽参输出地名数量及价额表（1927 年）

地名	数量（日斤）	价额（日金元）
朝鲜内地	37 496	600 910.72
中国	60 657	2 217 065.47
交趾支那	625	49 822.00
暹罗	650	42 302.00
海峡殖民地	4 326	103 856.00
爪哇	1 467	284 455.52
菲列宾	320	24 386.60
兰贡	284	22 218.00
兰领殖民地	54	1 044.85
美国	112	5 160.65
香港	183	13 040.00
印度	30	1 235.00
德国	2	30.00
布哇	29	643.00
加拿大	4	30.00
墨西哥	1	20.00
	计 106 240.00	计 3 168 630.01

按上表 1927 年度，高丽人参销售于中国之数量，与同年度三井物产株式会社销售于中国之数不符，相差 7 661 斤（＝60 657－52 996 斤）。盖三井报告之数，仅指红参一项而言，白参销售之数或不在内也。

（丙）高丽参及其副产物最近市价：1933 年 7 月 1 日，朝鲜开城松都参业社商报记载之品物及其当地之市价，列表如次：

优等 高丽参	十支 一斤	十五支 一斤	廿支 一斤	卅支 一斤	四十支 一斤	备考
天号	24.0 元	22.0 元	20.0 元	19.0 元	15.0 元	日金
地号	23.0 元	21.0 元	19.0 元	18.0 元	17.0 元	日金

高丽佛手参	每斤	备考
天号	21.0元	日金
地号	19.0元	日金

蜜蒸高丽参	一个	备考
大盒	4.0元	日金
中盒	3.0元	日金
小盒	2.0元	日金

高丽参精	15gm	30gm	50gm	100gm	备考
每盒	2.0元	3.0元	5.0元	7.0元	日金

（丁）高丽参及东洋参海关调查录

（1）高丽参与日本参出口关税：高丽参及东西洋参之出口，则纳出口税，西洋参另详西洋参产地项下，关东人参则从价抽百分之五，高丽与日本参均从量，其税率如下。

高丽日本上等参	每斤 0.500
高丽日本下等参	每斤 0.350
高丽日本下下等参	每斤 0.050

照海关常例，所谓参之从量者，满一斤以上纳税，一斤以下则免；参之从价者，通常在数百元以上始纳关税；若参之由邮寄者，则纳邮包税，每包0.75元。

（2）上海近年高丽参及东西洋参之消费：近年吾国消费洋参为数大矣，据十七年海关册，高丽参及东西洋参之进口为十四万九千四百六十七斤，值关平银一百五十八万八千一百四十五两，国外野参之进口，为二千五百三十一两，值关平银一万六千三百零一两，统计是年国外参进口为十四万九千六百二十五斤，值关平银一百六十万四千四百四十六两，而上海一埠消费数，则为四万八千一百九十七斤，值关平银六十六万一千零九十两。

栽培法

（一）高丽人参栽培法

（1）选种方法：取成熟之种子，投于盛清水之桶中，浸渍两昼夜，次入布袋（一斗大容积），除去种子之果肉后，再投水中，自水中淘取上升之种子，以二三日阴干之，此名水选法。经此水选法之后，将其沉下者更浸三日而后捞取，再阴干一二日。凡种子五合，配砂一升而置贮藏箱，除雨天之外，每日灌适度之水如法施行，至十一月之中旬为止。若于此时选得多量之种子，则可将堆积之种子反转一二回，至十一月下旬，区别开壳者及未开壳者，取开壳者三成，和砂二成，入于瓶中，埋于地下二三尺深处，至翌春三月中旬掘出，以水洗之，阴干二三日，方得播种。

（2）高丽种参施肥法：朝鲜人栽培人参，不甚用真正之肥料，大抵其在苗床上所应用者，为药土、煤烟、石灰等，在本圃中之堆肥，用壁土、木叶、青草、牛粪、石灰等，其中所谓药土者，乃用橯（日名樫）树（*Quercus glauca* Thunb.）类之落叶，粉碎而为之。

（3）苗床手续：苗床，在上年夏秋之候，耕土数次，即任其暴露于寒气，至三月上旬复耕锄一二次，再三锄碎其土块，作成幅二尺五寸长度适宜之畦，自东南而向西北，其周围则围以石盘石，高约七八寸，长约一尺乃至二三尺，或并列木板而围之，内面混合黄土（须花岗石风化崩坏之物）五成、药土四成、河砂一成，用 0.35％蚁醛[1]（Formalin）之水消毒后，筑成高约五寸许之体积，上面均平。当三月下旬，用播种器向苗床开孔，每孔莳种子一粒，盖土少许，上覆以稿，至发芽时为止，若除去其稿，更需设备遮阳。大约每隔四

————————————

[1] 蚁醛：即现在所说的"甲醛"。

五日喷水灌溉，如法施行，继续至十月下旬。自十一月中旬起，苗床之上，用畦间之土积成四五寸许之高，至翌年三月中旬乃至下旬之移植期，将此土除去，叮咛掘苗，选择其健全者，移植于本圃。

（4）本圃手续：本圃亦须依照苗床行翻土之耕作，任其暴于寒气而置之，至三月中旬之移植期，向畦间整理，至四月上旬逐渐移植，将其苗沿畦间作四十五度许之倾斜而植之。防其干燥，则覆以稿，约在一周许之后而取去之，更设备遮阳，迨移植之后经过四十日行壅土之工作，敲实于根之上部，务须使畦上之水分不至停滞，直至五月中旬乃至六月上旬继续行壅土之工作。同时在遮阳之前蔽以松叶之类，以防日光之直射，至十一月之末，覆土于畦上，约三四寸许，除去遮阳，预备过冬，至翌春之三月下旬乃至四月上旬，则再除去覆土，仍蔽以遮阳如初。

凡人参之栽培上需用遮阳之处，何若是其重要，是因人参为阴性植物，与他之植物颇有不同之旨趣，其在栽培之前，即就其野生时代而观察之，专生育于森林之中，若一旦将森林伐去，豁然开朗，则此托庇林阴下之人参能自然消灭，此其栽培上所以忌日光之直射，必须反复设备遮阳也。

在朝鲜，所用苗床之遮阳，南方垂下一尺五寸，北方垂下三尺五寸，遮阳平面向南倾斜，当降雨之际，使雨水容易流下，遮阳之材料用芦葭〔1〕组织而成。当四月上旬而覆蔽之，至中旬尚需加以覆蔽，此名加帘。同时前面亦垂帘称面帘，后面亦垂帘称后帘，同时卷去加帘，使其稍透日光，至五月下旬六月上旬编以稿而盖之，所谓编稿，叠以八九层，厚约二三寸，预备过冬。

日本编稿层次稍低，用极粗之材料为之，面帘则代以松叶。

（5）高丽人参精制法：在朝鲜通行之制参，有白参、红参、汤参三种。其中白参与日本内地生制之品相同；所谓汤参者，将生根投于热汤，煮出其中有效分，用于饮料后之残留物也；所谓红参，乃最上等之品，其色如饴，而有非

---

〔1〕 葭：音 jiā，初生的芦苇。

常之佳色泽，优良之品一斤约值八十二元，以白参较之，则相差甚远，价值亦不过当红参十分之一左右。红参为日本政府之专卖品，专输至吾国，白参之小者则许私人间自由买卖。

从生人参至制成红参，须减少其量重三分之一乃至四分之一，普通凡六百勺（一勺合中权一钱弱）之根，可得一斤之红参。

高丽参曾经四年乃至五年之参圃，候秋凉之际，采掘其根，洗濯于清净流水中，但因参根甚脆弱，须注意去其附着之泥土，先以竹刀浚去参尾间之泥而冲洗之，洗濯即毕，即曝于日光一日至二日，使水分干燥，若遇降雨，则可移置室内，湿气过甚，则室内用炭炉。

洗时尤须注意细根上所粘之泥土，至叮咛洗净而后止。务须丝毫不损伤其细根，为至要之条件。

行蒸气法，其供用之釜，普通口径一尺六寸，底径二尺三寸，深一尺，釜上加陶制之甑（口径二尺一寸，高一尺八寸，底径一尺七寸，底部有多数之小孔），甑中架以树枝，排列人参于其上，闭盖而蒸。其初加水于釜渐次煮沸，沸腾后之火力，务必维持其原状，以一时半乃至二时间蒸煮为度，此际其沸腾之汤若直接接触其根，则制品变为黑褐色，而其品质遂不免逊色，因之釜汤与根茎之间，须加布一层，可以防之；或不取树枝，改用蒸笼密闭蒸煮，蒸至适当之时，扩于筵席上冷却之后置焙炉上，以四五日焙干，则得美丽之红参。

据日本输出重要品要览人参条下记载，与以上所述有详略之不同，其法如下：

蒸气法为制造红参所最重要者，其成绩之良否，则视此法之巧拙如何耳。一俟参根之水分干燥后，即着手行蒸气法，其法先建大灶而架大釜，约加入七分清水煮沸之，此时欲检釜中汤水之蒸腾，须设定适宜之方法。其检法：将铜制食匙一个沉之釜底，匙因水之沸腾力而升降，铮铮有声，外面闻声可知热度之强弱。釜中置甑（甑为陶制而其底有八九个小孔），甑内纵横列树枝，组成"井"字形，而后置参根，树立其上层，外覆适当之遮盖物，以防蒸气之漏泄。

自下灶点火之后，釜中之水腾沸，则火力之强弱不可相差太甚，须始终注意保持其平等之状态。若火力不均，则甑中之参根即有熟有不熟，以至卒不可用。自水沸腾至参根成熟，约需二时间。又釜汤与参根之间隔以白布，使水沸腾不至激冲于甑内，盖沸汤一入甑内，则参根带黑褐色，不得成为红参矣。

蒸法用蒸笼，若参之全身柔软时，即须提出之，最忌蒸之过火，或蒸之不足。在大小不同之参或产地不同之参，均不可混杂，若混杂而蒸之，则往往有损。又入蒸笼时，将多数累积，则下层被压，其形改变，声价遂减。

甑内参根计其达蒸熟之适当程度则取出之，移于席上，使其冷却后则排于数层棚，其层底始终置火炉，使之干燥，经四五日间而呈红色，此即红参也。

干燥法须注意视察蒸后之颜色，如过带赤色，则曝于天日，又遇带白色，则纳于温室干燥之，天气不佳时，着赤色者亦入温室干之，此时火力尤须注意，总之至干透为度，须费六七日也。若着赤色者，在温室内干燥之，惟恐色泽过浓；着白色者，置日光中干燥之，又恐失之过淡，过浓过淡，则市价落矣。

制造完毕，检其大小，秤其轻重，以十五个乃至三十个以上之阶级区分之，凡一斤之量中以个数少者为上品。评品人参之良否，以个数称之，假定以十五个为一斤者，则称之为十五斤，余可类推。

参之形色于声价上大有关系，例如某地产者谓干大脚细，或谓干长，就其形体，一一各异其价，又最忌脚之曲者，务须以两脚笔直者为合式，故干燥时须注意其形，如有屈曲者或相叉者，均应于干燥以前用布包之，使其形直。红参之实效总以其形色俱备者为佳，其类似人体者所以贵重也。

附注：高丽红参制造时有用乌头附子同蒸之说，然以上制法中并未提出，注此备考。

高丽参副产物：

（甲）参精（人参流膏）：如上法制造红参时，自釜中滴下之液尚含多量之人参分，将其收集煮沸，蒸发极浓，至如饴状，可治万病，朝鲜民间颇珍视之。其制造法，须用二重之釜。外重铁制，内重亦铁制，里面镀锡，外釜与内釜之间，通以蒸气，将制造红参时滴下之液，热于内釜之中，时时回转搅拌以制之。又当制参时自釜中滴下之液，即刻加火，煮而密闭之，则其品质，亦当然不劣也。

（乙）糖参（人参糖果）：是非用红参制取之，是用人参中之次品或不能移植之品等，取其废物利用，饴如糖渍生姜（蜜生姜）所得之糖汁或蜜汁，而此参糖，较他种糖果类，更为上品，含佳良之风味。其制法：将原料再三洗涤，自一次蒸发之后，加糖汁而煮沸之，经过适当之煮沸时间，取其糖汁蒸干，用细筛筛过而使干燥，收入相当之参糖箱中。

（二）日本人参栽培法

（1）地形及土质：栽培人参，以砂质壤土为第一，砾质壤土为第二，他如含腐殖质之壤土，含黏质之壤土等，亦适用之，惟皆须选择易于排水之畑地[1]、山麓等带倾斜地势之位置。而其栽培之地，最忌连年耕作，凡一次耕作之后，极少经十数年而复可用。

（2）苗床：将壤土反复耕起，使土质细碎为度，待发苗后满二年，则任其自然生育。其初所施之原肥，用堆肥、人粪尿、油粕等。苗床形势，东西较长，长度适宜，约一丈六尺，幅须二尺至二尺五寸，作成短册（写和歌用纸，纵一尺一寸五分，横一寸八分）形，在平地，则其苗床之高约需五六寸；在倾斜地，则需二三寸，上面务须一律平均。

（3）播种：分春莳[2]（三月上旬乃至四月上旬）、秋莳（九月中旬乃十月下旬）两期，其种子须选择纯正健全者，于播种前四五日，先浸于清水中，昼间曝于日光而使温暖，则此种子在三四日间已略起膨胀，若其时尚未开析，则大抵为枯死者，或生活力微弱者，或为不良之种子等，则皆除去之，取其佳者，略使阴干而去水分，预备播种。其法：向苗床上横列三寸许之细棒，划成七八分深之条而成小沟，其小沟中，每隔一寸，下种子一粒，一面覆土，并列

---

〔1〕　畑（tián）地：旱地。

〔2〕　莳：栽种。

稻草或麦稿于其上，用适当之棒等以轻压之。其稿量，普通大约每一坪（日本以方六尺为一坪）用一贯[1]（日本一贯合中国 6.211 斤）之谱，如是约放置十日，大抵发芽，于是除去其麦稿，另用芦簧[2]或麦稿，造成半永久的屋盖，在冬期降雪地可以防寒，此后须努力反复除草不绝，但务须注意勿损人参之根部，在此二个年中，置于苗床，须加肥料，接续不断。

（4）定植：在本圃之整地与苗床相同，床与床之间筑成通路，便于施肥收获之工作。其次于床上，凡横隔五寸之地，浅印痕迹为目标，其一痕中，每隔三寸之距离而植一株，共植八株，此际掘取参苗，须注意勿损其须根，并注水以助其生机，设备适当之遮阳，以待其生长。

（5）肥料：栽培人参适当之肥料，为堆肥、人粪尿、油粕、鲱[3]粕、草木灰、过磷酸石灰等。此等肥料，虽皆可以单用，然不如混用为佳，其中尤以草木灰、过磷酸石灰等与他之含氮肥料混用，是宜注意也。施肥之方法分原肥与追肥之二分，原肥于苗床构成之际，与床土混合之，追肥则用于十月之间。今对于日本田地，凡十亩余地中，施用肥料之标准如下：

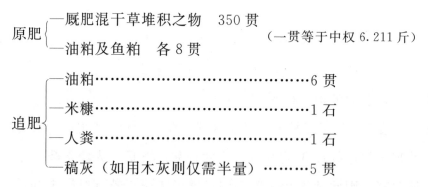

以上肥料，惟秋季一次，在十月中混人粪屎而施之。追肥之施量，在本圃视定植年之分量为准，至其次年，则加十分之五，至于定植后三四年以上，则

---

〔1〕贯：也称"贯目"，以及以下的石、夕、勺、合等，均为日本旧时的计量单位。现保持原貌，仅供参考。

〔2〕芦簧：用芦苇秆编成的床垫子。

〔3〕鲱：亦称"青鱼"，一种鱼类，硬骨鱼纲鲱科。体延长，侧扁，长约 20 厘米。

照其次年所施分量之二倍。

鸟取县栽培人参法：下列者为日本鸟取县栽培人参之法，据其内务省之调查如次：

（1）土质：取稍稍北向倾斜之土地，自火山岩或花岗岩分解而成之腐殖壤土，以干湿适当者为最良。

（2）第一年：

（甲）预备事业：当春期择适当之畑地再三耕耘，筑成二尺五寸幅之畦、二丈八尺长之地床，并筑成各二尺宽之通路，于是施以厩肥而上覆以土，使土壤中肥分充足而置之。

（乙）整地事业：于秋季之秋分前后，将既经施肥之土壤掘起之，一面将土壤顺次筛过，除去土块瓦砾，平均地面。

（丙）小屋寄留事业：整地后每一畑地，与朝北小屋并列之，凡小屋之两端作短垣，以防霜雪、雨露、暖风之侵入，小屋之前面装置棚门，防止鸟兽之来袭。

（3）播种：人参之播种，在鸟取县下，行于冬期（冬至之候），作定规板（方二尺五寸穿成四十二个之穴）如图，置于畦上，用播槌状之物作成深约一寸许之穴，每穴播种七八粒，轻覆以土，除去定规板后，一面恰好平均。

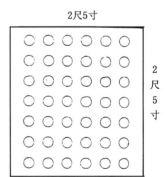

对于一畑〔1〕之种植，通例为四百六十九株。

（4）第二年：在春期（自春分至夏至前）中，向各株间用手拔草；至秋期，在秋分中尚须如法除草一次；至冬期（在冬至时期），择其生育旺盛者，每于数株之中残留一株，余苗除去，另谋移植，以供他日之用。

---

〔1〕 畑：日本丈量土地的单位。

（5）第三年：与第二年同，分春秋二期除草，其际须调查根部有无病害，若检得病菌或腐蚀者，则除去之。

（6）第四年：与第三年同。

（7）第五年：春期除草之法与前年同，秋（秋分）收种子，次去小屋，收获药用部分。此际即在第五年中尚有生育不良者，则须多留一年，俟至翌年（第六年）之冬期中收获之。收获事业更分（甲）（乙）二种如下：

（甲）收获：收获人参，在播种后最少须经过五年以上，在五年以内采者，所谓须人参，从市价之低廉，品质亦在劣等。采收之时期，分春（三四月间）秋（九十月间）二期，用熊掌状或叉手状等之适当农具（注意勿伤其根部而掘起之）先拨开土壤，剪去茎叶，达于根部，此称土根（即水参），出于市场而贩卖之。再将此土根水洗精制而为干燥品，则此人参之品位愈高。

（乙）采种：采人参之种子，须向五年生长之植物，取其稔熟而成赤色者，因欲其脱离果肉，遂入于桶中，积青草于其上而置之，经一星期之后，自桶取出，移入细眼之笼，以清水淘洗，落去果肉，仅取其遗留之种子，扩于筵席上而干燥之。此种子，在其年之秋季而莳者，则依常法培养之，若预备春莳，则必须藏于砻[1]糠中，充分防寒。

（8）病害与虫害：

（甲）何谓病害：人参之病害，虽尚未十分研究，然赤腐病及腰折病为害最烈，其预防法如下：

①在播种十日之前，撒布0.35％之蚁醛（Formalin）溶液，将畑地消毒。

②务必采用强健之种子与强健之苗。

③务须充分排水，求空气之流通。

④若罹病害之时，则撒布石灰波尔多液。

---

〔1〕砻：音lóng，原意是去掉稻壳的工具，稻谷砻过后脱下的外壳即称"砻糠"。

（乙）何谓虫害：人参之害虫，有针金虫及根切虫二种，其中最为剧烈者为针金虫，其形如其名，有一寸二三分许之长，食一二年生之根，侵入根内而遂被害枯死，今欲驱除虫害，将畦之上处处插以葱叶或萝卜之干叶，于是此针金虫群集而来，趁此机会，可以捕杀之；又掘穴而入米糠，诱其群集而剿灭之亦可。

根切虫之驱除法，当清晨日光未出之际，向人参被虫食尽之附近而寻觅，必有潜在之处，于是探得而歼灭之。又鼠害之预防亦颇紧要，法将鼠穴入捕鼠药而置之，或塞其穴。其他虫害则可用石灰波尔多液等之杀虫剂也。

（9）日本人参精制法：人参采收后，必须个个加工精制，其制法之巧拙，与品质之良否、价格之高下，自然发生关系，故大有注意之必要。制法分本制、生制、云州制三种。分述如下：

（甲）本制：将采收之物向根际约三分之地位而切离之，即入笼淘洗，剪去须根及尾根，用布片或棕帚再三洗刷，其凹处存附着泥土等，则将竹篾叮咛括去，选别大小倒立笼中，向内容可达五升之釜，容水八成，热至沸腾，以甘草二勺、细碎之辣椒四勺（一勺合中国一钱弱），盛于袋而投入之。见汤色变时，约入烧酎二合混搅而静待之，先入下品之根，煮十五六分钟取出，其煮至合度者，可取其根而透视之，成稍稍不透明之状态者，此为煮得最佳之时，次入优等品而煮之，最后入劣等品，前后三回，若所煮之根已达四贯余勺上下，则须换汤而煮矣。

如法煮成之物入于冷水中而冷却之，后取出并列于竹簀上，经四五日曝干，夜间上焙炉干燥，在干燥时间须反复掉转数次，徐徐干燥，见其外皮坚固皱缩之时，用掌搓之，其有屈曲者则矫正之，切其两端，加工整理，再干燥二三次，即得。

（乙）生制：先制之物，属于最劣等品，即用本制人参时所去之须根及尾端，使之干燥后，入于水而混搅之，洗去土砂，较为肥者沉于水底，须根则浮上，于是区别之，名沉者曰肉，浮者曰毛，扩于筵席上而干燥之。

（丙）云州制：此与（甲）项所述之本制法大致相同，其不同之处，即煮后免去日光曝干，完全用焙炉烘干之，干后用棕帚再三研磨，至生光泽即得。

据日本内国劝业博览会记载，日本人参精制法与以上所述有详略之不同，兹记其法如下：

日本人参汤蒸法：日本人参为输出中国之一重要物产，素无野生，皆为栽培，作商品者，在莳种后大概经过五年，采掘其根，如朝鲜红参，依汤蒸法而干燥者也。

日本人参之汤蒸法，因各出产地而有多少之差异，然其大纲大略相同，今记述福岛县会津地方所行之汤蒸法如下：

采掘人参根，去其茎之三分许，以棕帚就水洗刷清净，更截去须根一分许，此称毛肉，供于药用，其粘带泥土之凹部，以竹篦剔出之。大略分别其品位定为五等：即第一等谓（甲）号，第二等（乙）号，第三等（丙）号，第四等（丁）号，第五等（戊）号，于是检其参之有大疵者谓"大稀"，有小疵者谓"小稀"，截断之须根谓毛肉，或将此等之物算为第六七等中者亦有之，参根倒插篮内（一篮约装一贯目，一贯目合中权 6.211 斤），置沸汤中泡之。其法：先量水二斗五升与前年陈制人参五勺（一勺合中权一钱弱）、甘草二十五勺、细辛二十勺，加入煎沸，至汤水变褐色为度，并汰去滓屑，更注加酒精七合五勺，于是先将下等品投入，渐次及于上等品，如法炮制，约五分时间取出，立刻浸于冷水，待其完全冷定移至别处而曝干之，凡人参十篮烹毕，则离煎汤而至晒场，须择能受日光之地，设备高三尺之棚架，敷竹帘其上，将其根一一排列而使干燥。一日间须反复六七次，夜间移入焙炉焙干，约经三日间，则外皮粗干而能自由屈曲，于是斫去露头及须根，曲者矫直之，再曝四五日而制法始毕。若逢阴雨之时，仅用焙炉焙干乃装入厚纸袋，收藏于筐中。

日本人参分片法：日本人参分片之法，与高丽参之分个数、吉林参之分支数同一意义。以个体而论，亦以大者为贵，用二十片、三十片等之称呼，以区别其品位及价格，分片之数，即对于一斤之个数也，一斤中之个数愈多，则形体愈小，个数愈少，则形体愈大。红参一斤之片数，普通以五十片为最小，过五十片者，则不调制之。惟有白参，往往有达百片以上者也。

植物

高丽人参及日本御种人参原植物：高丽人参之原植物与吉林人参之原植物 *P. ginseng* C. A. Mey. 相同，日本之御种人参即采用高丽人参或吉林人参品种栽培而成，据日本市村塘氏之记载并参酌牧野及根本二氏之说如下：

分类学上之形态：多年生草本，高一二尺，有肉质之纺锤状根。叶五出，掌状复叶，长柄轮生，小叶为卵状披针形，锐尖头，重锯齿缘。上面绿色，脉上散布刺毛，下面淡绿色，无毛，托叶阙如。初年生者，一叶柄三小叶；二年生者，二叶柄三四小叶；三年生者，二三叶柄五小叶；四年生者，三四叶柄五小叶而始有花。花，雌雄一家（此据牧野，市村作两全），整齐，小形，配列于细梗之单伞形花序。苞片小，线状披针形。萼筒，钟形，与子房合着，五裂而小，绿色。瓣片五，卵状，绿白色（此据牧野，市村作绿色），以镊合之状态配置之。雄蕊五，与瓣片互生。花丝，作丝状而短，白色。药，卵形，白色，内向而纵裂。花粉，作三面球状，有网纹，具三孔于三子午线之细沟上，白色或淡黄色。子房下位侧平，二室，各有一胚珠，自内角顶点悬垂而倒生。花柱二，绿色，有乳嘴状柱头。果实为浆果，肉质，扁球状，赤色而有光辉，二室冠萼之残片。核，倒立，内果皮有数线之曲皱，质坚牢，黄褐色，种子接着于内果皮（核），胚小，子叶短，幼根上向，埋在胚乳之顶端，胚乳富于蛋白状物质及脂肪。〔第八十五图（1）、（2）〕

第四十九图版

第八十五图

（1）东京帝国大学植物学教室

高丽人参标本

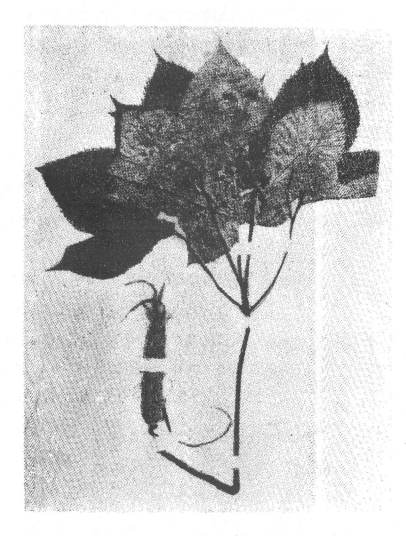

（上田三平）

第八十五图

(2) 日本御种人参之栽培

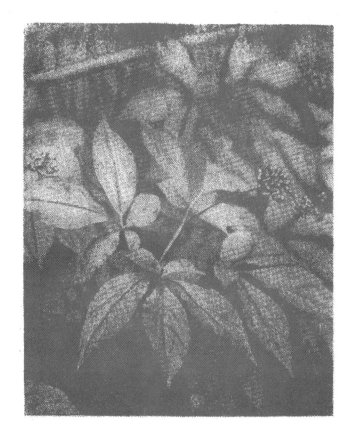

（刈米达夫）

生药

高丽人参及日本御种人参之形质：本条项下包括高丽白参、红参各种及日本之云州、会津、信州所产之各种人参，兹分记其形质如下：

(1) 高丽白参：本品亦以形体大者为贵，长至 16～70cm，直径 1.8～2.0cm，芦头之长 1.5～2.0cm，主根长达 5～6cm 而分歧，歧根之长 5～8cm。芦头凹凸，着干茎之残基及抽出茎芽之盘痕，主根成圆埽状或纺锤状，横纹较少，不甚著明，带纵皱及枝根之断瘢。全体呈黄白色，须根均已除去，质坚而脆，破折面不甚平坦，味甘而复带苦烈，有特异之清香。横断面外皮部黄白色，沿边作波涛状，弯曲不齐；内皮部至新生组织境界作深褐色，其中有树脂道，作黄褐色之小点，出于筛管部之末端。筛管部往往屈折弯曲，伴以髓线向外射出而带裂隙。木部自新生组织而色泽渐淡，达于初生心柱而呈黄白。并有脉管部，作辐辏状之点纹而射出之。

（2）高丽红参：本品取水参之最佳者制成之。全长 13～14cm，直径 1.2～1.6cm。芦头之长 1.0～1.3cm，往往盘旋屈曲，而带深陷之凹洼。主根圆埵形或椭圆形，微有纵皱，长达6～7cm 而分歧。歧根之长 5～7cm，直径 0.5～0.7cm。枝根近于尖端，往往有节环。须根均已除去，其最良品成鸡腿形或人形，质重而呈饴色，内部滋润而红明，通常根之上部带黄褐色，不透明，下部达于枝根，红黄色，微微透明，味甘而微苦。本根因已蒸熟，细胞中含有之淀粉均已糊化，故成角质状。本品属于日本政府之专卖品。〔第八十六图（a）、（b）〕

横断面收缩而坚，外皮部最外边成白色弯曲之轮线一周，余作红褐色，达于初生心柱而色渐淡。余同（1）高丽白参。

（3）高丽开城普通白参：全长 10～11cm，直径 1.2～1.5cm，主根大抵圆直或成椭圆，近于上部微有细横纹，并有纵皱及根瘢。全体呈黄白色，长达5～6cm 而分歧，歧根往往弯曲。主根中部围以红地白纹之菱形商标纸带，内有"高丽白参高丽参业组合检证"等字样。余同（1）高丽白参。（第八十七图）

（4）上海市肆之高丽红参：此盖高丽红参中之次品，专供参市之普通销售品也。其调制之原料，不必限定别直参品种。本品全长 6～8cm，直径 1.0～1.5cm，芦头佶屈聱牙而不整齐，往往有茎轴遗迹而成皿形之瘢痕。主根圆埵形或扁圆形，长达4～5cm，分歧而为 3～5 之枝根，往往曲而不直。余同（2）高丽红参。（第八十八图）

（5）上海市肆之别直参：所谓别直参，亦即高丽参之一种。相传朝鲜人必须采用吉林石柱沟所产之石柱参种子栽培而成之人参，形体方能圆直而如石柱（高丽原种生成之人参，往往曲而不直，故高丽参中有曲参、直参之分。别直云者，即取材于别种之直参也）。本品分生熟二种：生者即白参，全长 11～12cm，直径 1.2～2.0cm，芦头之长约 1.5cm，带茎轴残基或其遗迹，往往凹凸而不齐。主根圆直而带粗皱，长达 5～6cm 而分歧，歧根之长 4～5cm，直径 0.5～0.8cm。须根已除，处处有副根之断痕。余同（1）白参。

熟者即红参，单称别直参，此为高丽参中推销吾国最广之品（别直参中制白参者大都次品，凡选择佳者皆制为别直红参）。全长 11～14cm，直径 0.8～10cm，芦头之长 1～2cm。主根圆直，长达 6～7cm 而分歧，歧根之长 5～6cm。须根及枝根之瘦者，均已除去。全体有深皱纹，故其横断面现波涛状之弯曲也。余同白参（1）、红参（2）。（第八十八图）

日本御种人参：日本享保四年（西纪 1716 年），德川吉宗植朝鲜人参于日光，此即所谓御种人参之起源。由是分布于云州、会津等处，传播于信州及其他各地。兹将三种之形质分记如下：

（6）云州人参（白参）：全长 10～11cm，直径 0.7～1.5cm。芦头极短，4～5mm。头之顶端往往戴皿状之凹洼。主根圆形或扁圆形，上肥下瘦。尾部往往弯曲，表面有纵皱，并有凸出之枝根断痕。枝根及须根均已除去，故本根之下部往往不分歧者也。质坚而脆，破折面平坦，味甘而带苦，较朝鲜产者似乎稍稍淡薄，有特异之清香。（第八十九图 A_1、A_2）

横断面外皮部较狭，有黄白色而现波形之弯曲。内皮部红褐色，自内皮部达于初生心柱均作红褐色，而占有之面积较阔，内有黄色年轮二三周，肉眼可辨。初生心柱面积较小，亦呈黄白色，与外皮部之色泽相同，现初期年轮作红褐色，并有放射状之脉管小点散在之。（第八十九图 D）

（7）会津人参（白参）：全长 7～9cm，直径 1.0～1.2cm。芦头亦短如云州参。主根圆堆形或椭圆形，或纺锤状。余同（6）云州人参。（第八十九图 B_1、B_2）

横断面大抵椭圆形。外皮部白色，沿边呈不整齐之波涛状，内皮部以下红褐色，其中发现黄白色之轮层，达于初生心柱之界限，仍作红褐色，渐次色淡，至中心而呈黄白。自初生心柱发出纤细之黄白色线纹，达于内皮部而止。此即放射状脉管束也。余同（6）云州人参。（第八十九图 E）

（8）信州人参（白参）：全长 9～10cm，直径 0.7～1.0cm。全体成圆埠形，有断续之纵皱。余同（6）云州人参及（7）会津人参。（第八十九图 C₁、C₂）

横断面之边缘亦弯曲不齐。外皮部白色，内皮部达于新生组织轮作红褐色。新生组织以内渐次色淡，达于初生心柱，呈淡黄白色。心柱内有初生脉管点，肉眼可辨。余同（6）云州、（7）会津等人参。（第八十九图 F）

【附】

辨伪（1）：《伪药条辨》，郑肖岩曰：别直参即高丽参，以野山所产为上品。近日价值甚昂，有以副野伪充者，即新山所产也，色白味淡，纹稀，虚寒之体服之作泻，且煎熬之后，参片糜烂，不比真者参片完固，以此辨之，便知真伪。闻又有抄参、糖参二种，以之混充，则殊碍卫生。

曹炳章曰：按抄参、糖参二种，乃人参之种参，前人参条下已辨明，与别直不同。别直产韩国，即古之高丽，其产参之地。如京畿道之松都、龙仁，平安道之江界，全罗道之锦山，忠清道之忠州，其间以松都产者为最胜，红参制造官厂在焉。其地在韩京之北二十余里，四面皆山，居北纬三十八度，寒暑之差殊甚。如松都产者，以金刚山出者，曰金刚参为最上品，即今正官别直参也。而拳头参次之，且有官私之别、红白之分。官参松都所产，由义州出关，加以重税；私参别处所出，多偷漏出口，故曰私也。《广报》云：白参虽不行于内地，而实则红参鲜时，亦是白参制成，不过加附子水以酿其色，价且较白参为昂。及考其性，红参又远不逮白参之和平，故土人无食红参者，盖别直虽为种品，如历年余久，质味愈良。古时每栽七年而采，后则五年而采。近世韩国，割让日本，日人多精农学，教以人工栽培速成之法，三年即能采买，故其受气逐年薄弱，而性味效能亦一年不如一年也。凡辨真伪，若真正官别，体态圆方形而直，芦头大，与身混直而上，皮面近芦有细横皱纹，中身细直纹，权须则无纹。味苦兼微甘，鲜洁而有清香气，煎淘多次，汁清而参仍不腐烂，此为最上之品。近时射利之徒，多以厂参伪充，即俗所谓扁刚、石渠子是也。考厂参中身大，芦头小，颈细，杈下亦粗圆而大，皮纹直而粗，味苦而兼涩，煎淘汁混，参亦腐化，以此可辨为赝品。若厂参以矿灰同贮藏年余，参性受灰炕燥过度，形质因此坚致，煎之亦汁清不烊，其味仍苦兼涩，总不若真别直质味之清香鲜洁也。

辨伪（2）：《伪药条辨》，郑肖岩曰：剪口参伪名冲剪，以太极参及大小稀头尾假冲洋参剪口，色白，味不苦。按剪口之货，吾省盛行才有数年，因参价钱昂贵，市肆将洋参头尾切下，名为剪口。昧者不知，疏方竟用剪口参。考诸《本草》，未闻有剪口之药，今即洋参可用，连类而成，为爱惜物力起见，孰料又有一种冲剪为之混乱耶。奉劝医家勿用，病家勿购，则不为冲参所误耳。

曹柄章曰：按剪口参种类甚多，如参头、东条、别折、大尾、中尾、细尾、夹尾之类是也。所云剪口者，乃是闽地药家之命名耳。郑君所谓洋参剪口者，即东条也。以东洋参之尾，蒸熟、干之。大尾、中尾、细尾、夹尾等类，皆从船厂参（即石渠子、扁刚参）旁枝剪下，以枝条之粗细，分大、中、细、夹等尾名目。近今市售，伪名别条是也。又有别折一种，以扁刚参之形态不正者，剪去头尾，名曰参头，其中身名曰别折，皆为侧路，藉以混乱别直参也。若中虚者误服之，立时胸腹胀满，医者不可不知也。

辨伪（3）：《伪药条辨》，郑肖岩曰：东洋参以东洋新山所出之参，皮肉俱白、味淡不苦者伪充之。虚寒之体不宜服，服之则泻。按：老山太极参产东洋，皮色黄，肉带老黄，扁而横纹，中有菊花心者为贵。市肆所辨凤记以上至旭记字号，均皆可用，价亦不昂，用者当知所择也。

曹炳章曰：按东洋参，为熟参之一种。日本云州产者曰老山参，会津产者曰新山参。老山参形条扁圆或三角棱，皮黄白色，近梢处有红点刺，甘微苦，兼微甘，气微香，煎汤清而黄赤色者为道地；新山参形条混圆，皮色黄白而淡，无红刺点，气味较老山参淡薄耳。又如日记一种，形条虽极粗，然色白无神，味兼涩，煎汤混浊如淡米泔，切片贮藏，能起白霜，此种参出于阴山肥土，用人工栽培二年即成，为侧路，实不堪入药用。若老山参，栽于阳面之山，得天然阳气最足，凡阳虚气陷、久痢脱肛之症，尚有寸效。至于宇宙天凤等记为名者，非分高下，实辨别枝条大小而作记号也，新山老山，皆以大小为记，用者总以认识货物、辨明高下为主要；亦不能以包袋为标准，缘包袋可改换耳。

第五十图版至第五十三图版

第八十六图至第八十九图

高丽参、日本参生药摄影及扩大镜摄影图

赵燏黄

Tafelbeschreibung L～LIII

Fig. 86～89

DIE PHOTOGRAPHISCHEN UND MIKROSKOPISCHEN

AUFNAHMEN DER DROGEN GINSENG AUS KOREA

UND JAPAN.

von

Y. H. Chao

高丽参、日本参生药摄影及扩大镜摄影图目次

Verzeichuis der photographischen und mikroskopischen Aufnahmen der

Drogen Ginseng aus Korea und Japan.

第八十六图解

高丽参四种

A：日本政府专卖之高丽白参（a）及红参（b）（下山氏生药学附图）

B：高丽开城普通白参（原物大 1/2）

C：上海市肆之高丽红参（原物大 1/2）

Sp. 芦头，Sw. N. 茎轴或根之皿形瘢，Hs. 主根，Sw. 分根，Mz. 商标。

Fig. 86

Vier verschiedene Sorten des koreanischen Ginsengs.

A：Von der japanischen Regierung monopolisierte koreanische Weiss-Ginseng（a）und Rot-Ginseng（b）. （Simoyama）

B：Gewöhnlicher koreanischer Weiss-Ginseng aus Kai-Syöng，Korea. （1/2 Nat. Gr.）

C：Koreanischer Rot-Ginseng des Schanghaier Marktes. （1/2 Nat. Gr.）

Sp. Sprosse，Sw. N. Tellerartige Narbe des Stengels oder der Wurzel，Hs. Hauptspross，Sw. Seitenwurzel，Mz. Markzeichen.

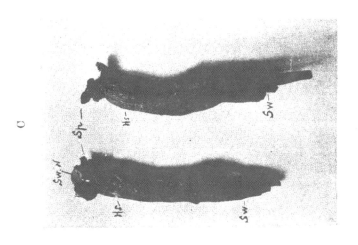

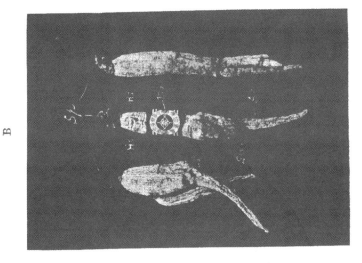

Fig. 86

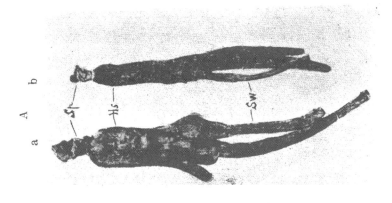

第八十七图解

高丽开城普通白参扩大

A_1：本品上半部

A_2：本品下半部（扩大倍数 3.5：1）

B：横断面（扩大倍数 10.5：1）

Sp. 芦头，Sw. N. 茎轴或根皿形瘢，Hs. 主根，Sw. 分根，Gr. 纵皱，Mz. 商标，Pd. 枹皮，Ar. 外皮部，Ir. 内皮部，St. 筛部，Cr. 新生组织轮，Rg. 放射状脉部，Hg. 树脂道，Ri. 放射状裂隙。

Fig. 87

Vergösserung des gewöhnlichen koreanischen Weiss-Ginsengs aus Kai-Syöng.

A_1：Die obere Hälfte　　A_2：Die untere Hälfte（Vergr. 3.5：1）

B：Querschnitt durch den Weiss-Ginseng（Vergr. 10.5：1）

Sp. Sprosse，Sw. N. Tellerartige Narbe des Stengels oder der Wurzel，Hs. Hauptspross，Sw. Seitenwurzel，Gr. Groove，Mz. Markzeichen，Pd. Peri-derm. Ar. Aussenrinde，Ir. Innenrinde，St. Siebteil，Cr. Cambiumring，Rg. Radialer Gefässteil，Hg. Harzgänge，Ri. Radiale Interzellularräume.

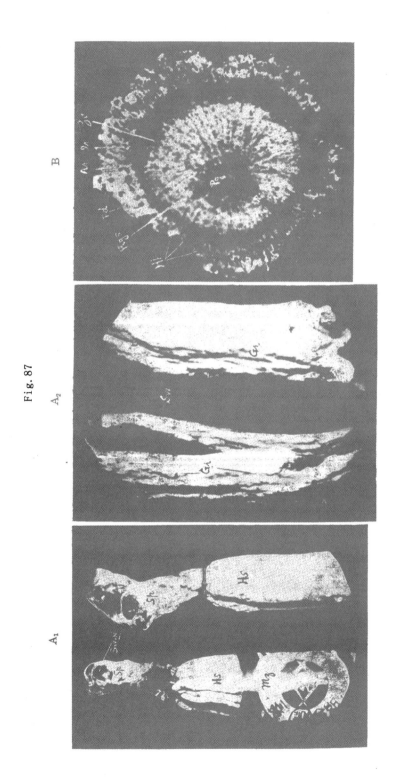

Fig. 87

第八十八图解

上海市肆之别直参二种扩大

（参照第四十图解之8）

A₁：本品生制品上半部　　A₂：下半部（扩大倍数3.5∶1）

B₁：本品熟制品上半部　　B₂：下半部（扩大倍数3.5∶1）

C：本品A之横断面（扩大倍数7∶1）

D：本品B之横断面（扩大倍数7∶1）

Sp. 芦头，Hs. 主根，Sw. 分根，Gr. 纵皱，Pd. 枹皮，R. 皮部，Cr. 新生组织轮，Zc. 中心柱，St. 筛部，Rg. 放射状脉管束，Pz. 初生心柱。

Fig. 88

Vergrösserung von zwei verschiedenen Pie-Tse Ginseng des

Schanghaier Marktes.

(Vgl. 8. der Fig. 40)

A₁：Die obere Hälfte des Rohmaterials.

A₂：Die untere Hälfte desselben. （Vergr. 3.5∶1）

B₁：Die obere Hälfte des präparierten Ginsengs.

B₂：Die untere Hälfte desselben. （Vergr. 3.5∶1）

C：Querschnitt durch A. （Vergr. 7∶1）

D：Querschnitt durch B. （Vergr. 7∶1）

Sp. Sprosse，　Hs. Hauptspross，　Sw. Seitenwurzel，　Gr. Groove，　Pd. Periderm，　R. Rinde，Cr. Cambiumring，Zc. Zentralcylinder，St. Siebteil，Rg. Radialer Gefässbündel，Pz. Primärer Zentralcylinder.

Fig. 88

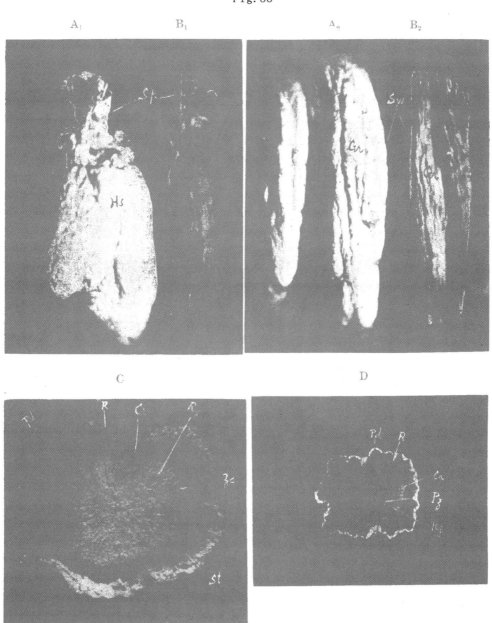

第八十九图解

日本参（白参）三种扩大

（扩大倍数 3.5∶1，参照第四十图解之 9）

A₁：云州参上半部　A₂：下半部

B₁：会津参上半部　B₂：下半部

C₁：信州参上半部　C₂：下半部

D：A 之横断面（扩大倍数 7∶1）

E：B 之横断面（扩大倍数 7∶1）

F：C 之横断面（扩大倍数 7∶1）

Sp. 芦头，Sw. N. 分根疤点，Gr. 纵皱，Pd. 枹皮，R. 皮部，Zc. 中心柱，Rg. 放射状脉管束，Pz. 初生心柱，Sc. 后生心柱。

Fig. 89

Vergrösserung von drei verschiedenen japanischen Weiss-Ginseng

（Vergr. 3.5∶1）（Vgl. 9 der Fig. 40）

A₁：Die obere Hälfte des Unshiu-Ginsengs.

A₂：Die untere Hälfte desselben.

B₁：Die obere Hälfte des Aidzu-Ginseng

B₂：Die untere Hälfte desselben.

C₁：Die obere Hälfte des Shinshiu-Ginsengs.

C₂：Die untere Hälfte desselben.

D：Querschnitt durch A.（Vergr. 7∶1）

E：Querschnitt durch B.（Vergr. 7∶1）

F：Querschnitt durch C.（Vergr. 7∶1）

Sp. Sposse，Sw. N. Narbe der Seitenwurzel，oder der Wurzel，Gr. Groove，Pd. Periderm，R. Rinde，Zc. Zentralcylinder，Rg. Radialer Gefässbündel，Pz. Primäre Zentralcylinder，Sc. Sekundärer Zentralcylinder.

Fig.89

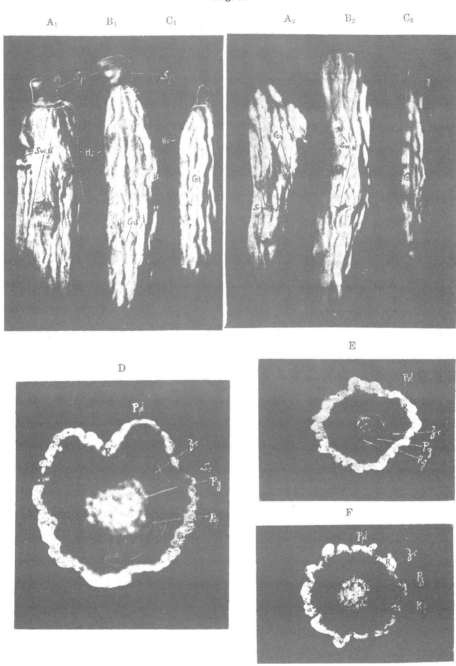

构造

（一）高丽白参及别直参构造：高丽开城白参及别直参（红参）构造，因制造法之不同及参质老嫩之关系，则其内容组织亦各有不同。兹将两参分别记载如下：

（1）高丽开城白参：枹层磨灭殆尽，仅剩余枹生组织之残余物三四层。最下层附近并有分泌物细胞嵌在，内含淡褐色之黏液树脂。草酸盐簇晶亦发现于此阶级之中。外皮部组织颇疏松，皆为延长于触线（切线）之柔细胞，大半沿着细胞之内壁而密含淀粉，或者充实之。外皮部与内皮部界限不明。内皮部组织皆充满淀粉之柔细胞。其中有稍稍圆形之树脂窦，充满黄色之树脂，或者沿着窦之内壁而作凝固之状态。筛部与脉部接界，往往有裂隙，筛部细胞较为细小，其末梢更狭细，向外射出而弯曲之。筛部附近，亦有圆形树脂窦，大抵无内容物，常整然环列，颇有秩序，第二期髓线介于其间，往往射至外皮部而屈曲。髓线柔细胞中充满淀粉粒，新生组织轮极狭细，间或不明，后生脉管二三联结或四五成群，或单独存在，周围有木细胞组织随伴之。木部中髓线亦密充淀粉，其放射状方向均有裂隙。草酸盐结晶於簇晶之外并有单晶，但甚稀少。初生脉管作放射状，集于中央，往往纵横错杂，不限于平面（横断面）而分布之。

筛管之直断面极狭细，与脉管联结之部分排列较密。脉管成螺旋纹而有节，间或有圆孔纹。树脂窦直断面成直长之孔道（所谓树脂道），在外皮部之孔道中往往有黄色之内容物，作凝固之状态。淀粉，大概为球形，有同心性脐点，单粒者多，复粒者少，直径 $3\sim10\mu$。筛部附近之树脂窦口径 $30\sim60\mu$。存于外皮部中者，$15\sim45\mu$。脉管口径 $15\sim30\mu$。（第九十至九十九图）

（2）别直参：别直参为高丽红参之一，枹层亦残余不全。草酸盐簇晶较为繁密（与白参比较）。枹层下树脂窦大抵为圆形或长椭圆形，完全空虚，无树脂状或黏液状之内容物。外皮部组织疏松，与白参无异，但柔细胞中不含淀粉；内皮部柔细胞含糊化淀粉，在第二期髓线中，尤觉著明。筛部附近有一重或两重之圆形树脂窦空洞。筛部细胞细小而着色，新生组织轮较白参著明，而细胞层亦厚（比较的），与筛部组织均含黏液状物质。木部中脉管作车辐状，分期断续射出。后生脉管联络之半径线较长，以 4~8 个至十数个为一段落。达于中部之初生脉管而愈简单。沿脉管束两边，木细脉组织外，并有一种充满液状之管体围绕之。木部柔细胞所含之淀粉在髓线细胞中成糊化之状态者，略能辨其颗粒状。草酸盐簇晶以整个的含蓄于单细胞中。余同白参。

皮部树脂窦直断面成直长之孔道，径 60~200μ，长 63~600μ。新生组织附近之筛管不明。近于新生组织者，有螺旋纹脉管，以五六条至十数条并列成束，每管有节，长短断续不定，长者 8~9 节，短者 2~6 节，径 13~40μ，每节之长 85~240μ。近于中部之脉管，单独者多，以二三条联络者少。长者至十数节，短者至 3~5 节。径及各节之长度与新生组织附近之脉管相仿。草酸盐簇晶之大 50~80μ。（第一百至一百零五图）

（二）日本参构造：日本人参即御种人参，用朝鲜参种或吉林参种栽培而得之品。因土质之关系或调制法之不同，致其内容组织与国产品或有差异。兹据日本产白参三种，即云州参、会津参、信州参，分别镜查如次：

（1）云州参：枹层以菲薄之枹细胞及枹生组织构成之。草酸盐簇晶散布其间。外皮部组织细胞有纤维状细胞膜，皆延长于触线（切线）。其间有扁椭圆形之细胞，往往含黄色之内容物，作凝固之状态，盖黏液与树脂共存于此间。此种细胞分层环布，近于内皮部者，亦作椭圆形，周围有分泌物细胞群围绕之（如图）。内皮部柔细胞为圆形或椭圆形，较一般之细胞皆大，中充糊化淀粉。髓线有阔大之并列状细胞列，并有狭长（延长于半径）之单行细胞列，介于其间，中充液状物质。筛部组织微细，往往不明，盖颓废者多。其间有分明之第二期髓线射出之。筛部附近环列圆形树脂窦，新生组织细胞层次分明，后生脉管以 2~4 之个数联结，或以单独之个数散在，其周边有木细胞组织围绕之。初生脉管近于中央，孤立者多，联合者少。草酸盐簇晶处处分布。木部柔细胞及髓线细胞中大部空虚，或含糊化之粥状淀粉及液状物质，中央组织有小细胞性之分裂组织层。

直断面中，其黏液及树脂之分泌物贮蓄器成直长之孔道，中含黄色之凝固状物质。在外皮部者，径 40~100μ，长 70~220μ；在筛部附近者，径 40~90μ，长 310~380μ。筛管纤细如丝，往往不明。脉管，皆有节之螺旋纹假脉管，径 20~40μ，每节之长 80~200μ，其螺旋纹理往往中空，沿脉管之膜壁有黏液状物质附着之或充实之。草

酸盐簇晶之大 $20\sim40\mu$，淀粉糊化不明。（第一百零六至一百一十一图，第一百一十八至一百二十一图）

（2）会津参：本品与云州参大概相同。皮部之外边、枹层下组织中，草酸盐簇晶密集之。外皮部分泌物细胞中，有黄色、淡褐色或赤褐色之分泌物，作凝结之状态而附着于细胞之内壁，或充满于细胞中。皮木二部之柔细胞，大都为六角形或多角形，有内外二重之膜壁。在新生组织交界、筛脉二部间之组织细胞，稍稍较小。筛部附近环列之树脂窦大抵为圆形，稀有椭圆形者，往往分内外二重，作雁行线而围绕于第二期皮部中。初生脉管往往纵横错杂，作放射状而集于中央。草酸盐簇晶处处分布，淀粉糊化不明。余同云州参。（第一百一十二至一百一十五图及一百二十二图）

（3）信州参：与云州参及会津参大致相同。皮部最外边枹层之下，有延长于横径之椭圆形细胞，往往充满黄色之分泌物，并有零星之草酸盐簇晶嵌在之。自新生组织发出之筛部组织间与内鞘（Pericykel）附近，均有圆形之树脂窦，前后二重环形，与会津参无甚差异。新生组织细胞层次分明，以薄壁性扁方形细胞二三层构成之。初生中心柱中之初生脉管，有单独散在者，有二三个联合，与木细胞组织联络于半径线方向，并有放射状之巨大裂隙随伴之。草酸盐簇晶除含于枹皮中者之外，其余分布之处特别稀少。余同云州参及会津参。（第一百一十六至一百一十七图及一百二十三图）

第五十四图版至第六十一图版

第九十图至第一百零五图

高丽参显微镜的构造摄影图

赵燏黄

Tafelbeschreibung LIV～LXI

Fig. 90～105

MIKROSKOPISCHE AUFNBHMEN VON DER STRUKTUR

DES KOREANISCHEN GINSENGS.

von

Y. H. Chao

高丽参显微镜的构造摄影图目次

Verzeichnis der microscopischen Aufnahmen von der Struktur

des koreanischen Ginsengs.

7. Fig. 96　Längsschnitt durch die Aussenrinde eines koreanischen Weiss-Ginsengs.

8. Fig. 97　Längsschnitt durch die Umgebung des Grenzgebietes zwischen der Rinde und dem Holzteile desselben.

9. Fig. 98　Längsschnitt durch den Holzteil eines koreanischen Weiss-Ginsengs.

10. Fig. 99　Längsschnitt durch den Zentrum desselben.

11. Fig. 100　Die Hälfte eines Querschnittes durch eines Pie-Tse-Ginsengs （Rotginseng） in schwacher Vergrösserung.

12. Fig. 101　Querschnitt durch den Zentralcylinder desselben.

13. Fig. 102　Querschnitt durch die Umgebung des Grenzgebietes zwischen der Rinde und dem Holzteile eines Pie-Tse-Ginsengs （Rotginseng）.

14. Fig. 103　Längsschnitt durch die Aussenrinde eines Pie-Tse-Ginsengs （Rotginseng）.

15. Fig. 104　Längsschnitt durch die Umgebung des Grenzgebietes zwischen der Rinde und dem Holzteile eines Pie-Tse-Ginsengs （Rotginseng）.

16. Fig. 105　Längsschnitt durch den Centrum eines Pie-Tse-Ginsengs （Rotginseng）.

第五十四图版

第九十图解

高丽参（白参）横断面全部 1/3 弱扩大

（扩大倍数 32：1）

Pd. 枹皮，Ar. 外皮部，Ir. 内皮部，Hh. 树脂窦，St. 筛部，C. 新生组织，Sg. 后生脉管，Pg. 初生脉管，Rm. 射出髓。

Fig. 90　Teil eines Querschnittes durch einen koreanischen

Weiss-Ginsengs in schwacher Vergrösserung.（Vergr. 32：1）

Pd. Periderm，　Ar. Aussenrinde，　Ir. Innenrinde，　Hh. Harzhöhle，　St. Siebteile，C. Cambium，Sg. Sekundäre Gefässe，Pg. Primäre Gefässe，Rm. Radialer Mark.

第九十一图解

同上横断面外皮部组织

（扩大倍数 100：1）

Ks. 枹层（残余之枹层），Arp. 外皮部柔组织，Kr. 草酸钙结晶；Do. 草酸钙簇晶，Schz. 黏液细胞（含淡褐色之内容物），Sch. 黏液，H. 树脂，Ps. 含有淀粉之柔细胞。

Fig. 91　Querschnitt durch die Aussenrinde desselben.

（Vergr. 100：1）

Ks. Korkschicht，（Reste），Arp. Parenchym der Aussenrinde，Kr. Kristalle，　Do，　Drüse von Oxalat，Schz. Schleimzellen（schwach brauner Körper），Sch. Schleim，H. Harz，Ps. Parenchym enthaltenden Stärke.

Fig.90

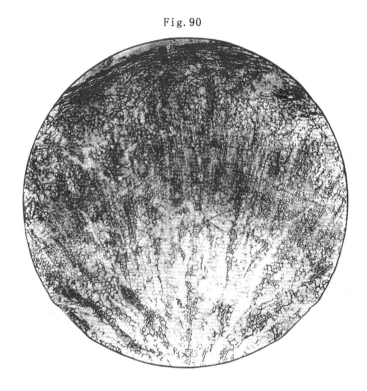

Fig.91

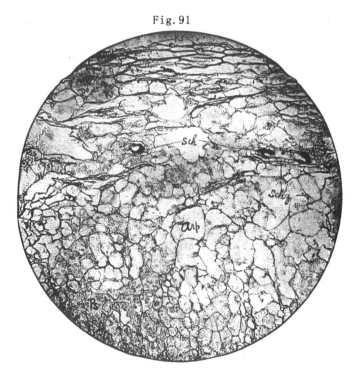

第五十五图版

第九十二图解

高丽参（白参）横断面外皮部组织又一部

（扩大倍数 100∶1）

R. 残余之枪，Arv. 外皮部组织之黏液化，Sms. 后生髓线，Stä 淀粉，V. Stä. 糊化淀粉。

Fig. 92　Querschnitt durch einen Teil der Aussenrinde eines koreanischen

Weiss-Ginsengs.（Vergr. 100∶1）

R. Reste，Arv. Verschleimung der Aussenrinde，Sms. Sekundäre Markstrahlen，Stä. Stärke，V. Stä. Verkleisterte Stärke.

第九十三图解

同上横断面皮木二部交界附近组织

（扩大倍数 100∶1）

Irsp. 内皮部充满淀粉之柔组织，St. 筛部，Hh. 树脂窦，C. 新生组织，Rg. 放射状脉管，G. 脉管，Hz. 木细胞组织，Rms. 射出髓中充满之糊化淀粉，Stäp. 充满淀粉之柔细胞。

Fig. 93　Querschnitt durch die Umgebung des Grenzgebietes zwischen

der Rinde und dem Holzteile desselben.（Vergr. 100∶1）

Irsp. Stärke enthaltendes Parenchym in der Innenrinde，St. Siebeil，Hh. Harzhöhle，C. Cambium，Rg. Radiale Gefässe，G. Gefässe，Hz. Holzzellen，Rms. Verkleisterte Stärke enthaltender Radiale Mark，Stäp. Stärke enthaltenden Parenchymzellen.

Fig.92

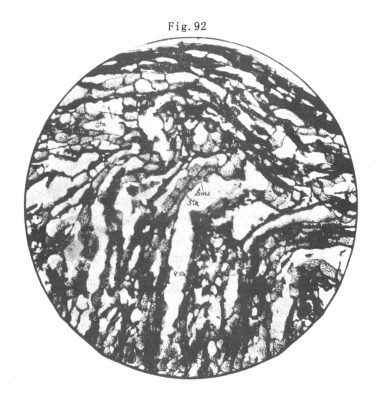

Fig.93

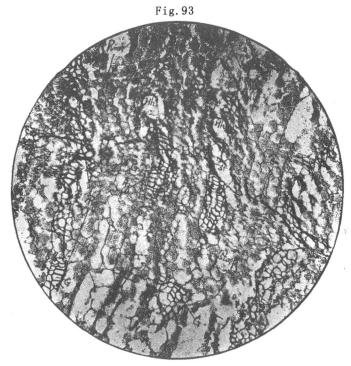

第五十六图版

第九十四图解

高丽参（白参）横断面木部近中央

（扩大倍数 100：1）

Rg. 放射状脉部，G. 脉管，Sh. 淀粉及树脂团块，Mz. stä. 充满淀粉之髓细胞，Dzm. 菲薄破裂之髓细胞，Stä. 淀粉。

Fig. 94　Querschnitt durch den Centrum des Holzteiles eines

koreanischen Weiss-Ginsengs.（Vergr. 100：1）

Rg. Radiale Gefässteile，G. Gefässe，Sh. Stärke und Harzhaufen，Mz. stä. Stärke enthaltende Markzellen，Dzm. Dünne und zerplatzte Markzellen，Stä. Stärke.

第九十五图解

同上横断面中央组织

（扩大倍数 100：1）

Dzp. 菲薄破裂之柔组织细胞，Pg. 初生脉管，P. Stä. 充满淀粉之柔细胞，Pm. 初生髓线。

Fig. 95　Querschnitt durch den Centrum desselben.

（Vergr. 100：1）

Dzp. Dünne und zerplatzte Parenchymzellen，Pg. Primäre Gefässe，Ps. Stärke enthaltende Parenchymzellen，Pm. Primäre Markstrahlen.

Fig.94

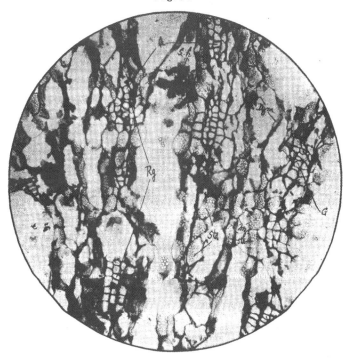

Fig.95

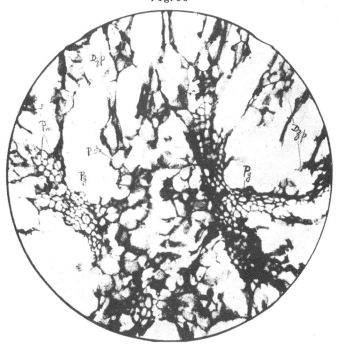

第五十七图版

第九十六图解

高丽参（白参）直断面外皮部组织

（扩大倍数 100∶1）

Ks. 枹层，Irap. 外皮部充满淀粉之柔细胞，H. 树脂，Do. 草酸钙簇晶，Schg. 黏液道，Stä. 淀粉，V. Stä. 糊化淀粉。

Fig. 96　Längsschnitt durch die Aussenrinde eines koreanischen

Weiss-Ginsengs.　（Vergr. 100∶1）

Ks. Korkschicht，Irap. Stärke enthaltenden Parenchymzellen in der Aussenrinde，H. Harz，Do. Drüse von Oxalat，Schg. Schleimgang，Stä. Stärke，V. Stä. Verkleisterte Stärke.

第九十七图解

同上直断面皮木二部交界附近组织

（扩大倍数 100∶1）

Irsp. 内皮部充满淀粉之柔细胞，Hg. 树脂道，St. 筛部，C. 新生组织，Sg. 螺纹脉管，Htsp. 木部中充满淀粉之柔组织。

Fig. 97　Längsschnitt durch die Umgebung des Grenzgebietes zwischen

der Rinde und dem Holzteile desselben.　（Vergr. 100∶1）

Irsp. Stärke enthaltenden Parenchymzellen in der Innenrinde，Hg. Harzgang，St. Siebteile，C. Cambium，Sg. Spiral Gefässe，Htsp. Stärke enthaltenden Parenchym im Holzteile.

Fig. 96

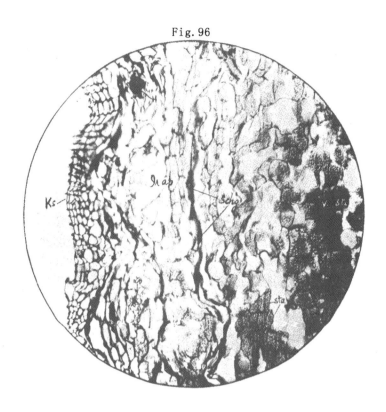

Fig. 97

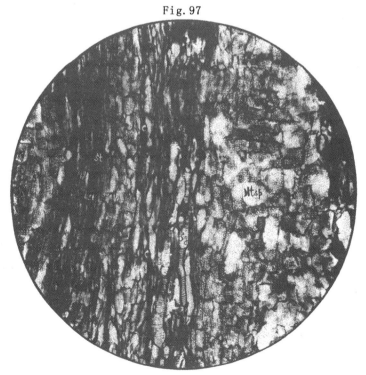

第五十八图版

第九十八图解

高丽参（白参）直断面木部组织

（扩大倍数 100：1）

Ps. 充满淀粉之柔细胞，Sg. 螺纹脉管，Schg. 含黏液之脉管，Ps. 近于中央之柔组织充满淀粉之状。

Fig. 98　Längsschnitt durch den Holzteil eines koreanischen

Weiss-Ginsengs.（Vergr. 100：1）

Ps. Stärke enthaltendes Parenchym，Sg. Spiralgefässe，Schg. Schleim enthaltende Gefässe，Ps. Gestalt der Stärke enthaltendes Parenchym der Umgebung.

第九十九图解

同上直断面中央组织

（扩大倍数 100：1）

Ps. 初生脉管，I. 裂隙。余同上。

Fig. 99　Längsschnitt durch den Centrum desselben.

（Vergr. 100：1）

Pg. Primäre Gefässe，I. Interzellularräume，Übriges siehe oben！

Fig. 98

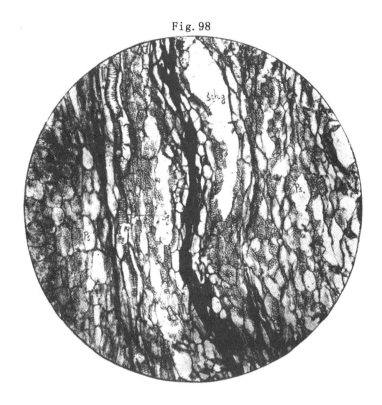

Fig. 99

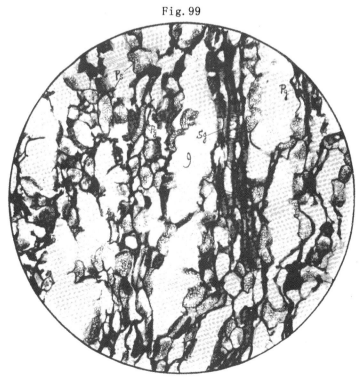

第五十九图版

第一百图解

别直参（红参）横断面全部 1/2 弱扩大

（扩大倍数 32：1）

Pd. 枹皮，Ar. 外皮部，Ir. 内皮部，Hg. 树脂道，Schg. 黏液道，Sm. 后生髓线，St. 筛部，Cr. 新生组织轮，Sg. 后生脉管，Pm. 初生髓线，Pg. 初生脉管。

Fig. 100　Die Hälfte eines Querschnitt durch den Pie-Tse-Ginseng

(Rot-Ginseng) in schwacher Vergrösserung. (Vergr. 32：1)

Pd. Periderm，Ar. Aussenrinde，Ir. Innenrinde，Hg. Harzgang，Schg. Schleimgang，　Sm. Sekundäre　　Markstrahlen，　St. Siebteil，　Cr. Cambiumring，Sg. Sekundäre Gefässe，Pm. Primäre Markstrahlen，Pg. Primäre Gefässe.

第一百零一图解

同上横断面中心柱组织

（扩大倍数 32：1）

Rg. 放射状脉管，Rm. 射出髓。余同上。

Fig. 101　Querschnitt durch den Zentralcylinder desselben.

(Vergr. 32：1)

Rg. Radiale Gefässe. Rm. Radialer Mark. Übriges siehe oben!

Fig.100

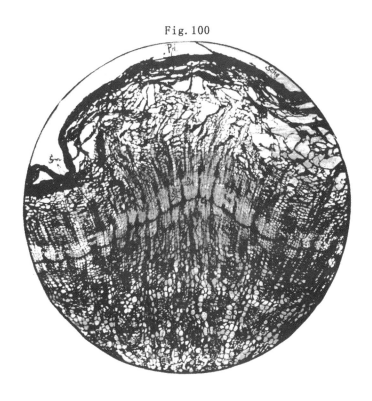

Fig.101

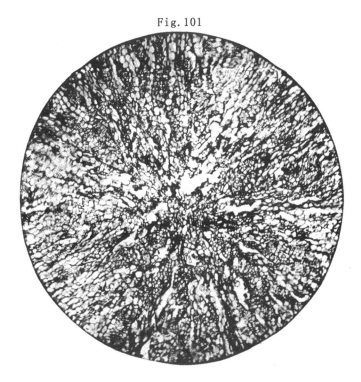

第六十图版

第一百零二图解

别直参（红参）横断面皮木二部交界附近组织

（扩大倍数 100∶1）

Hhs. 筛部中小树脂窦，St. 筛部，C. 新生组织，Rg. 放射状脉部，Schg. 含黏液之脉管，Gsch. 沿脉管之黏液，Ms. 髓线

Fig. 102　Querschnitt durch die Umgebung des Grenzgebietes

zwischen der Rinde und dem Holzteile eines Pie-Tse-Ginsengs

（Rotginseng）．（Vergr. 100∶1）

Hhs. Kleine Harzhöhle in der Siebteile，St. Siebteile，C. Cambium，Rg. Radiale Gefässe，Schg. Schleim enthaltenden Gefässen，Gsch. Schleim an der Gefässe，Ms. Mark.

第一百零三图解

别直参（红参）直断面外皮部组织

（扩大倍数 100∶1）

Ks. 枹层，Ksz. 枹层中含有之糖，Sh. 黏液腔，Do. 草酸钙簇晶，Arp. 外皮部柔细胞，Ms. 髓线，Ssr. 含黏液之纤细筛管。

Fig. 103　Längsschnitt durch die Aussenrinde eines Pee-die-Ginsengs

（Rot-Ginseng）．（Vergr. 100∶1）

Ks. Korkschicht，Ksz. Zucker enthaltende Korkschicht，Sh. Schleimhöhle，Do. Düse von Oxalat，Arp. Parechymzellen der Aussenrinde，Ms. Markstrahlen，Ssr. Schleim enthaltendenkleine Siebröhre.

Fig. 102

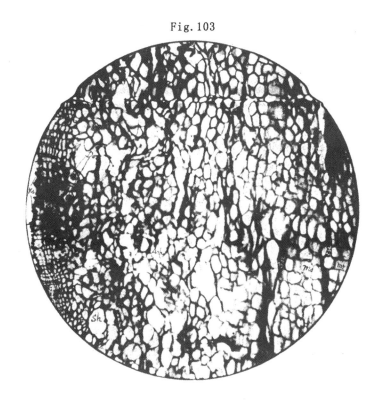

Fig. 103

第六十一图版

第一百零四图解

别直参（红参）直断面皮木二部交界附近组织

（扩大倍数 100：1）

Irp. 内皮部柔细胞，St. 筛部，Cr. 新生组织轮，Skg. 沿脉管束之黏液状物质，Sg. 螺纹脉管，V. Stä. 糊化淀粉，Htp. 木部柔细胞。

Fig. 104　Längsschnitt durch die Umgebung des Grenzgebietes

zwischen der Rinde und dem Holzteile eines Pie-Tse-Ginsengs

（Rotginseng）.（Vergr. 100：1）

Irp. Parenchymzellen der Innenrinde，St. Siebteile，Cr. Cambiumring，Skg. Schleimige Körper an der Gefässbündel，Sg. Spiral Gefässe，V. Stä. Verkleisterte Stärke，Htp. Parenchymzellen des Holzteiles.

第一百零五图解

别直参（红参）直断面中央组织

（扩大倍数 100：1）

Kst. 短节性螺纹假脉管，Spg. 充盈黏液之初生脉管，V. Stä. 糊化淀粉，Me. 分裂组织。

Fig. 105　Längsschnitt durch den Zentrum eines Pie-Tse-Ginsengs

（Rotginseng）.（Vergr. 100：1）

Kst. Kurze Spiraltracheiden，Spg. Schleim enthaltende primäre Gefässe，V. Stä. Verkleisterte Stärke，Me. Meristem.

Fig.104

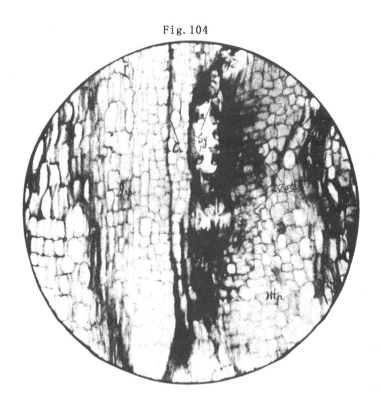

Fig.105

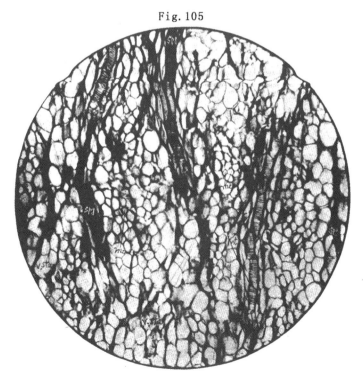

第六十二图版至第七十图版

第一百零六至第一百二十三图

日本参显微镜的构造摄影图

赵燏黄

Tafelbeschreibung LXII～LXX

Fig. 106～123

DIE MIKROSKOPISCHEN ATFNAHMEN VON

DER STRUKTUR DES JAPANISCHEN GINSENGS.

von

Y. H. Chao

日本参显微镜的构造摄影图目次

Verzeichnis der Mikroskopischen Aufnahmen von der Struktur

des japanischen Ginsengs.

1. Fig. 106   Teil eines Querschnittes durch einen Unshiu-Ginsengs in schwacher Vergrösserung.

2. Fig. 107   Querschnitt durch die Aussenrinde desselben.

3. Fig. 108   Querschnitt durch die Innenrinde und einen Teil der Aussenrinde eines Unshiu-Ginsengs.

4. Fig. 109   Querschnitt durch die Umgebung des Grenzgebietes zwischen der Rinde und dem Holzteile desselben.

5. Fig. 110   Querschnitt durch den Zentralcylinder eines Unshiu-Ginsengs.

6. Fig. 111   Querschnitt durch einen Teil des Zentralcylinders desselben.

7. Fig. 112   Querschnitt durch die Aussenrinde eines Aidz-Ginsengs（Weiss-Ginseng）.

8. Fig. 113   Querschnitt durch die Innenrinde bis zum Cambium desselben.

9. Fig. 114   Querschnitt durch die Umgebung des Grenzgebietes zwischen der Rinde und dem Holzteile des Aidz-Ginsengs.（Weiss-Ginseng）.

10. Fig. 115   Querschnitt durch den Zentrum desselben.

11. Fig. 116   Querschnitt durch die Sieb-und Gefässteile eines Sinshiu-Ginsengs（Weiss-Ginseng）.

12. Fig. 117   Querschnitt durch den Zentrum desselben.

13. Fig. 118   Längsschnitt durch die Aussenrinde eines Unshiu-Ginsengs（Weiss-Ginseng）.

14. Fig. 119   Längsschnitt durch die Innenrinde desselben.

15. Fig. 120   Längsschnitt durch einen anderen Teil des Grenzgebietes zwischen Rinde und Holzteile eines Unshiu-Ginsengs.

16. Fig. 121   Längsschnitt durch das Parenchym des Centralteiles desselben.

17. Fig. 122   Längsschnitt durch die Sieb-und Gefässteile eines Aidz-Ginsengs.

18. Fig. 123   Längsschnitt durch die Umgebung des Zentrums eines Sinshiu-Ginsengs.

第六十二图版

第一百零六图解

云州参横断面全部的 2/3 弱扩大

（扩大倍数 15 : 1）

Pd. 枹皮，Ar. 外皮部，Sh. 黏液腔，Ir. 内皮部，Hh. 树脂窦，St. 筛部，Cr. 新生组织轮，Sm. 后生髓线，Sg. 后生脉管，Pm. 初生髓线，Pg. 初生脉管。

Fig. 106　Teil eines Querschnittes durch einen Unshiu-Ginsengs

in schwacher Vergrösserung.（Vergr. 15 : 1）

Pd. Periderm，　Ar. Aussenrinde，　Sh. Schleimhöhle，　Ir. Innenrinde，　Hh. Harzhöhle，St. Siebteile，　Cr. Cambiunring，　Sm. Sekundäre　Markstrahlen，　Sg. Sekundäre　Gefässe，Pm. Primare Markstrahlen，Pg. Primäre Gefässe.

第一百零七图解

同上横断面外皮部

（扩大倍数 100 : 1）

Ks. 枹层，Arp. 外皮部柔细胞，Zsch. 围绕黏液腔细胞群，Sch. 黏液。

Fig. 107　Querschnitt durch die Aussenrinde desselben.

（Vergr. 100 : 1）

Ks. Korkschicht，Arp. Parenchymzelle der Aussenrinde，Zsch. Zellhaufen um die Schleimhöhle herum，Sch. Schleim.

Fig. 106

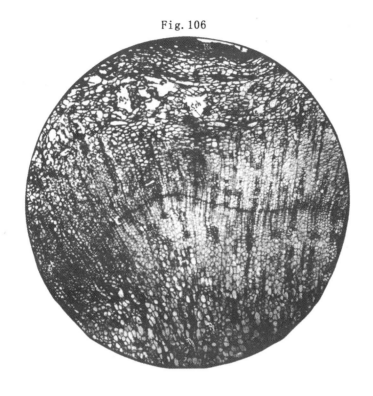

Fig. 107

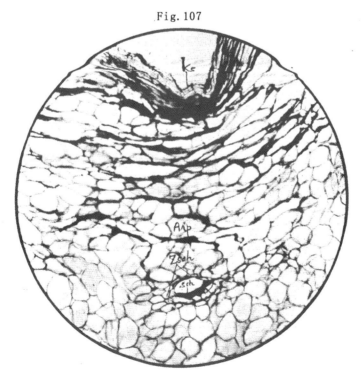

第六十三图版

第一百零八图解

云州参横断面外皮一部及内皮全部

（扩大倍数 100：1）

Ar. 外皮部，Ir. 内皮部，St. 筛部，Hh. 树脂窦，Ms. 髓线，Cr. 新生组织轮，V. Stä. 糊化淀粉粒。

Fig. 108　Querschnitt durch die Innenrinde und einen Teil der Aussenrinde eines Unshiu-Ginsengs.（Vergr. 100：1）

Ar. Aussenrinde，Ir. Innenrinde，St. Siebteile，Hh. Harzhöhle，Ms. Markstrahlen，Cr. Cambiumring，V. Stä. Verkleisterte Stärkekömer.

第一百零九图解

同上横断面皮木二部交界附近组织

（扩大倍数 100：1）

C. 新生组织，Rg. 放射状脉部。余同上。

Fig. 109　Querschnitt durch die Umgebung des Grenzgebietes zwischen der Rinde und dem Holzteile desselben.（Vergr. 100：1）

C. Cambium，Rg. Radialer Gefässbündel，Übriges siehe oben!

Fig.108

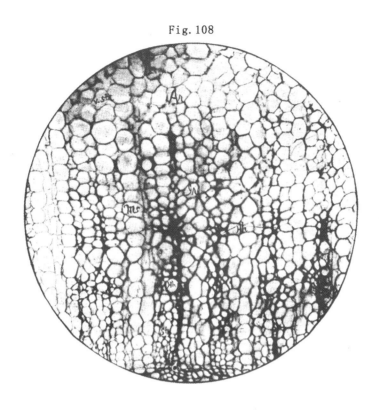

Fig.109

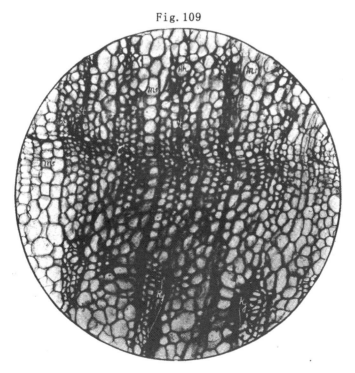

第六十四图版

第一百一十图解

云州参横断面中心柱组织

（扩大倍数 48∶1）

C. 新生组织，Rg. 放射状脉部，G. 脉管，Hp. 木细胞组织，Ms. 髓线。

Fig. 110　Querschnitt durch den Zentralcylinder eines Unshiu

Ginsengs.（Vergr. 48∶1）

C. Cambium，Rg. Radiale Gefässteile，G. Gefässe，Hp. Holzparenchym，Ms. Markstrahlen.

第一百一十一图解

同上横断面中心柱一部分

（扩大倍数 100∶1）

Do. 草酸钙簇晶。余同上。

Fig. 111　Querschnitt durch einen Teil des Zentralcylinders desselben.

（Vergr. 100∶1）

Do. Drüse von Oxalat. Übriges siehe oben！

Fig. 110

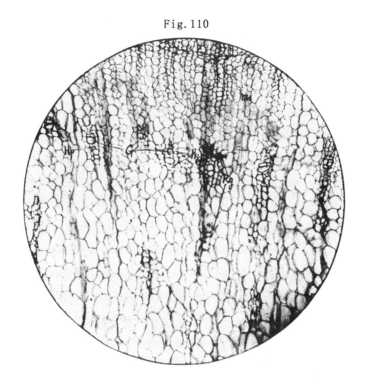

Fig. 111

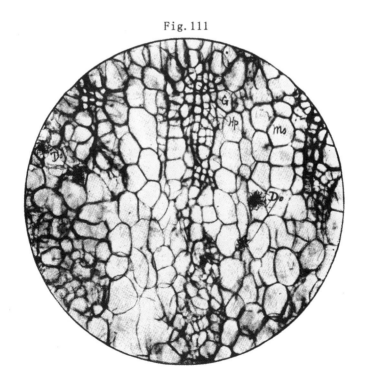

第六十五图版

第一百一十二图解

会津参（白参）横断面外皮部组织

（扩大倍数 100∶1）

Ks. 枹层，Do. 草酸钙簇晶，Artz. 外皮部延长于触线（切线）之细胞，Hh. 树脂窦，H. S. 树脂及黏液，Ms. 髓线。

Fig. 112　Querschnitt durch die Aussenrinde eines Adiz-Ginsengs

（Weiss-Ginseng）.（Vergr. 100∶1）

Ks. Korkschicht，Do. Drüse von Oxalat，Artz. Aussenrinde verlängert die Zelle des Tangentialers，Hh. Harzhöhle，H. S. Harz，u. Schleim，Ms. Markstrahlen.

第一百一十三图解

同上横断面内皮部通过新生组织

（扩大倍数 100∶1）

Ir. 内皮部，Sch. 黏液，St. 筛部，C. 新生组织，V. Stä. 糊化淀粉。余同上。

Fig. 113　Querschnitt durch die Innenrinde bis zum Cambium desselben.

（Vergr. 100∶1）

Ir. Innenrinde，Sch. Schleim，St. Siebteile，C. Cambium，V. Stä. Verkleisterte Stärke. Übriges siehe oben!

Fig. 112

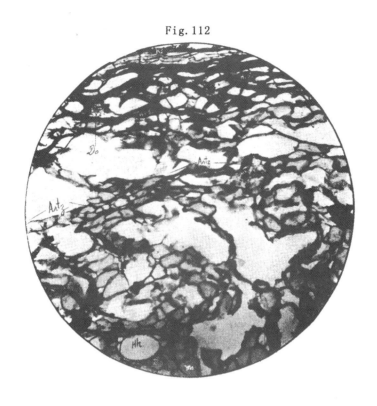

Fig. 113

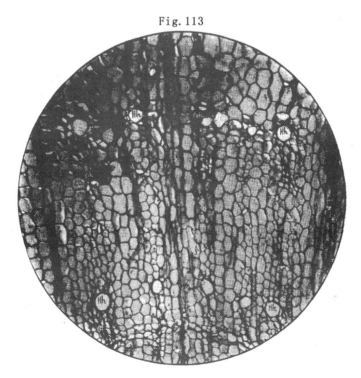

第六十六图版

第一百一十四图解

会津参（白参）横断面皮木二部交界附近组织

（扩大倍数 100∶1）

Ir. 内皮部，Hh. 树脂窦，H. 树脂，St. 筛部，C，新生组织，Ms. 髓线，G. 脉管，Sch. 黏液。

Fig. 114　Querschnitt durch die Umgebung des Grenzgebietes

zwischen der Rinde und dem Holzteile eines Aidz-Ginsengs

（Weiss-Ginseng）．（Vergr. 100∶1）

Ir.　Innenrinde，　Hh. Harzhöhle，　H. Harz，　St. Siebteile，　C. Cambium，　Ms. Markstrahlen，G. Gefässe，Sch. Schleim.

第一百一十五图解

同上横断面中央部

（扩大倍数 100∶1）

Pg. 初生脉管，Pm. 初生髓线，V. Stä. 糊化淀粉，Do. 草酸钙簇晶。

Fig. 115　Querschnitt durch den Zentrum desselben.（Vergr. 100∶1）

Pg.　Primäre　Gefässe，Pm. Primäre　Markstrahlen，V. Stä. Verkleisterte　Stärke，Do. Drüse von Oxalat.

Fig. 114

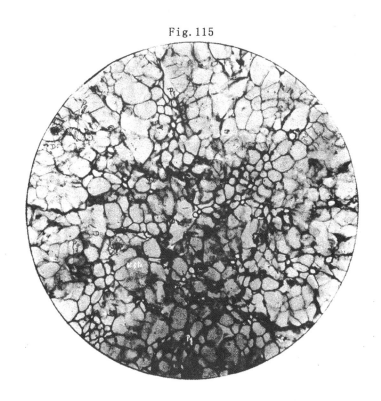

Fig. 115

第六十七图版

第一百一十六图解

信州参（白参）横断面筛脉二部组织

（扩大倍数 100：1）

V. Stä. 糊化淀粉，Hh. 树脂窦，C. 新生组织，Rg. 放射状脉管束，G. 脉管，Ms. 髓线。

Fig. 116　Querschnitt durch die Sieb-und Gefässteile eines

Sinshiu-Ginsengs（Weiss-Ginsengs）．（Vergr. 100：1）

V. Stä. Verkleisterte　Stärke，　Hh. Harzhöhle，　C. Cambium，　Rg. Radiale　Gefässbündel，
G. Gefässe，Ms. Markstrahlen.

第一百一十七图解

同上横断面中央组织

（扩大倍数 100：1）

Pg. 初生脉管，Pm. 初生髓线。

Fig. 117　Querschnitt durch den Zentrum desselben.

（Vergr. 100：1）

Pg. Primäre Gefässe，Pm. Primäre Markstrahlen.

Fig. 116

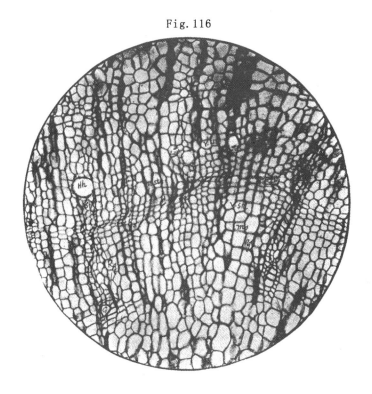

Fig. 117

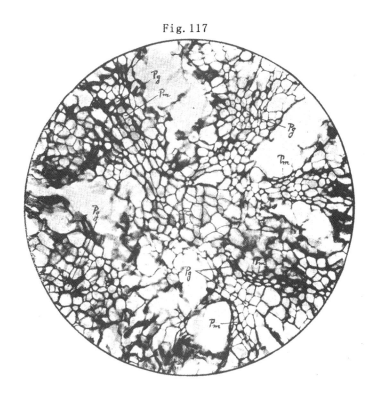

第六十八图版

第一百一十八图解

云州参（白参）直断面外皮部组织

（扩大倍数 100∶1）

Ks. 栓层，Ph. 栓生组织，Phd. 绿皮层，Schg. 黏液道，Sch. 黏液，H. 树脂，Arp. 外皮部柔组织。

Fig. 118　Längsschnitt durch die Aussenrinde eines Unshiu-Ginsengs

（Weiss-Ginsengs）．（Vergr. 100∶1）

Ks. Korkschicht，　Ph. Phellogen，　Phd. Phelloderm，　Schg. Schleimgang，　Sch. Schleim，H. Harz，Arp. Parenchym der Aussenrinde.

第一百一十九图解

同上直断面内皮部组织

（扩大倍数 100∶1）

Ir. 内皮部，Hg. 树脂道，St. 筛部，C. 新生组织，Ms. 髓线，Ht. 木部。余同上。

Fig. 119　Längsschnitt durch die Innenrinde desselben.

（Vergr. 100∶1）

Ir. Innenrinde，　Hg. Harzgang，　St. Siebteil，　C. Cambium，　Ms. Markstrahlen，　Ht. Holzteil. Übriges siehe oben!

Fig. 118

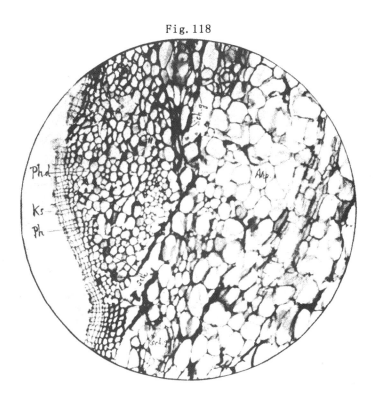

Fig. 119

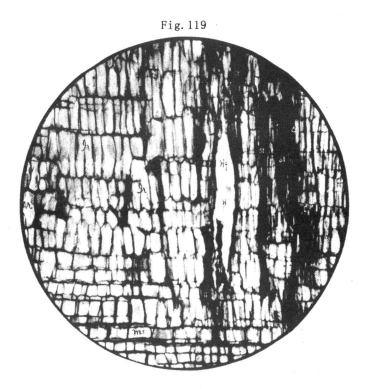

第六十九图版

第一百二十图解

云州参直断面皮木二部交界又一部分

（扩大倍数 100：1）

Ir. 内皮部，Hg. 树脂道，St. 筛部，C. 新生组织，Pr. 假脉管，Sg. 螺纹脉管，Hzg. 木细胞组织，Pht. 木部柔组织，G. Sch. 沿脉管之黏液。

Fig. 120　Längsschnitt durch einen anderen Teil des Grenzgebietes

zwischen der Rinde und dem Holzteile eines

Unshiu-Ginsengs.（Vergr. 100：1）

Ir. Innenrinde，Hg. Harzgang，St. Siebteile，C. Cambium，Pr. Pracheiden，Sg. Spiralgefässe，Hzg. Holzzellengewebe（Holzarenchym），Pht. Parenchym des Holzteiles，G. Sch. Schleim an der Gefässe.

第一百二十一图解

同上直断面中部组织

（扩大倍数 100：1）

V. Stä. Sch. Hp. 柔细胞中含有之糊化淀粉、黏液及树脂，Me. 分裂组织，Pg. 初生脉管。余同上。

Fig. 121　Längsschnitt durch das Parenchym des Zentralteils

desselben.（Vergr. 100：1）

V. Stä. Sch. Hp. Verkleisterte Stärke，Schliem und Harz enthaltendes Parenchym，Me. Meristem，Pg. Primäre Gefässe. Übriges siehe oben!

Fig. 120

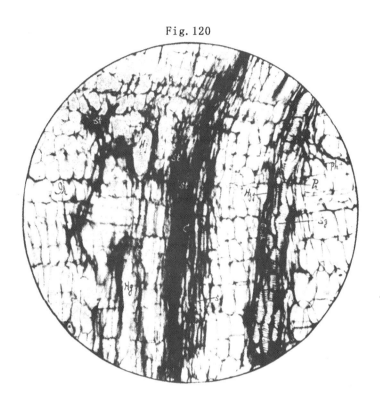

Fig. 121

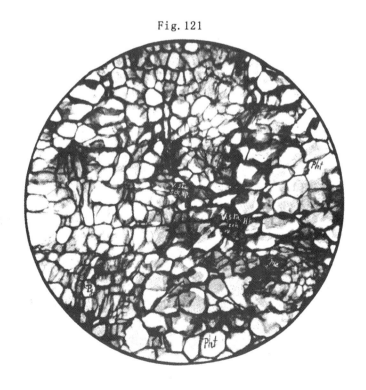

第七十图版

第一百二十二图解

会津参直断面筛脉二部组织

（扩大倍数 100∶1）

Hg. 树脂道，H. 树脂，St. 筛部，C. 新生组织，Sg. 螺纹假脉管，Hp. 木部柔组织，Ms. 髓线。

Fig. 122　Längsschnitt durch die Sieb-und Gefässteile eines

Aidz-Ginsengs.（Vergr. 100∶1）

Hg. Harzgang，H. Halz，St. Siebteile，C. Cambium，Sg. Spiralgefässe，

Hp. Parenchym des Holzteiles，Ms. Markstrahlen.

第一百二十三图解

信州参直断面中央部附近组织

（扩大倍数 100∶1）

Pg. 初生脉管，Schz. 含有黏液之细胞，Me. 分裂组织。余同上。

Fig. 123　Längsschnitt durch die Umgebung des Zentrums

eines Sinshiu-Ginsengs.（Vergr. 100∶1）

Pg. Primäre Gefässe，Schz. Zelle enthaltendes Schleim，Me. Meristem，Übriges siehe

oben！

Fig. 122

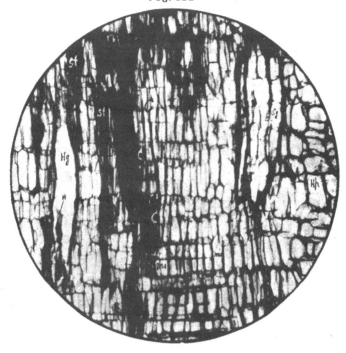

Fig. 123

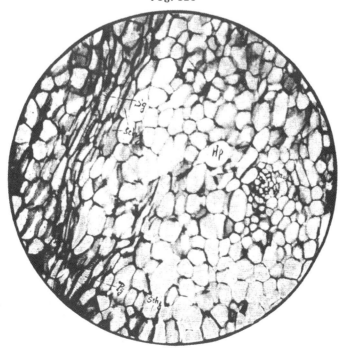

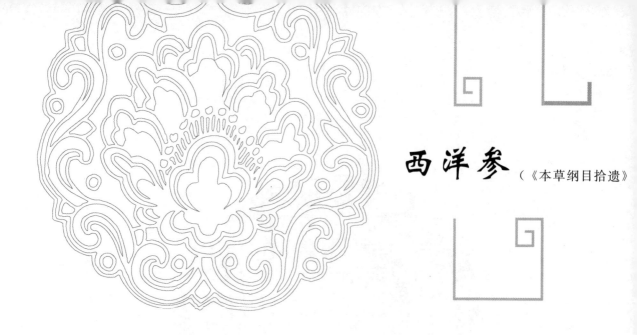

西洋参 （《本草纲目拾遗》）

考据

《本草纲目拾遗》：《药性考》：洋参似辽参之白皮泡丁，味类人参，惟性寒，宜糯米饭上蒸用。甘苦，补阴，退热；姜制，益元扶正气。《从新》[1]云：出大西洋佛兰西[2]，形似辽东糙米参，煎之不香，其气甚薄。若对半擗开者，名片参，不佳。反藜芦。入药选皮细洁，切开中心不黑，紧实而大者良。近日有嫌其性寒，饭锅上蒸数十次而用者，或用桂圆肉拌蒸而用者。忌铁刀火炒。苦寒、微甘，味厚、气薄，补肺降火，生津液，除烦倦，虚而有火者相宜。

按语：所谓似辽参之白皮泡丁者，即类似中国人参之参条大尾曾经炮制之品。所谓出大西洋佛兰西者，恐指美国原产，法国移植品或栽培品也。旧说均谓洋参之性寒，中国人参（白参）《本草》亦称微寒，高丽红参则称性热。此与参之制否（制造与否）极有关系。盖西洋参完全不经炮制，中国人参略经炮制，而高丽红参已经充分之蒸制。故未经炮制者性寒，略经炮制者微寒，曾经充分之蒸制者性热。盖炮制或蒸制者，参中所含之挥发性物质依次减少，而寒性亦因之减弱，热性增强。在未制之洋参，挥发性物质既完全未去，而寒性当亦不能减弱。《本草》所言服用洋参，往往须反复蒸制而后可用者此尔。余与药用项下之（丁）参证。

---

[1] 《从新》：指清代吴仪洛撰著的《本草从新》。

[2] 佛兰西：似为法兰西的旧译名。

产地及栽培法

西洋参原产地及栽培：西洋参原产地在美洲之东部与加拿大及合众国[1]之若耳热[2]（Georgia）、田纳西（Tennessee）。凡高燥而含有石灰质之森林地，均能自生。在北美，最初发现之人参，繁殖于山阴茂草之间，任人畜之践踏，不过视同一种之杂草而已。一经承认为有用植物，知前途之希望颇大，复群相竞采而毫无限制，至滥采之结果，遂趋于灭亡之倾向。美国政府速颁法令禁止采掘，同时奖励民间盛行栽培。而其栽培之简单方法有二：一，采集野参之成长者，移植于畑地间而培养之，加工施肥，至年限充足，养分丰富，而后收获之。二，播种于苗圃，至一年半之后，移植于第一之床地。经二三年后，移植于第二之床地，直至后四年乃至七年秋冬之季采掘收获，将此收获之天然水参生晒而成者，此称原皮西洋参。或用原皮西洋参加工制白。其法：拣选条整之品，经电砂之磨擦，使参面之灰黑原皮除去，至十分洁净而后焙干之。或再上箱笼，焚硫黄熏蒸，至参色洁白异常时，重行取出，撒布白粉以粉白之，此称粉光西洋参，外表较原皮西洋参美观，而其内容恐不免有变质之虑耳。美国人参一般品质优良，驾于各国移植品之上。因其原产地之风土干燥，经常年月日之采掘，其质量仍能充实，因之药分亦丰富。其结果遂得强有力之兴奋特性，而为其他各国培养品中所不可及者此也。

【附】西洋参市况及海关调查录

（1）西洋参等级及定价：西洋参由纽约洋参出口行收买美国各地所产之洋参，运至香港、上海驻华洋行内。该洋行一面将货分类存栈，一面将样参陈列橱中，分别标明价目，并印价目表分发买主。如美商某洋行于民国十九年八月所定原皮西洋参之价目如下（下表以每两计算，价以元为单位）：

---

[1] 合众国：指美利坚合众国，即美国。

[2] 若耳热：今译作"佐治亚州"，美国东南部的一个州。

等别	A	B	C	D	E	F	G	H	I	J	K	L	M
特等价	9.00	8.75	8.50	8.25	8.00	7.75	7.50						
头等价	7.25	7.00	6.75	6.50	6.25	6.00	5.75	5.50	5.25	5.00	4.75	4.50	4.25
普通等价	4.00	3.50											

（2）上海参号所定之西洋参价：据十九年八月中之调查列表如下：

西洋参支数	每两价格	备注
10 支西洋参	6～11 元	即粉光西洋参
20 支西洋参	5～9 元	同上
30 支西洋参	7～8 元	同上
50 支西洋参	5～7 元	同上
80 支西洋参	5～7 元	同上
100 支西洋参	4～6 元	同上
150 支西洋参	4～6 元	同上
200 支西洋参	4～7 元	同上
300 支西洋参	4～7.5 元	同上
400 支西洋参	4～7 元	同上
500 支西洋参	3.5～6 元	同上
800 支西洋参	2～5 元	同上
15 支原皮参	9～11 元	又名花旗原皮参
30 支原皮参	7～8 元	同上
50 支原皮参	6～7 元	同上
100 支原皮参	5～7 元	同上
200 支原皮参	4～6 元	同上
300 支原皮参	5～5.5 元	同上
400 支原皮参	4～5.5 元	同上
500 支原皮参	2～5 元	同上

（3）西洋参之输入及国内消费量：西洋参之输入中国常先向广东、香港进口，然后再运至沪，而沪埠参商故又名之曰广东参，此并非广东产地。查海关报告进口数量，仅有东西洋参与高丽参之混合数（详后），而无西洋参一项之总消费量。据外人 Kramer's 之记载，美国人参在中国各地之需用极量，每年自美国出口销至中国之数约在六千磅云。兹据（1）项所列之等级及定价表，求平均数推算之，是销至中国六千磅之西洋参，应值四十五万元之诸，即此洋参一项，已年费四十五万元之漏卮者也。

（4）西洋参关税：西洋参进口须纳关税，我国新颁进口税则对于拣净西洋参与未拣净西洋参则从量，其税则如下。

甲	上等每斤值过三十五两	每斤	11.700
乙	次等每斤值过二十五两不过三十五两	每斤	6.750
丙	三等每斤值过十一两不过二十五两	每斤	4.050
丁	四等每斤值过六两不过十一两	每斤	1.935
戊	五等每斤值过三两不过六两	每斤	1.035
己	六等每斤值不过三两	每斤	0.395

以上所规定者，即参须、参蒂、碎参亦包括在内，惟野参则另有税率，盖从价纳税 22.50％。自民国十九年三月关税改金本位后，则拣净洋参、未拣净洋参及参须、参蒂、碎参所纳关税乃有变更。兹将既改金本位之税则列后：

甲	上等每斤值过六十一又二五金单位	每斤	20.48
乙	次等每斤值过四十三又七五金单位不过六十一又二五金单位	每斤	11.81
丙	三等每斤值过十九又二五金单位不过四十三又七五金单位	每斤	7.09
丁	四等每斤值过十又半金单位不过十九又二五金单位	每斤	3.39
戊	五等每斤值过五又二五金单位不过十又半金单位	每斤	1.81
己	六等每斤值不过五又二五金单位	每斤	0.69

至于野参则仍从价纳税22.50%。

（5）西洋参之出口关税：西洋参从上海出口，则纳出口税，美国拣净参、须参、美国参均从量。其税率如下：

美国拣净参须参	每担	8.000
美国参	每担	6.000

从量之规定，参照上文高丽参及日本参项下。

植物

西洋参原植物——美国产人参其原植物有两种如下：

（1）*Panax quinquefolia* L.（五叶洋参）

（2）*Panax trifolius* L.（三叶洋参）

第（1）种为滋生于山野茂林间之宿根草本。叶长柄，小叶概为五出而成掌状，小叶卵形或倒卵形，锐尖头，锯齿缘；其伞形花序中有6～20花；花梗较叶柄短（与吉林人参、高丽人参区别）；花柱通常有2。果实为浆果状之核果，熟时呈鲜红色。第（2）种小叶间有成3片或成4片者，不过属于少数，余同第（1）种。

【附】 学名备考：按Henry Kraemer：*Scientific and Applied Pharmacognosy*于Panax quinquefolia项下，解释本学名之来历。谓"Panacea"之一字，乃联两希腊字而成，其意即"All-cure"（统治）或"All-healing"（万疗），"Quin-quefolia"即五叶之意，指本植物每一叶乃由五小叶联合而成；第（2）种trifolius，即三叶合成一叶之义也。方今美国从事培植者，大概为第（1）种。

第一百二十四图1为*Panax quinquefolia* L.带果植物之全部，2为纺锤状根，3为参之上端，呈特状之斑点，4为洋参块根。

生药

西洋参形质：原皮西洋参作圆柱形或纺锤形。长4～12cm，径1～2.5cm。外面褐灰色而微黄，上端作钝圆形或戴1～2cm长之芦头，其上有环纹，并有纵皱，间或作盘旋之栈道状，而带皿形之斑点。主根之年深者，每隔5～8mm

之距离而有细致之轮线纹二三周，并有许多直行之皱纹及稀有之褐色斑点，亦有主根之旁分歧而生二三之侧根者。横断面粉白色而微黄，新切面皮部微黄而木部为粉白色，经时则反之，即木部为褐黄色而皮部较白。皮部之厚约占木部直径1/2。皮部与木部交界，有红褐色之圈轮一周。沿圈轮之周围，见有与圈轮作相交之放线纹，此即脉部连接筛部射出之部分。附近有环列之树脂窦小点，作红褐色。推而至于内外皮部交界以及外皮部中，均有此种稀疏之小点围绕之。木部近于中央有淡褐色之放射线，参差不齐，并有初生脉管小点。此外亦有极淡褐色之脉管小点隐约可辨，接近新生组织轮者较为著明。粉光西洋参之枪层，已磨灭几许，故较原皮者洁白而美观，余则无甚相异。本品坚脆而易于破折，破折面虽不平坦，亦非纤维性，略具清香，味微苦而后甘。（一百二十四图至一百二十六图）

【附】（甲）参市鉴别西洋参形质之优劣及分支之概况：

（A）参骨（即形质）之优劣：西洋参原货装运至沪，其每箱之中，参之大小、轻重、优劣，错杂混乱，乃由经理洋行开箱分类。其分类手续，由熟别参骨者，第一步将原形洋参之子母参分开；第二步择母参、子参之同大小者，各自分别，列成数等，然后向每等中分参骨之优劣分别西洋参骨。其要点有三：

①皮上纹路：凡参皮横纹细密而直纹细小者为上品，盖以历年多也；参皮粗疏而直纹粗多者为下品，盖以历年少也。

②参之形式：凡参条直而硕大者为上品；参形弯曲瘦小者为下品。

③参之质量：凡参同一皱纹，同一大小，而重量适中而有标准量者为上品；过重过轻者为下品。过轻洋参系历年少而质地疏松，弊在效力不足；过重洋参系质地已受他种变化，或不合于服食。

据以上三点而别西洋参为特别、头等、普通三等，而于每等中再分A、B、C至M为数种（详上交产地之［附］），每种中更依法区分支数，其法另定之。

（B）西洋参分支之概况：现今参市经营西洋参者之区别支数，乃以一斤为标准单位，即聚西洋参之同大小、同重量、同老嫩、同参骨，取十支以权之，得重一斤，则名该种参为十支参；若以十五支权得一斤者，则名该参为十五支参；至名二十支参、三十支参、四十支参、五十支参，直至八百支参，其取名盖同一意义，故参之支数多寡，完全表示参之大小，而不表示参之优劣。据熟识西洋参骨者云，参之为贵，在乎功效之大小。预知其功效，全视洋参历年之多寡、得地之厚薄。故洋参虽小，而历年颇多者，则于功效方面未必次于参大而历年少者。因之价格之高下，不随参支之多寡而定也。

（乙）东坯假西洋参（参市名称）：

参市有所谓假西洋参者，即西洋参原种，在日本栽培之品也，约分三种如下：

①东坯横纹光：此为东坯假西洋参之一种，因全体有横纹而略经磨光，故名。本品为灰黄色之圆柱形或纺锤形，上肥下削，全长5～6.5cm，径4～8mm（主根肥大部），上戴4～6mm长之芦头，屈曲槎枒而带深洼，主根上半部均有密砌之横纹，并带纵皱，处处有枝根之遗迹而凸出之。横断面粉白色，或皮部作淡褐色，木部白色；初生心柱淡褐色，心柱之中央有一点为白色，心柱中有放射状脉管，达于后生心柱（第二期心柱），与筛部连接而射出，附近有红褐色树脂窦小点，作雁行线而环列之，皮部中内表皮（Endodermis）附近亦有树脂窦小点，以不甚整齐之状态而散布之，余同原皮西洋参。（第一百二十七图之C及F）

②东坯副光：亦东坯假西洋参之一种，为灰黄色之圆柱状体，上戴小芦头，或为钝头，往往弯曲，长5～7cm，径5～7mm，主根近于芦头有不甚著明之细横纹，余皆断续不定之直行粗皱。其半面，间或有短横痕而类似竹节，枝根之断迹亦往往凸起之。横断面与东坯横纹光大同小异，余同上。（第一百二十七图之B及E）

③东坯顶光：此系东坯假西洋参中之较次者，亦为灰黄色之圆柱形或扁圆形体，上端钝头，下端往往瘦削而屈曲，长3～6cm，径4～7mm，表面横纹绝

少，仅有纵皱及枝根断迹，栓层大半磨灭，故云顶光。横断面较（甲）（乙）[1] 二种幼稚，边缘周围弯曲不整齐，皮部之树脂窦褐色小点较为稀少，新生组织轮内外附近亦有筛脉二部连接之放射线及树脂窦小点、皮木二部交界相近之组织，不若（甲）（乙）二种有二三周之圈轮线也，中心柱有放射线纹及脉管小点，余同（甲）（乙）。（第一百二十七图 A 及 D）

【附】辨伪：

（1）《伪药条辨》，郑肖岩曰：西洋参，皮色微黄者，以小稀充之。皮色纯白者，以冲白挽之。其味不苦，又以苦参煎汤浸而晒之。虚寒之体误服即泻。花旗所产，又有一种肉色黄者，价最贵，竟以新山之太极参伪充之。近人方剂喜用洋参，若以贵价买假药，且于病无益而有害，洵堪浩叹，用者慎之。

（2）曹炳章曰：按西洋参，形似辽参而小，产于美国，向来只有光、白二种，近时更增毛皮参一种。因光参由日本人作伪，以生料小东洋参擦去表皮，名曰副光，售与我国。贪利市侩，伪充西参，以害同胞，天良丧尽，耻莫大焉。盖西参滋阴降火，东参提气助火，效用相反。凡是阴虚火旺劳嗽之人，每用真西参，则气平火敛，咳嗽渐平；若用伪光参，则反现面赤、舌红、干咳、痰血，口燥气促诸危象焉，以致医者见西参有裹足不前之感。故近年美商有不去表皮之毛西参运入我国，意在杜绝某国浪人之作伪。讵[2]知通行未逾十年，而某国原皮伪毛参又混售市上，病家服药，可不慎钦？伪西参之为害既如此，而卒不能革除者何也？因真西参之价，每斤八九十元，而伪参每斤仅八九元耳。贩卖真参者得利甚微，混售伪参则利市十倍。我国商人，大抵目光浅短，素少公众道德观念，只知孳孳[3]为利，不顾有害于民众，作伪者所以有如是之盛也。

---

〔1〕（甲）（乙）：可能原书有误，应指上文提到的"东坯横纹光"与"东坯副光"，故而此处宜用序号"①②"而非"（甲）（乙）"。以下同。

〔2〕讵：岂。

〔3〕孳孳：同"孜孜"，努力不懈。

　　至于欲鉴别其真伪，必须分气味、形色、性质。真光西参，色白、质轻、性松、气清芬，切片内层肉纹有细微菊花心之纹眼。味初嚼则苦，渐含则兼甘味，口觉甚清爽，气味能久留口中；若副光伪参，色虽白，质重而坚，内层肉纹多实心，无菊花心纹眼，亦无清芬之气。嚼之，初亦先苦后甘，数咽后即淡而无味，不若真者能久留口中；毛西参，皮纹深皱，微灰黑色，内肉松白，质亦轻、性松、气清芬，味苦兼甘，含咽清爽鲜洁，为道地；伪毛参皮较深陷，质坚实，味微苦中兼微甘，后即淡而兼涩味粘舌者，此即伪也。如郑君所谓苦参煎汤浸入，亦非其本有之味也。苟误用之，亦属有害无益，愿卫生家注意之。

　　（3）西洋参通俗的辨伪法：程力行曰：西洋参产于美利坚，性能滋阴降火，凡患虚火牙痛、阴虚劳嗽，服之颇著奇效。分毛光两种（即连皮与去皮），去皮者一名光参，又名正面参，以色白、质轻、性松、气芬芳，头端圆方而粗，梢尾尖细（枝头大小甚多，服食以三百支为适中），表面近头，横纹深密，条多短肥叉枝，味初嚼颇苦，含片刻渐转甘味，为上品。近年美商以伪货益形充斥，故更增不去表皮之连皮参，即毛参一种，质、形、性、味与光参相同，惟多一黄灰色之深皱表皮，内肉仍为糯白，因其难作伪，故买客多趋之。

　　西洋参价贵，每斤需八九十元。而假参出，假参系用东洋参擦去表皮，经过精巧之手续，使其形态类似真参。某国人特为设厂制造，以伪乱真。吾国奸商贪其价廉，每斤价仅十元左右，贩卖以戕害同胞。盖东西洋参之性质适相反，东洋参提气助火，服之口燥面赤，终至咳血伤身。伪西洋参一名副光，或称赛光，又名横纹，色呆白、微黄，质坚实，枝条瘦长，无分粗细，更无短肥叉枝，两端平秃，纹虽稍有而甚疏浅，形枯气酸，味淡微苦而兼涩，间有粘舌者，数嚼即无味。

　　西洋参片因已切成极薄之片，真伪尤不易辨，以细糯而中心起菊花纹者为真，然仍多掺杂伪片，买客每有以尝嚼其味苦与否为辨者，殊不知市侩每于未切前浸于金鸡纳霜或龙胆草之水中，使其味苦，故仍不足为证也。

近更有剪口、折尾、大尾、中尾、细尾、洋参须等名目，或每两一元左右，美其名曰吃坯，以迎合贪图便宜之顾客，此类货品，即内行亦艰于鉴别，买客更宜慎之。、

第七十一图版

第一百二十三图

西洋参原植物及其块根形态图

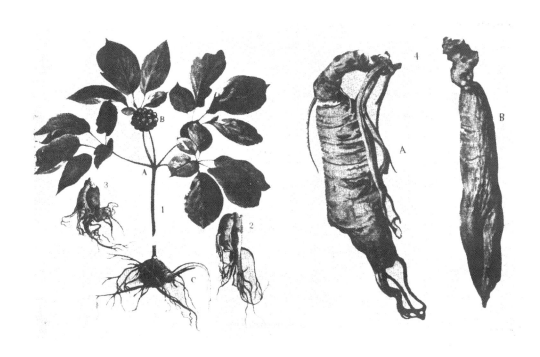

第七十二图版至第七十四图版

第一百二十五图至第一百二十七图

西洋参生药摄影及扩大镜摄影图

赵燏黄

Tafelbeschreibung LXXII～LXXIV

Fig. 125～127

DIE PHOTOGRAPHISCHEN UND MIKROSKOPISCHEN

AUFNAHMEN DER DROGEN GINSENG AUS AMERIKA

von

Y. H. Chao

西洋参生药摄影及扩大镜摄影图目次

1. 第一百二十五图

   A：美洲合众国若耳热栽培之人参　B：上海市肆普通原皮西洋参扩大

   C：上海市肆普通粉光西洋参扩大　D：原皮西洋参横断面

   E：粉光西洋参横断面

2. 第一百二十六图　美国、加拿大原皮老参扩大 A_1，A_2 & B

3. 第一百二十七图　A、B、C 三种东坯假西洋参扩大，D、E、F 即 A、B、C 三种横断面

Verzeichnis der photographischen und mikroskopischen Aufnahmen

Der Drogen Ginseng aus，Amerika.

1. Fig. 125

   A：Kulturginseng aus Geworgia v. St. A. B：Vergrösserung vom gewöhnlichen amerikanischen Ginseng des Schanghaier Marktes mit der Rinde. C：Vergrösserung vom Gewöhnlichen glatten amerikanischen Ginseng des Schanghaier Marktes. D：Querschnitt durch einen amerikanischen Ginseng mit der Rinde. E：Querschnitt durch einen sog. glatten amerikanischen Ginseng.

2. Fig. 126　Vergrösserung eines alten kanadischen Ginsengs mit der Rinde A_1，A_2 & B.

3. Fig. 127　Vergrösserung der japanischen Verfölschungen von A. B. C. D. E. F. Querschnitt durch A. B. C.

第七十二图版

第一百二十五图解

A：美洲合众国若耳热栽培之人参（原物大 1/2）

B：上海市肆普通原皮西洋参扩大（扩大倍数 3.5：1）

C：上海市肆普通粉光西洋参扩大（扩大倍数 3.5：1，B、C 参照第四十图之 10）

D：原皮西洋参横断面（扩大倍数 10.5：1）

E：粉光西洋参横断面（扩大倍数 7：1）

Sp. 芦头，Hs. 主根，Sw. 分根，Qr. 横纹，Gr. 纵皱，Pd. 枹皮，Ar. 外皮部，Ir. 内皮部，Hh. 树脂窦，C. 新生组织，Zc. 中心柱，Rgs. 放射状筛脉二部，Pg. 初生脉管。

Fig. 125

A：Kulturginseng aus Georgia St. A.（1/2 Nat. Gr.）

B：Vergrösserung vom gewöhnlichen amerikanischen Ginseng des Schanghaier Marktes mit der Rinde.（Vergr. 3.5：1）

C：Vergrösserung vom gewöhnlichen glatten amerikanischen Ginseng des Schanghaier Marktes.（Vergr. 3.5：1）

（B. C. Vgl. 60 der Fig. 40）

D：Querschnitt durch einen amerikanischen Ginseng mit der Rinde.（Vergr. 10.5：1）

E：Querschnitt durch einen sog. glatten amerikanischen Ginseng.（Vergr. 7：1）

Sp. Sposse，Hs. Hauptspross，Sw. Seitenwurzel，Qr. Querring，Gr. Groove，Pd. Periderm，Ar. Aussenrinde，Ir. Innenrinde，Hh. Harzhöhle，C. Cambium，Zc. Zentralcylinder，Rgs. Radiale Sieb-und Gefässteile，Pg. Primäre Gefässe.

Fig. 125

A

D

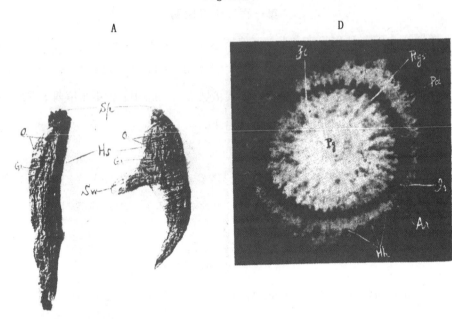

B   C

E

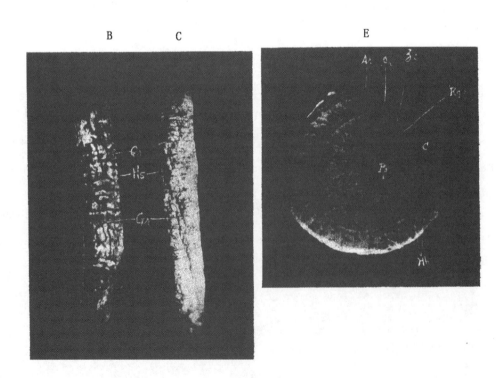

第七十三图版

第一百二十六图解
美国、加拿大原皮老参扩大

A_1：上半部，A_2：下半部（扩大倍数3.5：1）

B：即 A 之横断面（扩大倍数10.5：1）

Sp. 芦头，Hs. 主根，Sw. 分根，Qr. 横皱，Gr. 纵皱，Pd. 枪皮，Ar. 外皮部，Hh. 树脂窦，Ir. 内皮部，Zc. 中心柱，Rgs. 放射状筛脉二部，Pg. 初生脉管。

Fig. 126

Vergrösserung eines alten Kanadischen Ginsengs mit der Rinde.

A_1：Die obere Hälfte. A_2：Die untere Hälfte. （Vergr. 3. 5：1）

B：Querschnitt durch A. （Vergr. 10. 5：1）

Sp. Sprosse，Hs. Hauptspross，Sw. Seitenwurzel， Qr. Quering， Gr. Groove， Pd. Periderm， Ar. Aussenrinde， Hh. Harzhöhle， Ir. Innenrinde， Zc. Zentralcylinder， Rgs. Radiale Sieb-und Gefässteile，Pg. Primäre Gefässe.

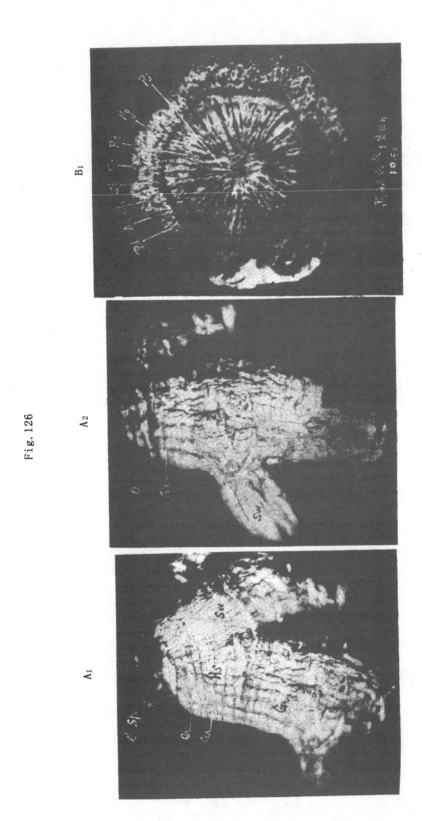

Fig. 126

第七十四图版

第一百二十七图解

A、B、C：三种东坏假西洋参扩大（扩大倍数 3.5：1，参照第四十图之 11）

D、E、F：A、B、C 三种横断面（扩大倍数 105：1）

Sp. 芦头，Hs. 主根，Qr. 横皱，Gr. 纵皱，R. 皮部，Hh. 树脂窦，Zc. 中心柱，St. 筛部，Sz. 后生中心柱，Pz. 初生中心柱，Rgs. 放射状筛脉二部，Pg. 初生脉管。

Fig. 127

Vergrösserung der japanischen Verfälschungen von A. B. & C.

(Vergr. 3.5：1，Vgl. 11 der Fig. 40)

D. E. & F. Querschnitt durch A. B. & C.

Sp. Sprosse，Hs. Hauptsposs，Qr. Querring，Gr. Groove，R. Rinde，Hh. Harzhöhle，Ze. Zentralcylinder，St. Siebteil，Sz. Sekundäre Zentralcylinder，Pz. Primärer Zentralcylinder，Rgs. Radialer Sieb-und Gefässteil，Pg. Primäre Gefässe.

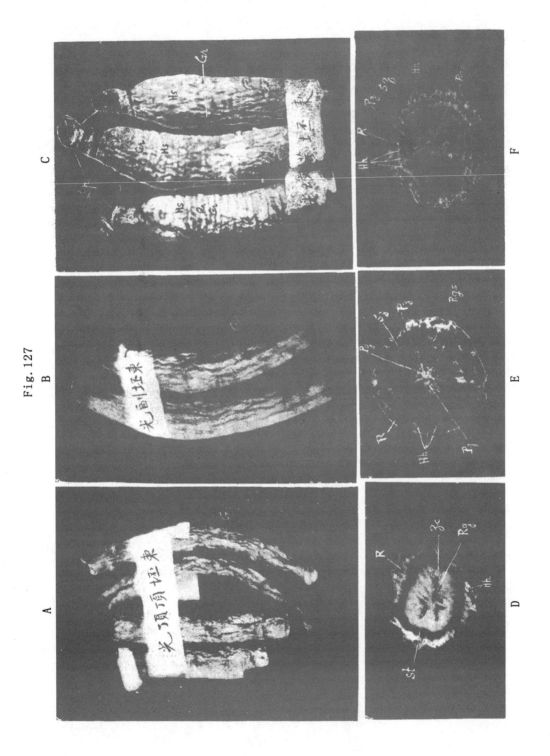

Fig. 127

构造

西洋参显微镜的构造：枹层以薄壁性枹细胞，计以六层至十数层而积累之。枹层下组织，大半为延长于横径之狭长细胞，其肥大之部分，有枹生组织充实之。此狭长细胞组织间，有圆形、椭圆形或长形（横径延长）之细胞，往往含淡褐色之分泌物，盖不外乎黏液树脂挥发油之类，并有草酸盐簇晶散在之。外皮部柔细胞组织疏松，大半充满淀粉，亦有分泌物细胞嵌在，内含褐色之分泌物。内皮部细胞亦密无淀粉，大半延长于半径，此皆髓线细胞。筛部终点附近有整然环列之圆形树脂窦，周边有淡褐色至黄色分泌树脂之细胞群，围绕而成圈轮筛部细胞，较为细小，向外伸展，与新生组织轮层中，均含分泌物而着褐色。木部中之脉管，二三成群，伴以木细胞，作分期（第一期、第二期）之间断状态。介于其间者，有辐射状髓线达于内皮部之外边而止。中央柔细胞稍稍圆形、椭圆形，或杂角形，均密充淀粉。

直断面筛管屈曲，中充黏液状物质。脉管为短节性螺旋纹脉管，有蛋白状物质如配糖体洋参素（Panaquiron）等，特沿着管壁中央有稀少之初生短脉管存在之。

淀粉有单淀粉粒及二三个或三四个复合淀粉粒。单淀粉粒为圆形、椭圆形、方形、多角形，淀粉之大 $5\sim15\mu$，草酸盐簇晶 $20\sim40\mu$，圆形树脂窦口径 $30\sim80\mu$，脉管口径 $20\sim50\mu$。（第一百二十八至一百四十一图）

成分

西洋参成分概要：据 Kramer's 报告，主要成分发现一种配糖体（Glukosid），名 Panaquilon。并含石碱素（Saponin）苦味质，在挥发性油状体中，含类似樟脑的物质，其中系树脂、人参素（Panacin）、糖、黏液质及淀粉等之混合物，余详成分综合记述项下。

第七十五图版至第八十一图版

第一百二十八图至第一百四十一图

西洋参显微镜的构造摄影图

赵燏黄

Tafelbeschreibung LXXV～LXXXI

Fig. 128～141

MIKROSKOPISCHE AUFNAHMEN VOX DER STRUKTUR

DES AMERIKANISCHEN GINSENGS.

von

Y. H. Chao

西洋参显微镜的构造摄影图目次

Verzeichnis der mikrokopischen Aufnahmen von der Struktur

des amerikanischen-Ginsengs.

7. Fig. 134   Längsschnitt durch die Aussenrinde eines amerikanischen-Ginsengs mit der Rinde.

8. Fig. 135   Längsschnitt durch einen Teil desselben.

9. Fig. 136   Längsschnitt durch die Rinde bis zum Cambium eines amerikanischen-Ginsengs mit der Rinde.

10. Fig. 137   Längsschnitt durch das Grenzgebiet zwischen der Rinde und dem Holzteile desselben.

11. Fig. 138   Längsschnitt durch einen amerikanischen-Ginseng die Gestalt der zusammengesetzten Spiralgefässe zeigend.

12. Fig. 139   Längsschnitt durch den Zentrum desselben.

13. Fig. 140   Stärkekörner aus dem Gewebe eines amerikanischen-Ginsengs.

14. Fig. 141   Vergrösserung desselben.

第七十五图版

第一百二十八图解

原皮西洋参横断面全部 3/5 弱扩大

（扩大倍数 11∶1）

Pd. 枹皮，Ar. 外皮部，Ir. 内皮部，Hh. 树脂窦，St. 筛部，Cr. 新生组织轮，Ck. 中心物体，Gt. 脉部，Rm. 射出髓，Cm. 中央部分裂组织。

Fig. 128　3/5 Teile eines Querschnittes durch einen americanischen-Ginseng

in schwacher Vergrösserung mit der Rinde （Vergr. 11∶1）

Pd. Periderm，Ar. Aussenrinde，Ir. Innenrinde，Hh. Harzhöhle，St. Siebteil，Cr. Cambiumring，Ck. Centralkörper，Gt. Gefässteil，Rm. Radialer Mark，Cm. Centralmeristem.

第一百二十九图解

同上横断面枹层及外皮部

（扩大倍数 100∶1）

Ks. 枹层，Ph. 枹生组织，Schz. 黏液腔细胞，Sch. 黏液，Ar. stä. P. 树脂外皮部含有淀粉之柔组织。

Fig. 129　Querschnitt durch die Korkschnicht und Aussenrinde

eines americanischen Ginsengs mit der Rinde.（Vergr. 100∶1）

Ks. Korkschicht，Ph. Phellogen，Schz. Schleimhöhle Zelle，Sch. Sehleim，H. Harz，Ar. stä. P. Stärke enthaltendes Parenchym in der Aussenrinde.

Fig. 128

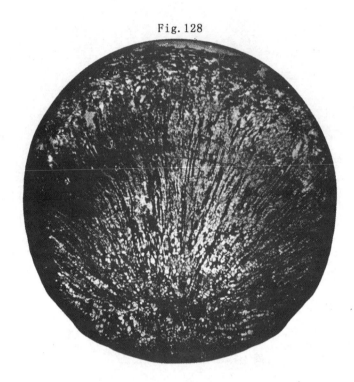

Fig. 129

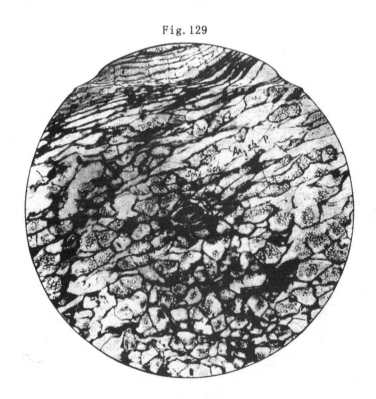

第七十六图版

第一百三十图解

原皮西洋参横断面自内皮部通过新生组织

（扩大倍数 100：1）

Ar. 外皮一部，Ir. Stä. P. 内皮部充满淀粉之柔细胞，Hh. 树脂窦，Shh. 绕树脂窦离生分泌物细胞，St. 筛部，C. 新生组织，Ms. 髓线。

Fig. 130　Querschnitt durch die Innenrinde bis zum Cambium eines

americanischen Ginsengs mit der Rinde.　（Vergr. 100. 1）

Ar. Ein Teil der Aussenrinde，Ir. Stä. P. Stärke enthaltendes Parenchym in der Innenrinde，Hh. Harzhöhle，Shh. Schizogene Sekretzellen um Harzhöhle herum，St. Siebteil，C. Cambium，Ms. Markstrahlen.

第一百三十一图解

同上横断面新生组织以内一部分

（扩大倍数 100：1）

Mss. 髓线细胞充满之淀粉，G. 脉管线。余同上。

Fig. 131　Querschnitt durch einen Teil des Cambiums desselben

（Vergr. 100：1）

Mss. Stärke enthaltendes Markstrahlen，G. Gefässe.

Übriges siehe oben！

Fig. 130

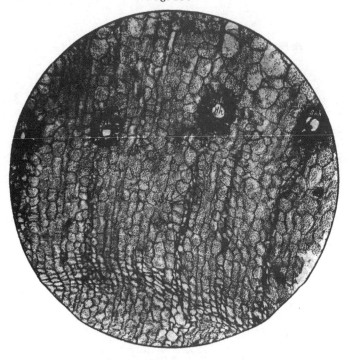

Fig. 131

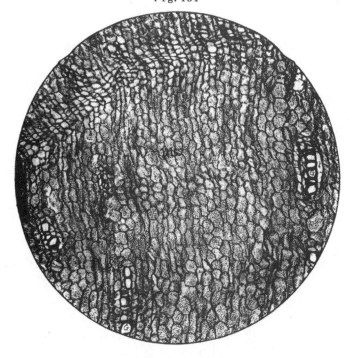

第七十七图版

第一百三十二图解

原皮西洋参横断面木部组织近于中央

（扩大倍数 100∶1）

Mss. 髓线细胞充满之淀粉，G. 脉管，L. 裂隙。

Fig. 132　Querschnitt durch den sich in der Umgebung des

Zentrums befindlichen Holzteil eines Americanischen Ginsengs

mit der Ride.　（Vergr. 100∶1）

Mss. Stärke enthaltendes Markstrahlenzellen，G. Gefässe，L. Lysigene.

第一百三十三图解

同上横断面中心组织一部

（扩大倍数 100∶1）

P. Stä. 充满淀粉之柔组织细胞。余同上。

Fig. 133　Querschnitt durch einen Teil des Zentrums desselben.

（Vergr. 100∶1）

P. Stä. Parenchymzellen enthaltendes Stärke. Übriges siehe oben!

Fig.132

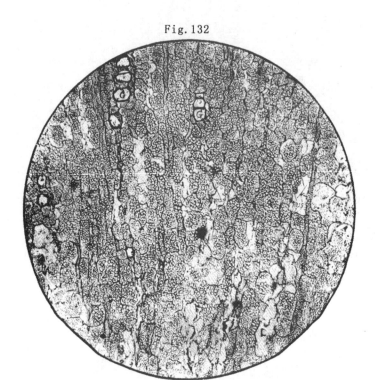

Fig.133

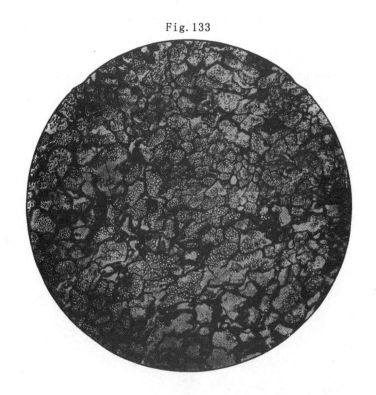

第七十八图版

第一百三十四图解

原皮西洋参直断面外皮部组织

（扩大倍数 50：1）

Ks. 栓层，Ph. 栓皮形成层栓生组织，Do. 草酸盐簇晶，Schz. 黏液细胞（含褐色之内容物），P. schz. 初期黏液细胞之细胞群，Ar. p. Stä. 外皮部充满淀粉之柔细胞。

Fig. 134　Längsschnitt durch die Aussenrinde eines amerikanischen-

Ginsengs mit der Rinde.（Vergr. 50：1）

Ks. Korkschicht，Ph. Phelloderm，Do. Drüse von Oxalat，Schz. Schleimzellen（brauner Körper），P. schz. Zellhaufen der Primären Schleimzellen，Ar. p. Stä. Stärke enthaltendes Parenchym in der Aussenrinde.

第一百三十五图解

同上直断面又一部

（扩大倍数 100：1）

Pr. 初生皮层，Sch. 黏液，H. 树脂，Do. 草酸钙簇晶，Stä. 淀粉。

Fig. 135　Längsschnitt durch einen anderen Teil desselben.

（Vergr. 100：1）

Pr. Periderm，Sch. Schleim，H. Harz，Do. Drüse von Oxalat，Stä. Stärke.

Fig. 134

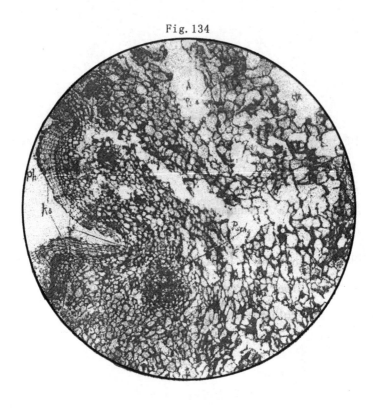

Fig. 135

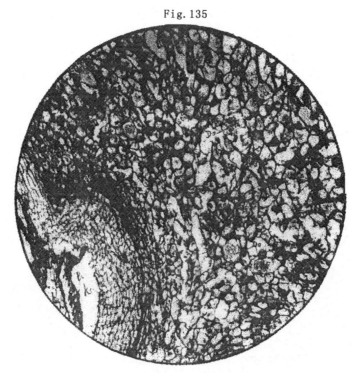

第七十九图版

第一百三十六图解

原皮西洋参直断面自皮部通过新生组织

（扩大倍数 50∶1）

Ar. 外皮部，Ir. 内皮部，St. 筛部，Hh. 树脂窦，C. 新生组织，Mp. v，Stä. 髓线柔细胞中充满之糊化淀粉。

Fig. 136　Längsschnitt durch die Rinde bis zum Cambium eines

amerikanischen Ginsengs mit der Rinde.　(Vergr. 50∶1)

Ar. Aussenrinde，　Ir. Innenrinde，　St. Siebteile，　Hh. Harzhöhle，　C. Cambium，
Mp. v. Stä. verkleisterte Stärke enthaltenden Mark Parenchymzellen.

第一百三十七图解

同上直断面皮木二部交界

（扩大倍数 50∶1）

Ir. Stäp. 内皮部充满淀粉之柔细胞，Sb. 曲折之筛管，C. 新生组织，Ht. Stäp，木部充满淀粉之柔细胞，Sg. 螺纹脉管，I. 裂隙。

Fig. 137　Längsschnitt durch des Grenzgebiet zwischen der Rinde

und Holzteile desselben.　(Vergr. 50∶1)

Ir. Stäp. Stärke enthaltenden Parenchymzellen in der Innenrinde，Sb. Gekrümmte
Siebröhre，C. Cambium，Ht. Stäp. Stärke enthaltenden Parenchymzellen in Holzteile，
Sg. Spiralgefässe，I. Interzellularräume.

Fig. 136

Fig. 137

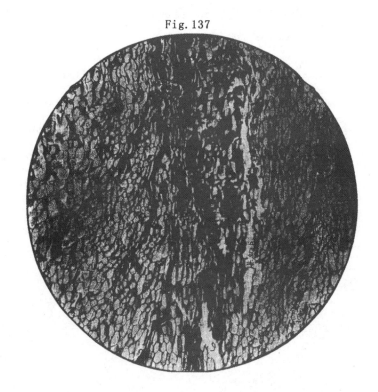

第八十图版

第一百三十八图解

原皮西洋参直断面螺纹脉管联合之状

（扩大倍数 50∶1）

St. 筛部，C. 新生组织，Sg. 螺纹脉管，Ms. v. S. 髓线细胞中充满黏液及糊化淀粉之状。

Fig. 138　Längsschnitt durch einen amerikanischen Ginseng，die Gestalt

der zusemmengasetzten Spiralgefässe zeigend.　（Vergr. 50∶1）

St. Siebteil，　C. Cambium，　Sg. Spiralgefässe，　Ms. v. S. Schleimund　verkleisterte
Stärke enthaltende Markstrahlenzellen.

第一百三十九图解

同上直断面中部组织

（扩大倍数 50∶1）

Pg. 初生脉管，Me. 分裂组织，Sp. 充满淀粉之柔组织。

Fig. 139　Längsschnitt durch den Zentrum desselben.

（Vergr. 50∶1）

Pg. Primäre Gefässe，Me. Meristem，Sp. Stärke enthaltendes Parenchym.

Fig. 138

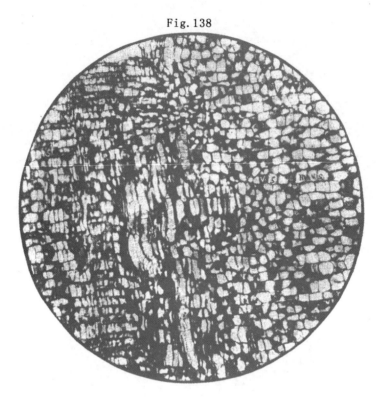

Fig. 139

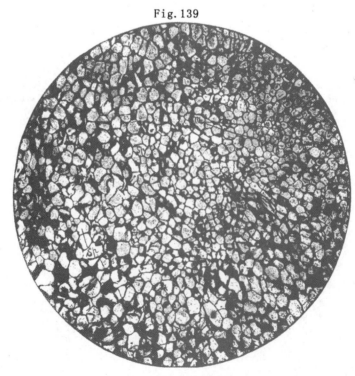

第八十一图版

第一百四十图解

西洋参组织中脱出之淀粉粒

（扩大倍数 500：1）

Fig. 140　Stärkeköner aus dem Gewebe eines amerikanischen Ginsengs.

（Vergr. 500：1）

第一百四十一图解

同上再加扩大

〔扩大倍数 500：1×27cm（距离）〕

Ss. 单淀粉粒，Ps. 复淀粉粒，De. 三角形，Ell. 椭圆形，Ve. 方形，Schi. 层纹，Ke. 核。

Fig. 141　Vergrösserung desselben.（Vergr. 500：1×27cm）

Ss. Singular　Stärkekörner，Ps. Plural　Stärkekörner，De. Dreieckige　Körner，Ell. Elliptische Körner，Ve. Viereckige Körner，Schi. Schichtung，Ke. Kern.

Fig. 140

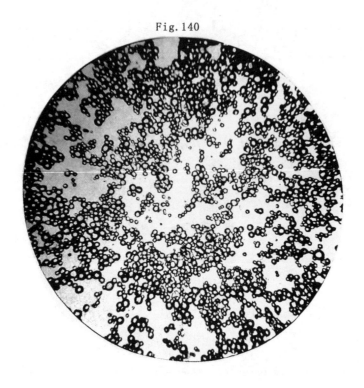

Fig. 141

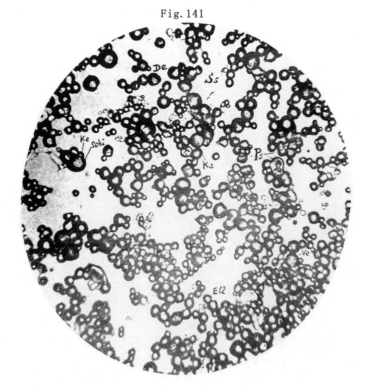

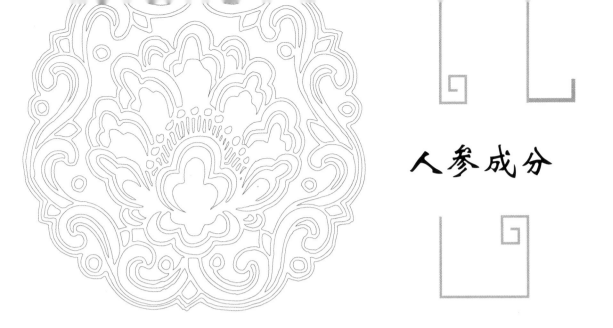

人参成分

成分

综合记述：据 1857 年 S. Garriqu's 及 1912 年藤谷功彦二氏之报告，东西洋人参中，均含有配糖体（Glykosid）Panaquilon $C_{32}H_{56}O_{14}$（藤谷氏式）、$C_{12}H_{25}O_{9}$（S. Garriques 氏式）（注一、注二）。又据 1914 年近藤平三郎及田中仪一两氏之研究，将白参用醚（Aether）、甲醇（Methylalkohol）及水顺次浸出，醚浸膏质（Aetherextrakt）得 0.683％，甲醇浸膏质（Methylalkoholextrakt）得 25.663％，水浸膏质（Wasserextrakt）得 47.662％。醚浸质膏中含有人参特异香气之物质、挥发性油状体与不挥发性黏稠之物质（注三）。其含有人参香气之物质，酒井和太郎命名曰 Panacen，有 $C_{15}H_{24}$ 之集成方式，乃属于 Sesqterpen 类化合物，其含量达 0.05％内外，人参之药效一部分归于本物质中（注四）。在朝鲜产品及日本会津产品中，凡人参之醚浸质中，可溶成分可完全认为一致。其挥发性油状体与不挥发性黏稠之物质中物质，酒井和太郎命名曰人参酸（Panaxsäure），此不过硬脂酸（Stearinsäure）、软脂酸（Palmitinsäure）、亚麻仁油酸（Linolsäure）等之混合物，成 Phytosterin 之酯（Ester）而存在之（注三及注五）。甲醇浸膏质中，大部分含蔗糖及石碱素（Saponin）状配糖体（注三续），有 $C_{23}H_{38}O_{10}$ 之集成方式（注六），对于动物生理试验，有制糖作用，乃性状不明之配糖体也。此物质分解，则生 Panaxsapogenol $C_{27}H_{47}O_{3}$（注七）。又新药制剂中之所谓"今则宁"（Ginsenin）

者，亦配糖体之一种也（详药理项下之2）。水浸膏质中，大抵为黏液及含水炭素[1]之混合物，用硝酸氧化之，则生黏液酸（Schleimsäure）（注二再续）。

又山口氏之论文，谓人参中含有 Diastase 及 Phenclase，红参则因制造时经蒸气之热，酵素已死，且参面结薄膜而掩蔽之，故其所含之挥发性成分既不散失，并不被酵素分解，而依然保留其中，此红参所以能耐久而效力特强也。白参产北方寒冷之地，当新鲜时尚无任何变化，如吉林人参之曾经炮制者，挥发成分稍稍减弱，贮藏稍久，又不免蒙酵素之影响，则所含成分渐次被其分解或自然挥散，故白参之陈旧者，其效力往往薄弱也（注八）。

人参浸膏质含量检定：据学友吴冠民氏检定国产人参两种及日本人参两种，其中浸出成分之含量列表如下：

类　别	水分（%）	醚浸膏质（%）	甲醇浸膏质（%）	水浸膏质（%）	不溶质（%）	灰分（%）
国产关东人参	14.14	3.58	20.92	30.48	30.88	2.61
日本别直参	14.64	3.28	16.62	28.56	36.90	2.90
国产辽东大力参	9.84	2.38	17.54	26.16	44.08	3.24
日本云州参	7.02	2.36	16.02	28.48	46.12	3.02

综合以上各参分析成绩，并考察其外观与气味之结果，知国产品与日本产品互相比较，无甚出入，因之对于生理的效能应认为一致，直认为名异实同之产品而已（注九）。

注一：S. Garriques 西洋人参研究报告：1857 年，氏于北美产人参（西洋参）中发现 Panaquilon $C_{12}H_{25}O_9$，其法即将人参之冷浸液煮至浓厚，注加硫酸钠之饱和液，则析出一种褐色黏糊状之物质，以无水酒精浸出，馏去酒精，将

---

[1]　水炭素：即碳水化合物。

其残渣溶解于水，用兽炭[1]脱色，再以无水酒精浸出之，蒸去酒精时，则得 Panaquilon。本品为黄色无晶形粉末，溶解于水及酒精，不溶解于醚，有甘草样之甘味与苦味，其水溶液中，加鞣酸（Gerbsanre）液而生沉淀[2]，遇碱类而褐变，与酸类共热之，则发生碳酸气体，分解而生不溶于水之 Panacon $C_{11}H_{19}O_4$ 结晶。

$$C_{12}H_{25}O_9 = C_{11}H_{19}O_4 + CO_2 + 3H_2O$$

（Annalen der Chemie u. Pharmacie，1854）

注二：藤谷功彦氏之朝鲜及日本人参研究报告：1912 年，据氏之研究，在朝鲜人参及日本人参中，均含 Panaquilon，有 $C_{32}H_{56}O_{14}$ 之集成方式，朝鲜产者含 0.25%，云州产者含 0.083%。其法将人参研为细末，用 95% 之酒精温浸之，滤得其液，蒸馏而去酒精，残渣加水搅拌，用兽炭加温滤过，蒸发滤液，反复精制，得 0.1%～0.75% 之纯品。本品为云白色无晶形之粉末，有纯粹之苦味，溶解于水、酒精、冰醋酸及轻油精（Benzol）；不溶解于醚（Aether）、嗝啰仿[3]（Chloroform）、醋酮（Aceton）、石油醚（Petroleumäther）、淀粉醇（Amylalkohol）。其水溶液显中性反应，振摇之则生泡沫，分极光线之平面为左旋。又其水溶液对于裴林氏液（Fehlingsche Lösung）则不还原，用稀酸煮沸之，发生碳酸气，析出结晶性之物质而成右旋性之还原糖，其 Phenylosazone 在 202℃度时溶解之。又本品在 172℃上下熔融而成褐色之物质，Garriques 氏之所谓 Panaquilon，恐尚未得纯粹者耳。（《日本京都医学杂志》2 卷 3 号 43 页）

注三：近藤平三郎、田中仪一两氏人参研究报告（上略）：醚浸质（Aetherextrakt）中，具人参特有之香气，乃一种黄褐色之油而不含氮（N），加少量之水，使油分浮游，通水蒸气而蒸馏之，分挥发性、不挥发性油二种。

---

[1] 兽炭：动物骨炭，活性炭的一种，用于吸附气体、脱色素等。

[2] 沉淀（yìn）：沉淀。

[3] 嗝啰仿：化学药品氯仿的旧时音译。

挥发性油：通水蒸气馏出之油分，将其油之全体比较之，其量极少，不能精密检查，然人参固有之芳香而成淡黄色之油状物加浓硫酸，显黄褐色而溶解之，稍稍加温或暂时放置，则其周边渐次变为紫红色。又加无水醋酸，无色溶解，滴加浓硫酸，则其周边渐次变为紫堇色。又本品对于浓硝酸则不溶解，味如油状，微带苦辣。

不挥发性油：不从水蒸气馏出而得之油分，其量占油全体之大部分，为带褐黄色之浓稠液，遇浓硫酸则变为带褐赤色，遇浓硫硝酸则显褐色，遇浓硝酸或氯化锌，则不变色。又此不挥发性油溶解于哥啰仿或冰醋酸后，再加浓硫酸，即显深红色。

不挥发性油对于酒精性加里液反应：采少量不挥发性油，加定规加里液10cc及适量之酒精，于汤锅上加热，俟其反应终结，需一点半钟，于是馏去酒精，残留之水溶液，加醚振摇，此移行之部分，成加里盐，与含水溶液之部分区分之。

醚性溶液：馏去醚后之残留液，忽固变为针状结晶块，用无水酒精再结晶，则变为无色鳞状之结晶。取其少许入于毛细管而热之，则其熔融点为133～135℃，再用哥啰仿而溶解之，附加数滴之硫酸，则其液成二层：其哥啰仿层，自血红色，经樱桃红色而变紫色，其硫酸层显美丽之绿色萤石彩。又自此物质之无水醋酸溶液中，滴加纯粹之浓硫酸，即显蔷薇红色而转变为青色，此为莱勃门氏（Liebermann）Phytosterin 反应。

另取结晶 0.683gm 溶解于 100cc 之哥啰仿中，利用 1dm 之管，准 27℃测定其旋光度为左旋性，而得 $[\alpha]_D^{27} = -29.1°$，据侯硕氏（Hesse）之研究（Ann. 192. 176），Phytosterin 之熔融点为 133℃，而有 $[\alpha]_D = -29°$（?），$[\alpha]_D^{51} = -34.2°$。

据以上试验之成绩，两氏断定此物质为 Phytosterin。

碱性水溶液：自醚中除去 Phytosterin 之碱性水溶液，加稀硫酸为酸性，更加醚而振摇之，遂得褐色无晶形之粉末状物质，再溶解于无水之醚，混合挥发轻油（用 Ligroin 沸腾点较低者），再令其物质析出。如法反复数次，而得淡褐色之粉末，容于真空干燥器中，使其完全干燥。本品具有一种酸之性质，熔融点不甚敏锐，示 $150 \sim 156 ℃$，虽不溶于水，而易溶于酒精及醚，遇亚摩尼亚水、苛性亚尔加里及碳酸亚尔加里，即溶解而成盐类，遇酸类再游离而析出无晶形之物。又此物质之稀酒精溶液对于硝酸银、硫酸铜、石灰水、重土水〔$Ba(OH)_2$〕及醋酸铅〔$(CH_3 \cdot COO)_2Pb$〕溶液，皆能生晶形之橙红色沉淀，遇过氯化铁（Fe_2Cl_6）液，生污黄色之沉淀。又加浓硝酸于热时相作用，则成蜡样之物质，化生不溶于水之氧化成绩体。

据以上研究之成绩，虽不明其酸之性质，而对于不挥发性油状体，得确定其为不明酸之一种 Phytosterinester。（下略，1915 年《药学杂志》401 号 781～783 页）

注四：酒井和太郎氏之人参研究报告：氏于人参醚之可溶性物质中，发现重要之成分，其所得之醚浸膏质（Aetherextrakt）含原料之 $1.0\% \sim 2.7\%$，自挥发成分、酸性成分、醚状物质及树脂状物质等构成之，但此浸膏质中不含氮（N）。

挥发成分约当人参原料 0.05%，其中主要者为一种之 Terpen 化合体，命名 Panacen。本品为无色之透明油状，呈中性反应，有人参固有之芳香，比重为 0.925，沸腾点在减压装置，水银柱 15mm 为 $105 \sim 110 ℃$，元素[1]分析之结果，其实验式定为 C_5H_8 或 $C_{5n}H_{8n}$，虽明知为 Terpen 属之一物质，然观其比重及沸腾点之比较的高度，应非单体之 Terpen，当认为复体之 Terpen，而为人参中重要成分之一。至于酸性成分，在人参之碱化性物质中，有可以注意者，为一种不饱和酸，对于水为难溶性，遇过锰酸钾[2]（$KMnO_4$）有脱色之性质，且其铝盐能溶解于醚，其分子式虽未决定，然可知其为最高级脂肪酸，且稍稍显著明之溶血作用。本酸一部分为游离状态，一部分与 Phytosterin 结合

---

〔1〕 元素：原书作"原素"，现径改之，以下同。

〔2〕 过锰酸钾：即高锰酸钾。

成盐状物质，而存于醚浸质中。树脂状物质，除混有难溶于冷酒精之Phytosterin 外，则无注意之点。（1919 年《药学杂志》445 号 244 页）

注五：近藤、山口、酒井三氏朝鲜及日本会津产人参研究报告（上略）：本研究第一报公布后（《药学杂志》401 号），酒井和太郎氏同时报告人参中酸性物质并芳香性挥发油，关于药理学的试验之结果如下。（《东京医学会志》31 卷及《东京帝国大学纪要》18 册 3 号）

酒井氏将人参之醚浸质直接用碳酸钠液加入振摇，得一种之不饱和酸，命名 Panaxsäure，就其钠盐之水溶液行动物试验，用其少量之时，则见动物之血压亢进，用多量则反而下降，从血压之升腾，而脉波遂著明增大，且脉搏之数减少。此酸在人参中一部分作游离之状态，一部分与 Phytosterin 结合而存在之，但其酸之化学的试验不及施行耳。又酒井氏于醚浸膏质中，通水蒸气蒸馏而得挥发油，加金属钠蒸馏而精制之，据氏之研究，将此油分施以 15mm 之压力，热至 105～110℃ 而沸腾，其比重为 0.925（$p\frac{20}{4}=0.925$），取其 0.14gm 溶解于 10cc 之哥啰仿中，其溶液为不旋光性。又氏将此精制之油行元素分析，得近似 C_5H_8 之 C.H. 百分比例，命名 Panacen。认此物质，有亢奋血管运动中枢并呼吸中枢之作用，服其大量，能使此等之中枢麻痹云。

近藤、山口二氏，将人参之醚浸膏质通水蒸气蒸馏，分挥发性油分与不挥发性物质，用酒精制，加里滤液碱化，取醚振出而分离之，其移行于醚之部分与含于水溶液中之加里盐部分，在醚之溶液中，检出 Phytosterin，与前研究相同。加里盐溶液中，以盐酸为酸性，则生多量之沉淀，与母液滤别之，得粗制之脂肪酸，其滤液加醚振摇，不见有移行于醚中物质，其粗制之脂肪酸即酒井氏之所谓人参酸（Panaxsäure），其铅盐仅有一部分溶解于醚，知为饱和脂肪酸与不饱和脂肪酸之混合物也。此酸常伴以褐色之树脂状物质，试以种种分离方法，始得分离。即施以强度之减压蒸馏，在 9mm 气压之下，达汤锅温度 220℃ 附近，容易馏出无色透明之液体，此馏液冷后，固化而成白色之块，今行普通之铅法分离饱和与不饱和之两脂肪酸，即得饱和酸为纯白色之固体，不饱和酸为微绿黄色之液体，其混合物对于液体酸百分之比例，固体脂肪酸占 64.7%，于是先检固体脂肪酸之熔融点为56～57℃，又用醋酸盐行分划沉淀法，使脂肪酸自各部分游离，检其熔融点在 55.5～61.0℃，由中和法检其平均分子量，得 207.7。又据其银盐之定量，得平均分子量255.4。如是所得之固体酸，有软脂酸（Palmitinsäure）、硬脂酸（Stearinsäure）之混合酸性质，因此两酸之混合存在研究者常感困难，因尚无完善之分离法也。惟有 Hausmann und Zulkowsky（Bendikt. Ulzer. Analyse der Fette und Wachoarten. 1903，S. 229）及冈田氏（《药学杂志》400 号 660 页）等之间接试验可以应用之，前者用 Hausmann 等混合酸之平均分子量，后者用冈田氏之饱和数，各以一定相当之式嵌入之，算出两酸之混合比例。

今将已得之平均分子量 267.7，嵌以相当之 Hausmann 氏式，算出两酸之混合比例，得硬脂酸（Stearinsäure）44.3%、软脂酸（Palmitinsäure）55.7% 之数。

De Visser 氏表

硬脂酸（%）Stearinsäure	100	90	80	70	60	50	40	30	20	10	0
软脂酸（%）Palmitinsäure	0	10	20	30	40	50	60	70	80	90	100
熔融点	69^{32}	67^{92}	64^{51}	61^{73}	58^{76}	56^{42}	56^{11}	54^{85}	56^{53}	59^{12}	52^{61}

Heinz 氏表（Ann. Chem. Pharm. 92，295）

硬脂酸（%）Stearinsäure	100	90	80	70	60	50	40	30	20	10	0
软脂酸（%）Palmitinsäure	0	10	20	30	40	50	60	70	80	90	100
熔融点	69^{2}	67^{2}	95^{3}	62^{9}	60^{3}	56^{6}	55^{2}	55^{1}	57^{5}	60^{1}	62^{9}

今据 Haumann 氏式而得之数，与前记之熔融点，对照此表，颇见其符合。再将混合脂肪酸之饱和甲醇（Methylalkohol）溶液以冰冷却之，就其最初析出之部分，检其熔融点为 66～67℃，因知固形脂肪酸为硬脂酸（Stearinsäure）、软脂酸（Palmitinsäure）之混合物。

自固形脂肪酸，分离不饱和酸，制成溴化物，用石油醚（Petrcleumaether）处理之，除极少量溶解分之外，其大部分均不溶解。溶解部分，因其含量过少，难行各种试验，只得搁置之。其不溶解部分，确证其全部为四溴化硬脂酸（Tetrabromstearinsäure），因知酒井氏之所谓人参酸（Panaxsäure）者，为硬脂酸、软脂酸、亚麻仁脂酸之大部分混合而成。

次将会津产人参之醚浸质（Aetherextrakt），通水蒸气蒸馏而得挥发油分，加金属钠蒸馏数次，得无色透明之油约 10gm，具人参固有之芳香，其比重、沸腾点并元素分析之成绩，认其结果，与酒井氏之报告大致相符。此等试验之外，更验此油能在常压不分解，达247℃（《药学杂志》434 号山口法）而沸腾，并得

$$[\alpha]_D = -5.41 \text{ 及 } N_D^{30} = 1.49455$$

更以小规模试验之，亦得制出 Chlorhydrat Nitrosit、Nitrosochlorid 及 Nitrosat 之结晶，其中惟 Nitrosochlorid 所得之结晶，用唔啰仿再结晶后，验其熔融点为 165℃（下略）。（1918 年《药学杂志》440 号 748～751 页）

注二续：近藤、田中两氏之人参研究报告：

蔗糖之检查：人参中含有多量之蔗糖，法将甲醇浸膏质之一部分干燥于真空干燥器中而为粉末，加无水之甲醇而冷浸之，反复数次，除去他之成分，其所残留之不溶性结晶状粉末，取其二分之一，加入温热之甲醇，而为饱和溶液，放冷而使再结晶，如是者三次，遂得纯白色之结晶。他之一部为水溶液，加以新制之红炽干燥动物炭，以 50℃温浸之而使脱色，自滤别之液浓缩而得同样之结晶。本结晶有蔗糖固有之甘味，以 183℃熔融之，测其得量与原料 Extrakt，则为 30%～35% 之比例，取其一定量而为水溶液，测定比旋光度为

$[\alpha]_D^{20} + 66°53'$。

据元素分析所得之结果，与二糖体（Disaccharid）$C_{12}H_{22}O_{11}$ 之集成方式完全一致。（下略）

石碱素（Saponin）检查：先将甲醇制成之人参浸膏质，溶解于水，注加醋酸铅液，使其沉淀完全析出，即滤过之，通硫化氢（H_2S）于滤液中，除去铅分，加盐基性醋酸铅（铅醋）（Bleiessig），使再生沉淀，此时石碱素（Saponin）与盐基性铅盐共同沉淀，俟其沉着而滤过之，将其沉淀散布于水，通以硫化氢，至过饱和为度，滤别出之碳化铅后，将其滤液用氢氧化钠溶液精密中和，蒸发于汤锅上，成浓厚之 Extrakt。本品含有目的物配糖体在其中，蔗糖及盐基性物质，因盐基性醋酸铅所生之沉淀存在，滤液中通以硫化氢，除去过剩之铅，蒸发而得浓厚之 Extrakt，于是将醋酸铅所生之沉淀亦散布于水，通碳化铅而分解之，滤别析出之碳化铅蒸发而成 Extrakt。

以上三种之 Extrakt，含有机酸、配糖体、盐基性物质并蔗糖等，可为抽出各种单纯物质之原料。

纯配糖体之抽出法：自盐基性醋酸铅沉淀所得之 Extrakt，注加氢氧化钡〔$Ba(OH)_2$〕之饱和溶液，使其沉淀，完全析出，即滤过之，仍用氢氧化钡饱和液反复沉淀之后，将其沉淀散布于水，准 40℃，通以碳酸气（CO_2），其分解析出之碳酸钡，滤别而得之滤液，蒸发而去其半，即滤过之，加稀硫酸，使残留之钡伊洪（Bariumlon）沉降而滤过之，其滤液用低温蒸发浓缩，于真空器中对于其干燥残渣，用 Aethermethylalkohol 法反复行数次，分离其残留之钡盐，遂成纯白色之粉末，于是配糖体得以次第着手而精制之。

以氢氧化钡分离其配糖体而得之滤液，须再用碳酸及稀硫酸除钡，留微碱性而蒸发之，复用 Aethermethylalkohol 法，反复行数次之后则得淡褐色粉末状之物质，然此物质中，认其含有稍稍多量之醋酸铵，故制为水溶液，实行滤膜分析法，须膜之内容物至毫不显醋酸铵之反应，然后蒸发干润，仍用 Aethermethylalkohol 法精制之，遂得纯粹之物质。

以上自盐基性醋酸铅沉淀而得二种之物质，再用氢氧化钡之饱和溶液，使其沉淀之物，即为石碱素（Saponin）体，自其滤液所得之物，假定为 α 物质（蔗糖?）而检查之。（下略）

石碱素为白色无晶形之粉末，有强力之引湿性，味乃苛辣而苦，其水溶液为中性，振摇之则发生泡沫颇甚，对于碱性铜液虽不还原，然加稀矿酸而热之，则有著明之还原性，同时析出无晶形之沉淀，将本品入于毛细管而热之，约至220℃，熔融而成透明之液，又用浓硫酸溶解之，则显美丽之红色，经时带紫色，用无水醋酸及浓硫酸，亦呈同一之色。

将其灰化之，则残留灰分约1.0%，其得量从原料上及操作上而有多少之差异，本品之水溶液有著明之血球崩坏作用。

将石碱素制为2%水溶液（比重1.0376），试验其比旋光度，得 $[\alpha]_D^{16}=-24.90°$，本石碱素与稀薄之矿酸类相作用，则分解而成可溶于水之糖类及不溶于水之 Sapogenin。（下略）

注六：朝比奈太彦及田口文太郎两氏须人参研究报告：两氏将廉价之须人参粉碎之，以60%之酒精温浸二次而得其液，馏去酒精大部，再蒸发于汤锅上，使之浓厚，待其冷却，以氢氧化钡之饱和液充分注加，其所生之沉淀，仍用氢氧化钡液反复洗涤，移于滤纸上，更以氢氧化钡液充分洗涤，俟液分滴尽之后，将此钡之结合物散布于水中，约以50℃之温，通入碳酸气，于是有碳酸重土（$BaCO_3$）沉降于液中，此时发生泡沫极盛，从瓶口溢出，则可加少量之酒精以抑制之，既通充分之碳酸后，暂时温于汤锅上，使碳酸重土完全沉降而滤过之，更欲其纯粹，则宜将此浓液再加氢氧化钡，如前法反复三次，最后去钡而得滤液，乃大体无色，将其蒸发于汤锅上，为糖浆状之稠度，用温热之无水酒精浸出之，乘温滤过，冷后加醚，则有淡黄色黏稠之物质析出，仍用钡洗涤之，移于皿中，温于汤锅上，使其液分蒸散净尽，再加少量之温热无水酒精促其溶解，乘温滤过，即蒸浓其滤液，冷后加少量之无水酒精而倾去之，始见有水饴状之物质，渐渐失去其黏性，更换无水酒精数次，速以滤纸吸收酒精而施微温，使酒精挥散，置干燥器中数日，则生淡黄色玻璃状之物质，作为粉末，大体呈白色。

本品为无晶形之粉末，略有引湿性，其味始觉缓和，而后呈永续性之苦味，易溶于水及热酒精，难溶于冷酒精（99%），不溶于醚、哥啰仿、轻油精（Benzol）。本品之水溶液为中性，振摇之则生剧烈之泡沫，分极光线平面为左旋，并能崩坏赤血球，以110℃之温干燥之，热至190℃附近，成发泡之黄褐色物质而熔融，与稀薄之盐酸或硫酸共热之，则分解而生白色絮状之沉淀及还原于碱性铜液之物质。本品完全有石碱素（Saponin）之性质，且遇酸分解时，不放碳酸，此与Garriquis氏及藤谷功彦两氏所发现之Panaquilon重要之相异点也。本物质元素分析之结果，算出其化学式为$C_{34}H_{40}O_{10}$。

将此所得之石碱素溶解于水，加Magnesia使之干涸，再用无水酒精浸出之，元素分析之结果，得化学式为$C_{23}H_{35}C_{10}$。本品对于石碱素一般式$C_nH_{2n-8}O_{10}$之n为24与23，均难决定，于是更制造醋酸基之加入成绩体（Acethylsaponin）而比较试验之，当采取$C_{23}H_{38}O_{10}$之化学式较为近理。（下略）

注七：近藤平三郎、天野梅太郎两氏朝鲜及日本会津人参研究报告：两氏于朝鲜产及会津产人参中，制得甲醇浸膏质（Methylalkoholextrakt）之浓厚水溶液（《药学杂志》401号），先用铅糖（Bleizucker），次用铅醋（Bleiessig）处理之，自铅醋所生之黄褐色沉淀全部涂于陶土板之上，除去水分之大部，再置于60～70℃之干燥器中，使干燥而为粉末，即移于大型之沙克司留脱氏（Soxlet）浸出器中，用甲醇充分浸出之，将其浸液馏去甲醇后，溶解于水，乘温时通硫化氢（H_2S）而脱铅，将其滤液蒸发浓缩，冷时加稀硫酸，使无晶形糊状之物质沉淀而后滤别之，滤液用稀薄氢氧化钠液中和，再蒸发浓缩，如是者反复二三回，再试加稀硫酸，使沉淀不复生成为度，于是将滤别之中性溶液蒸发干燥，则成饴状之物质，然后再行Methylalkohol法、Aether法而精制之（《药学杂志》401号），得一种石碱素（Saponin）体。本品为白色无晶形之物质，熔融点为220℃，$[\alpha]_D^{16}=-24.09°$，其他各种性质详见注二。

石碱素（Saponin）之加水分解及 Sapogenol 之生成：将 7％ 之酒精性盐酸，约加十倍量于石碱素而溶解之，置汤锅上加热，俟反应终结，需 15～16 时间，于是馏去酒精，用多量之水处理其残留物，滤别不溶性之无晶形沉淀，以水再三洗涤，至酸性消失为度，于是干燥而为粉末，此即从来所谓 Sapogenin 者是也。

滤别沉淀后而得之滤液，为加水分解后之含糖部分，以备糖及其类似体之检查。

干燥之沉淀，其收得量约占石碱素之 45％，置于沙克司留脱浸出器中，用无水醚浸出，已溶解其大部分，其所残留者，不过少量，之不溶解部分，再用无水酒精加温处理之，其不溶解部分始得剩其痕迹。

最后之不溶解部分呈灰白色，无精确之熔融点，含有多量之灰分，故认为石碱素之不纯物而放弃之。其无水酒精溶解之部分，尚有分解未完之石碱素，再加稀酸而分解之，则呈著明之糖分反应，故再加 7％ 之酒精性盐酸热之促其分解，则得分离可溶于醚之物质与糖分。

移行于醚之物质，尚须二三次溶于无水醚中以精制之、干燥之，始得淡黄色之无晶形粉末，热至 140～175℃，则发泡不绝而熔融，成黄色透明之液，不含灰分及糖分，遇浓碳酸及无水醋酸，则显紫赤色，此称莱勃门氏（Liebermann）Cholesteral 反应。若遇浓碳酸及哥啰仿，显血赤色，尤能于哥啰仿层中带美丽绿色之萤石彩者，此称侯硕氏（Hesse）反应。或加盐酸及氯化铁液，蒸至干涸，则见其残渣之边缘呈紫色，更附加哥啰仿而热之，渐次自紫赤色而移行于污绿色，此皆 Cholesterin 之呈色反应也。

两氏将此物质即行 Aether Petroleumäther 法，如第一次报告（《药学杂志》401 号），亦不能完全分离为二种之物，又加二分定规酒精。加里液，以三时间加热于汤锅上，即经碱化作用之后，行种种试验，仍与碱化前之物质相似，故无研究之价值而放弃之。此惟恐因操作上之不注意，或酒精分之不纯耳。

于是重行碱化操作，将原物质充分干燥，以少量之无水醚处理之，如第一次报告，认有难溶性之叶状体结晶析出，即装置吸引器而滤过之，将其滤液再反复而为同样之操作，更得同样之结晶若干，至第三次以后，即如何反复行此操作，亦依然不变，遂得易溶于醚之无晶形物质，如法制成之石碱素（Saponin），于加水分解成绩体之内，将不溶于水之部分精制而分离之，始得结晶形及无晶形之两种物质。

Panaxsapogenol 之生成：结晶性物质自醚中析出者，熔融于 221℃，至用无水酒精再结晶后试验之，则其熔融点达 242.5℃而始得其恒数（Konstante）。此乃无色长棱柱状结晶，不溶于水，难溶于醚，溶于酒精及冰醋酸，并不溶于苛性碱类（氢氧化钠或钾）及碳酸碱类，其稀酒精溶液对于氯化铁不起变化，试行前述各种 Cholesterin 反应，非常著明，$[\alpha]_D^{19} = +20°12'$（但 3.3％之酒精性溶液，用 2dm 之管则为 $[\alpha]_D^{19} = -80°$），今以 105℃干燥，而得恒量之物质。元素分析之结果，其结晶性物质之化学式为 $C_{27}H_{48}O_{32}$。（下略，1920 年《药学杂志》466 号 1032～1035 页）

注二再续：近藤田中两氏之人参研究报告：

黏液质：采一定量之人参水浸膏质（Wasserextrakt），以碳酸钠中和后，蒸发浓缩，一面搅拌不绝而加无水酒精，此时有黏液质析出，即速滤过，压榨于滤纸间，干燥于真空干燥器中而称量之，对于所用之原料比例改算，约得 16.28％。

本黏液质原非精制之品，其中夹杂微量之蔗糖及淀粉，试探索其氧化成绩体，则宜加 10％之硝酸，约以 6 时间，用直火煮沸而使氧化，于是从其反应成绩体中而得纯白色粉末状之物质，其大部分为黏液酸，混有少量之草酸，有 213℃之熔融点，且因草酸之存在，一面得以推定蔗糖及淀粉之夹杂量。

采其所得黏液酸之少量，注加阿摩尼亚水，蒸发而得结晶性之钙盐，入于玻璃管而干馏之，此时发生之蒸气，接触松枝之新生组织（预以稀盐酸湿润之），则显美丽之紫红色，是为黏液酸分解生成 Pyrol 之证。

无机成分：将水浸质之一定量使之灰化，制为无机成分中可溶性之物，对于原料分量之比例，计算而得 1.80%，灰分中之主要金属为铁、铅、锰、钾等，酸类为碳酸、矽酸等。

注八：山口氏高丽人参论文中红参与白参成分上之区别：

（a）红参：据前文所述，用崔氏考案制造之高丽红参，能否不变其效力，是属于疑问。据近藤氏所谓人参制糖作用上考查之，虽略有论述而不详。1930年，山口氏发表高丽参研究之博士论文中，特将其理由说明之，山口氏谓人参中含有酵素，可取食用胡萝卜对照试验。其供试之人参，自参业组合团体让得之水参（即生品）。检查之下，两方面试料中，均有酵素 Diastase、Phenolase 存在其中，而其所含之量，朝鲜人参中较食用胡萝卜中过之。两者虽同为 Diastase、Phenolase，然各经酵素之作用，验其所含分解之物质，两者各异其趣，即朝鲜人参与食用胡萝卜之性质大异。今欲朝鲜人参中所含之酵素失其生活力，可藉一时之急速热度，使其死灭。山口氏将红参与白参置显微镜下比较之。惟红参组织间全体作粥状，其糊化淀粉及配糖体（或挥发油），或者成粒状而介在其间，枪皮之表面则被薄膜一层而封锁之。此封锁之膜，当酵素死灭之后，恰好防止各成分之分解及放散者也。

朝鲜人参运至中国市场，至供给中国人服用，须经许多之时日。在南方温暖之地，参中所含之成分，如人参酸（Panaxsäure）、Panacen 等，属于挥发性之物质者，皆易于散失。若制成红参，恰如不易之糊，久贮不坏。崔氏考案之理由，据山口氏之试验，可以揭明其所以然矣。然则红参与白参，孰者为优，孰者为劣，颇难言之，盖各有优劣之点在也。

（b）白参：朝鲜人参之生者称水参，白参是除去水参之表皮，用天日晒干之物。朝鲜开城地方，于指定人参耕作区域内，设参业组合团体，在当局指导监督之下制造白参。日本人比水参为鲜鱼，白参为干鱼，红参为制熟之干鱼。而白参恰当干鱼中之鳀与乌贼，红参恰当干鱼中之鳀节。但鳀与乌贼，经时过久者，其味不佳，白参之药性亦然。若取鳀而生食之，则有特别之风味，可谓不劣于鳀节。服用白参之新鲜者亦然，可谓不劣于红参。

人参成分中，有属于 Panaquilon、Saponin 之配糖体，有属于 Panaxsäure、Panacen 之油分。属于配糖体之物质，在白参制造之际，经过一定时日之后，即使被酵素分解，而其分解之量亦极微。故此等配糖体，能与人参生时成相同之状态而存在于白参之中。红参则因热度之关系，虽其酵素速即死灭，然一方面之配糖体，因受热之故，亦不得不蒙其影响。白参之优于红参，其在斯乎？

红参之表面已被薄膜，内容已成粥状，均能防止其所含油分之挥发，此乃红参所占之优点，为白参所不如。因人参中含油之成分在药理上有强烈之作用故也。人参用途，须有相当度之兴奋，并须能保持其相当度之柔软。然欲其奏完全之效力，不仅赖配糖体中之兴奋作用，且须兼有挥发物之镇静作用，如上文所述者是矣。欲不老长寿，不能偏于兴奋作用方面，亦不能偏于镇静作用方面，两者能得适当之时期及适当之程度而消受之，方能得中庸之道。油分大抵是属于兴奋作用。而其配糖体，对于兴奋、镇静两方面，均有作用。然则红参之与白参孰优孰劣，譬犹日本鲣节之味与鲣味之比较，如上文所论者是矣。鲣节之味，不妨经久；而鲣之味，固以生品之干物为佳。白参在新鲜时，油分之放散者极少，且生时之配糖体，尤能绝无变化而存在之，与生品之干物无异，其新鲜时之风味，固未完全失也。

朝鲜人参为朝鲜之特产物。居于朝鲜或朝鲜内地之人，自白参制成以至发售，其间所需之时日，并不为多。故朝鲜人之服用白参，譬犹食生鲣之干物。而新鲜之白参，虽不能得而服之，然朝鲜之气候严寒，不若中国南部及南洋等地气候之温暖，故朝鲜白参之油分，决无急速放散之虞。秋季制造之白参，在朝鲜冬期零下十度之气候，无异于贮藏冰箱中之鲜鱼，不易损失其原味。故在中国南部及南洋各地销行之人参，最宜于红参。其在朝鲜，大抵嗜用白参者多也。（日新治疗 145～155 号）

注九：吴冠民氏国产人参与日本人参之化学检定：据吴氏检定人参表所得之各种浸膏质含量，其化学试验证明法节要如下：

1. 醚浸膏质（Aetherextrakt）中为含一种挥发性物质及脂肪油，由窜穿性香气及碱化试验证明之。

碱化试验	国产关东参	日本别直参	国产辽东大力参	日本云州参
碱化质	2.56%	2.08%	1.84%	1.83%
不碱化质	1.02%	1.20%	0.54%	0.53%

2. 甲醇浸膏质（Methylalkoholextrakt）中为含有配糖体类石碱素，由铅钡等沉淀反应及碳酸分解试验等证明之。

3. 水浸膏质（Wasserextrakt）中为含有抱水炭素类（Kohlenhyd. rate）及黏液质（Schleimstoff），由硝酸氧化变为草酸及黏液酸（Schlimsäure）证明之。

【附注】 据日本近藤及田中两氏之研究，白参水浸膏质中含有黏液质及抱水炭素等，以硝酸氧化，生成黏液酸，但未涉及草酸。

4. 灰分（无机质 Asahe）（Anorganische Materie）中含有钙、镁、铁、碳酸盐等之无机物质，依普通分析法证明之。

5. 不溶解性物质，即经醚浸、醇浸及水浸后之残渣，乃一种无味无臭之纤维状物质而已。

药理

（一）人参成分之生理作用：①藤谷氏之所谓 Panaquilon，能直接侵袭心肌及骨骼肌，使生理的机能减弱或消失（成分项下注一及二）。②酒井氏药理试验，人参之醚溶成分对于大脑有镇静、催眠作用；在延髓诸中枢，即对于血管、运动神经及呼吸中枢，服其少量能兴奋，大量则有麻醉作用（成分项下注四）。③据阿部斋藤、近藤治三等，用纯酒精抽出人参中一种配糖体成分，对于人工的过血糖及尿糖有抑制之作用。故人参与动物体含水炭素之新陈代谢作用有密切之关系云（成分项下注三续）。④又据吉光、吉利、福田、高永等之说，人参能兴奋人体之新陈代谢，且有著明之利尿之作用。（1914 年《日本临

床医学》2，11；1924 年《朝鲜医学会杂志》50，13）

（二）人参配糖体"今则宁"（"Ginsenin"）动物实验成绩：据日本庆应大学阿部胜马及米川稔自朝鲜人参中抽出之有效成分配糖体"今则宁"，多年研究之动物实验成绩，其主要之药理作用如次：

（1）对于青蛙之一般作用：就体重 10gm 青蛙，以 0.025gm 之比例注射于腹部淋巴腔内时，呼吸数减少而不规则，瞳孔渐次缩小，头部渐见低下，一般气力衰萎，对于外来刺激之反射运动甚为迟钝，经四五小时继续后，此等状态能徐徐恢复。与以 0.05gm 时，则前记诸症状更见增强，青蛙失其蹲踞位之常态，密着其胸腹部于床上，自发运动休止，反射亦颇为低下。但此际共恸运动大抵至最后仍见健存者也。虽然，一般症状愈加重笃，遂于四十八小时以内毙命者有之，其中亦有于死前间或呈番木鳖素（Strychnin）状之痉挛者。如上所述之对蛙作用，恰与给投吗啡时所起之变化酷似，即吗啡亦呈麻痹状态后，而常见痉挛发作者也。

（2）对于白鼠之一般作用：由青蛙之实验，得悉"今则宁"有酷似吗啡作用之故。今欲观其是否亦有如吗啡之所谓举尾反应，遂注射于鼠之皮下以观察之，竟得于极少量，即对体重 10gm，注射 0.0001gm 至 0.001gm 而得该举尾反应之发现。关于此项举尾反应，从前以为乃吗啡之特异作用，近来已知如番木鳖素（Strychnin）Tetanustoxin 及 Yohimbin 等亦现此项作用者也。即增高脊髓反射亢奋性之药物，无论何者，均得催起举尾反应者也。是恐于脊髓之下部、荐骨髓边之中枢，被其刺戟亢奋使然。故"今则宁"由此考察之，亦可增高其荐骨髓的中枢之反射亢奋性，是以"今则宁"可作催淫药用也。"今则宁"之举尾反应与 Yohimbin 比较之，略现同一程度。对此催淫药之效果，除临床的认定外，只有根据药理的举尾反应而已，余则别无他法（尔后中外医家关于"今则宁"确有催淫作用之临床报告，不一而作）。至于呈举尾反应之用量，于白鼠无他特别可记之作用发现，惟其举动稍呈暴躁，呼吸为之旺盛而已。然与以大量则起不安状态，卒以中枢麻痹之形而毙。本药对于白鼠之致死量，凡体重 10gm 为 0.02～0.03gm 是也。

（3）对于家兔之一般作用：注射"今则宁"于家兔之静脉内时，发现最著明之变化者为呼吸运动，对体重 1000gm 予以 0.01gm 之用量时，呼吸之次数及其振幅，为之增大。至于循环系则未蒙如呼吸系之著明影响。对于体重 1000gm 予以 0.2gm 时，方见血压稍呈下降之程度者也。

本品并有微弱之溶血作用，溶血价大约为 1∶80。

（4）对于摘出脏器之作用：①对于蛙之摘出心脏，用其少量，则见其收缩期及扩张期共为强盛；用其大量，则反招心脏之衰弱也。②蛙之血管，依"今则宁"而收缩；家兔之血管，于少量则收缩，于大量则扩张。③对于一般之平滑肌脏器，即对于食道、肠管、子宫等，一般呈亢奋的作用。于此等摘出脏器中最有兴味者，乃于给与"今则宁"后，Pilokarpin 之作用与正常毫无所差异，而副肾腺素[1]（Adrenalin）之作用，则比之未用"今则宁"以前，特强为表现是也。

执是之故，"今则宁"可谓堪增高交感神经末梢之亢奋性，一般交感神经之亢奋增高，则便觉温感者也。例如钙、副肾腺素（Adrenalin）等，乃其适例焉。服用人参者，向如民间之宣传，并散见于二三之文献中，所谓服用之后便能与以温感，是恐基因于该交感神经末梢之亢奋性增高使然也。

（5）利尿作用：一部分学者谓朝鲜人参有利尿作用，但"今则宁"对于家兔等则呈阴性。假若有利尿成分，则除非配糖体以外之他种成分不为功。

药用

1. 旧本草

《本草纲目》主治：补五脏，安精神，定魂魄，止惊悸，除邪气，明目，开心，益智，久服身轻延年。《本经》：疗肠胃中冷，心腹鼓痛，胸胁逆满，霍乱吐逆，调中，止消渴，通血脉，破坚积，令人不忘。《别录》：主五劳七伤，虚

---

〔1〕 副肾腺素：即肾上腺素，以下同。

损瘘弱，止呕哕，补五脏六腑，保中守神，消胸中痰，治肺痿[1]及痃疾，冷气逆上，伤寒不下食，凡虚而多梦纷纭者加之（甄权）。止烦躁，变酸水（李珣）。消食，开胃，调中，治气，杀金石药毒。《大明》：治肺胃阳气不足，肺气虚促，短气，少气，补中，缓中，泻心肺脾胃中火邪，止渴，生津液（元素）。治男妇一切虚证，发热，自汗，眩晕，头痛，反胃，吐食，痎疟，滑泻，久痢，小便频数，淋沥，劳倦，内伤，中风，中暑，痿痹，吐血，嗽血，下血，血淋，血崩，胎前产后诸病（时珍）。

按语：吾国以人参为万病之灵药，汉医误会古人之说而笃信之。惟西洋医流之间，素抱怀疑之状态。如美国人参（所谓西洋参或花旗参），美国人大概不用，专销中国，供吾国旧医及民间之用，此其明证也。日本明治维新之初，兰学（和兰[2]人先传医学于日本）盛行，所谓御种人参之威权亦随汉方医法而衰退，不过仅保民间药之余喘而已。至近二十余年间，日本诸学者竞提出人参中有效成分，并研究其成分，对于药理上之作用，成绩极著。于是人参再恢复其旧日之声价，益信古人之说，不尽诬也。《本经》谓其补五脏；甄权谓其补五脏六腑；元素谓其补中缓中；时珍谓其治男妇一切虚证。此即新说，以人参为强壮剂之意。《本经》又谓明目、开心、益智，即新说所谓人参有兴奋作用之意。《本经》又谓其安精神、定魂魄、止惊悸；甄权谓其保中、守神；李珣谓其止烦躁；时珍谓其治眩晕、头痛。此即酒井氏之所谓对于大脑有镇静、催眠、麻醉作用之意，适相符合也。甄权又谓消胸中痰，是因人参成分中含石碱素（Saponin），有微弱之溶血作用。《别录》又谓其止消渴，即新说所谓人参配糖体有抑制尿糖之意。又时珍谓其治小便频数、淋沥，即新说所谓人参有利尿作用之意（参照药理项下（一）及（二）各条）。新旧学说，大半皆能相互参证而发明之，此非旧医旧药之自能证明，乃完全受化学及药理学晚近进步之

---

〔1〕 肺痿：原书为"肺萎"，今统一改为"肺痿"。以下同。
〔2〕 和兰：指荷兰。

赐也。

【附】汤本求真氏解释《本草纲目》主治：曰肠胃中冷（"中"，中焦之略；"主"，言胃也）；曰冷气逆上；曰阳气不足，即为新陈代谢机能衰弱之候，治之以人参，理之所当然也。安精神、定魂魄、止惊悸者，谓此药治胃性神经之佐证也。又云通血脉者，谓此药鼓舞新陈代谢机能减弱之结果。"破坚积"云者，即谓此药之治心下痞鞕[1]作用也。又此药之治吐血、嗽血、下血、血淋、血崩者，为前机能减衰过久，因而血管弛纵，不能制止血液之渗漏，而以限制此类之出血，可知非为纯粹之止血药也。由此说而人参之用途始定。

《药征》曰：人参主治心下痞坚痞鞕支结也，旁治不食、呕吐、喜唾、心痛、腹痛、烦悸。

2. 新本草

（甲）汉方新用法：吉林人参、高丽参、东洋参用法：本品为有力之强壮药，用于神经衰弱、神经昏乱（Hysterie），并用于一般之衰弱症状，如虚劳、发汗、自汗、多梦等症，引用人参，有如阿片及樟脑合奏之功力。其他应用于皮肤枯瘦、口渴、慢性肠胃病、食欲不进、呕吐、腹痛、四肢冷感、心悸亢进。一次之用量 1～5gm，往往至 8gm，大抵为煎剂丸剂，并制为人参浸膏而用之。

【附】

（1）汤本氏人参医治效用论（上略）：人参断非万能之神药也。大概此药物以治胃衰弱、痞鞕，随新陈代谢机能之减衰为主治目的，与续发之食欲不振、恶心、呕吐、消化不良、下痢等症，为副目的而用之。若反背之，则必有害无效也。故假令虽有胃衰弱之征，然无心下痞鞕者，则不宜用本药。虽有心下痞鞕，若非此机能减衰之候，亦不宜用本药也。（下略）

（2）东洞翁人参主治腹证论：人参治心下痞鞕、小便不利，或急痛，或胸

---

〔1〕 鞕：原书为"鞕"，实应为"鞕"，其意同"硬"，坚也。今径改之，以下同。

中痞者。夫心下痞鞕者，言胃部有停滞膨满之感也，按之恰如薄板，鞕而不痛，此为人参应用之标准。有此证而复尿利减少，或尿利频数，或胃痛或胸痹之证，皆人参汤（处方方例4）之主治也。然尚有心下部稍高，胃内有停水，心下部以下肉筋软弱，按之不痛，食欲不振，或频吐唾，若非软便，亦必下痢，有虚寒之状，而无实热之证，此可稍补上说之不足。

处方例

（1）独参汤：专治大量出血之后，不论何处出血，如呕血、衄血、子宫出血或外伤出血等症。（新）

吉林人参 ······································· 12.0～32.0

上用沸过之水 100～200 隔汤炖浓服，日分三次。

（2）保元汤：治虚弱、心悸、畏冷及真痘痘浆形成不足等症。（新）

吉林白参 ·· 12.5

黄耆 ·· 12.5

黑枣 ·· 12.5

炙甘草 ··· 8.0

煨姜 ·· 3 片

以上用水 400，煎成 100，三次分服。

（3）治中汤：治腹部感凉，腹痛、泄泻、逆满。（新）

吉林白参⎫
干姜 ⎬ ·· 各 4.0
炙甘草⎭

白术 ··· 8.0

以上用水 300，煎成 100，三次分服。

（4）人参汤：本方适应证，治心下痞鞕、心脏神经痛、食道不全、麻痹、慢性消化不良、慢性肠胃加答儿等，老人常患此症，最宜本方。

人参
甘草
白术 } ·· 各 9.0
干姜

以上为煎剂，用水 400，煎成 200，以精制棉滤过去滓，一日三次温服。

（5）姜连芩参汤：本方适应证，治肺结核、心胸烦闷、心下痞鞕，或嘈杂、胃反吐食、胃垂扩张、骨蒸劳热、咳嗽、干呕，或下痢者宜此方。

干姜
黄连
黄芩 } ·· 各 9.0
人参

以上用水 600，煎成 200，以精制棉滤过去滓，一日三次分服。

（6）白虎加人参汤：本方适应证，麻疹、疟伤寒症及其他之热性病等。治霍乱吐泻后大热烦躁、大渴引饮，头疼、身痛、心下痞鞕，脉洪大者宜此方。

知母 ··· 6.0

石膏 ··· 15.5

甘草 ··· 2.0

粳米 ··· 12.0

人参 ··· 3.0

调法同上，一日三次冷服。

（7）桂枝加芍药生姜人参汤：专治胸满、逆满，仅于心下部膨满而止，无有抵抗，与人参之心下痞鞕有别者宜用此方。

桂枝
大枣 } ·· 6.0
人参

芍药 ⎤
生姜 ⎦ ·· 9.5

甘草 ·· 5.0

调法同上，日分三次温服。

（8）人参黄芪汤：治溃疡，不思饮食，少睡，发热。

人参 ⎤
白术 ⎥
陈皮 ⎬ ·· 各 2.0
麦门冬 ⎥
苍术（米泔浸）⎦

黄芪 ·· 4.0

当归 ·· 2.0

升麻 ·· 2.0

黄柏（炒） ·· 1.5

以上细剉，用水 600，煎成 200，去滓，日分三次温服。

（9）参附汤：治大汗后虚脱。

高丽红参 ·· 12.5

乌附片 ·· 8.0

以上细剉，用馏水 200，煎浓顿服。

（10）芪甘人参汤：详第一集一卷黄芪药用项下。

（11）人参膏：治色欲、劳伤、精神不振、言语不接、肺咳及失血等症。

人参 ·· 40.0

将本品细剉，用馏水 1 000 浸透（约浸二三次），施以文火，缓缓煎成 500，以精制棉滤过，取其滤液，再加水 500，煎去其半，浓缩成膏。另用橘皮 4.0、生姜 2.0，煎汁冲之。一次用量一调匙，日服三次。

（12）干姜人参半夏丸：专治妊娠呕吐不止。治呕吐不止、心下痞鞕者，宜用此方。

干姜
人参 }·······························各8.0

半夏 ·································16.0

以上细剉为末，以姜汁调糊为丸，用量一次4.0，一日三次。

（13）人参固本丸：治肺劳虚热。

人参 ·································8.0

麦门冬（炒）
天门冬（炒）
生地黄
熟地黄 }·······················各16.0

以上细剉为末，调蜂蜜为丸，用量一次6.0，一日三次。

（14）人连丸：治癫痫积。

人参
黄连
吴茱萸 }·························各等份

以上调糊为丸。

（15）人参平肺散：治烦躁、肺痿、肺咳、急喘。

人参
茯苓
陈皮
地骨皮
甘草 }·························各4.0

知母（炒）·····························3.0

五味子

青皮（去穣）⎫

天门冬（去心）⎬ ·· 各1.5

桑白皮（炒） ·· 4.0

以上细剉为一剂，以水 600，煎成 300，日分三次服完。

（16）人参地骨皮散：治结核诸病之解热药。

人参 ⎫

地骨皮

柴胡

黄耆 ⎬ ·· 各15.0

生地黄

知母 ⎭

石膏 ·· 15.0

茯苓 ·· 7.0

调法、服法同第 5 方。

（乙）日本药典备用之人参：据日本准药局方中发表人参之全文如下：

人参 Radix Ginseng——Rad. Ginse. ——人参（Ninzin）用御种人参（*Panx ginseng* C. A. Mey）之根而干燥者也。

本品为淡黄白色之纺锤形，长 12～20cm，直径 2～3cm，往往自其主根之中边分歧而为 2～5 条之小根，顶端有茎之残基，外面有纵皱及根痕，幼根已完全除去。破折面平坦，味先甘而后微苦，有特异之微香。

应用：为强壮兴奋药，又为利尿剂。

备考：本品通称为白参（Hakuzin）。

制剂："今则宁"（"Ginsenin"）（盐野义）红参 Radix Ginseng rubra——Rad. Gins. rub. ——红参（Koozin）用御种人参（*Panax ginseng* C. A. Mey.）之根蒸熟后而干燥者也。

本品之外面成黄红色，略能透映，作长纺锤形，长达 12～20cm，直径 1.5～2cm，往往自其主根之中边分歧而出小根，顶端有茎之残基，外面有纵皱及根痕，全体所带之细根完全除去之。破折面平坦而有蜡样之光泽，作黄红色而认有新生组织轮，味初甘而后微苦。

应用：同人参。

（丙）人参芦、人参须、人参叶用法：此人参附属品三种，亦往往供于药用。人参芦头并不入药，不过因参之老嫩关系，故参肆特别保存，以为根深蒂固之证，旧医指参芦主呕吐，用参时必除去之，故国药中大概不用。本文第 1 方为日本用参芦之一例。至于参须，乃人参之副品，亦有红白二种，与人参原为一体，只因参价昂贵，无力服用者，以此代之，论其功效，当与人参相同，或者力量较为薄弱耳。人参叶近代入药，然其效用，尚无研究，不过以其清香馥郁，有止渴生津之功，可以代茶，近且以代参矣。日本则制为浸膏，供于药用（第 3 方）。他如人参子，《本草纲目拾遗》收载之，用途不广，仅供小儿发痘行浆之用，今从略。兹举处方例如下：

处方例：

（1）参芦丸：治虚弱，祛痰塞，或催吐。

人参芦头 ·· 30.0

以上为末，调糊为丸，或加竹沥和服，日分三次，二日服完。

（2）参须半夏汤：治胃扩张、呕吐、咳嗽等症。（新）

红参须 ··· 8.0

半夏 ··· 6.0

干姜 ⎫
　　 ⎬ ··· 各 9.0
甘草 ⎭

以上细剉，用水 600，煎成 200，以精制棉滤过，去滓，日分三次，一日服完。

（3）参叶代茶汤：治嘈杂，解渴生津。（新）

参叶 ･･ 4.0

薄荷叶 ･･ 1.5

甘草 ･･ 2.0

以上为茶剂 200，隔两小时服 50，或隔一小时服一次。

（4）参叶膏：治霍乱，并小儿诸病。

参叶膏 ･･ 4.0

馏水 ･･ 20.0

以上为一次服量，小儿减半。

参叶膏制法：大暑之前，摘取人参叶 200gm，以一二日曝干揉碎，投于釜中，加水 2000cc，武火煮一日，用精制棉滤过，去滓，取其煎汁，再入釜煮二三日，俟其有稍稍凝固之状，随移于他器而放置之，经数日，则成固块，此称参叶膏或人参膏。

（丁）西洋参用法：西洋参自美国舶来中土，习用已久。乾隆二十二年（西纪 1757 年），吴仪洛始采入《本草从新》，三十年（西纪 1765 年）赵学敏复收入《本草纲目拾遗》，至今将达二百年矣。虽名为西药，而早与中药同化，论其功效，旧说则指西洋参性寒，吉林人参微寒，高丽红参性热，用途各歧；新说则论西洋参与吉林人参（白参）、高丽参（红参）、东洋参（红参），均为人参之类，指为同一用途，仅效力之强弱微有不同耳。盖高丽红参及日本红参兴奋力特强，镇静麻醉力及滋养力较弱；吉林人参（白参）兴奋力较弱，而镇静麻醉滋养力较强；西洋参兴奋力极弱，特富于镇静麻醉滋养力耳。用西洋参者有 Codein 与 Spermin 合奏之功用，一次之用量 2～4gm，往往至 6gm，现今美国亦渐次应用于医药，大概以其煎汁供滋养灌肠之用，间或内服，补身体之疲劳。

处方例

（1）西洋参银柴胡汤：治肺劳潮热。（新）

西洋参⎫
银柴胡⎭ ·· 1.2

以上细剉，用馏水 300，煎成 200，三次分服。

（2）洋参桂圆汤：治产妇临盆时乏力及肠红等症状有神效。（民间药）

西洋参 ·· 50.0

桂圆肉 ··· 500.0

将洋参饮片和桂圆肉，照以上配合量搅拌，盛于瓷器，以皮纸封口，置蒸笼中通蒸气热十二小时即得，每次用 200gm，化温汤 200 服之。

（3）清凉解渴汤：生津液、除烦倦、止牙痛及头痛者，可用此方。（新）

洋参 ·· 6.0

杭菊花 ·· 3.0

薄荷叶 ·· 1.0

甘草 ·· 6.0

用法同上（乙）项下第（3）方。

（4）牙痛外用方：治三叉神经痛有效。（新）

洋参 ·· 2 片

薄荷叶 ·· 1 片

用洋参二片，夹鲜薄荷叶一片，含在口中，贴近齿边患处，时时换之。内服用第（2）方。

（戊）新药制剂及其用法：吾国西药界于人参新药制剂中，虽不无一二出品，然其应用上，因尚无根据真实的药理报告，故暂从略。盐野义所出之"今则宁"（"Ginsenin"）应用于强壮及阴痿诸症，乃人参制剂中根据化学及药理学而得之品也。其内容如下：

强壮阴痿新药"今则宁"（"Ginsenin"）：本品为自朝鲜人参中，用化学方法提出之有效成分配糖体，复经庆应大学诸学者经多年药理试验之成绩品也。其报告已详上文药理项下之 2，兹举其主要性质如下：

（1）本品之药理特征：①依白鼠举尾试验之催淫作用，非常强盛。②就中对于平滑肌脏器的实验观之，因本品能使末梢交感神经兴奋，故便觉温感。

（2）本品适应证：①作催淫剂用之，甚为有效。②使全身觉温感时亦用之。③治头痛亦甚有效。

用法及用量：一日量二片或三片，顿服或分服之。

注意：在肥胖人及精力旺盛者，服用时须防鼻出血。若连用过久时，间或感觉头部上升或鼻出血者，宜停服之。

贮藏法

人参中含淀粉甚多，最易霉烂，须置密闭之消毒干燥瓶中，并置干燥药生石灰或氯化钙，注意贮藏之。

附　人参三七及竹节人参

《本草纲目》山草类三七条下，时珍之说分二种，前说金不换，所谓生广西南丹诸州番峒深山中者，此为属于五加科之三七；后说近传一种草云云者，乃属于菊科之三七也。五加科三七，即《本草纲目拾遗》之昭参，一名人参三七。学名 *Aralia bipinnatifida*. C. B. Clark，与日本之所谓佛手参及竹节人参为近似植物，竹节人参学名为 *Panax repens* Maxim，即中国之土参（《秘传花镜》）、山东济南药肆之竹节参（据石户谷勉之调查）也。此等参类，应在本著中连类而详记之，只因《本草纲目》山草类另列三七正文，故凡关于此种参类之研究记载，均归三七条下，兹不详论。

附录一 原书目录

中国新本草图志

第一集　山草类上

总　目

19. 知母	《本经》	
20. 肉苁蓉	《本经》	
21. 列当	《开宝》	
22. 琐阳	《补遗》	
23. 赤箭	《本经》《天麻》《开宝》	
24. 术	《本经》	
25. 于术	《本纲拾遗》	
26. 狗脊	《本经》	
27. 金狗脊	《本纲拾遗》	
28. 贯众	《本经》	
29. 巴戟天	《本经》	
30. 远志	《本经》	
31. 百脉根	《唐本草》	
32. 淫羊藿	《本经》	
33. 仙茅	《开宝》	
34. 玄参	《本经》	
35. 地榆	《本经》	
36. 丹参	《本经》	
37. 紫参	《本经》	
38. 王孙	《本经》	
39. 紫草	《本经》	
40. 白头翁	《本经》	
41. 白及	《本经》	
42. 三七	《本纲》	
43. 土三七	《植考》	

附注：此为第一集山草类上总目次，大概按照以上之顺序分卷出版，惟临时有变更或增减，则不能预定也。

〔略语解〕

本经　　　　　　《神农本草经》

别录　　　　　　《名医别录》

图经　　　　　　《图经本草》

拾遗　　　　　　《本草拾遗》

开宝　　　　　　《开宝本草》

补遗　　　　　　《本草衍义补遗》

本纲　　　　　　《本草纲目》

本纲拾遗　　　　《本草纲目拾遗》

植考　　　　　　《植物名实图考》

第一集　山草类上

第一卷　细目

甘草（《本经》上品）

〔名称〕

1. 科名

2. 学名

〔考据〕

1. 异名

2. 本草纲目释名　　按语

3. 本草纲目集解　　按语

4. 植物名实图考　　按语

〔产地〕

综合记述

（甲）蒙古甘草产区之总面积及产额

（乙）东蒙古甘草产区运输及采伐状况

（丙）东蒙古及东三省甘草之产区产额及当地价值

（丁）最近甘草输出量及代价

甘草输出国别埠别数量及代价表

工商访问局最近五年间甘草调查表

〔栽培法〕

综合记述

〔植物〕

分类学上之形态

辽宁省太平川野生之甘草（第一图版第五图）

同上连根甘草之一株（第一图版第五图）

甘草原植物全图及形态图解（第二图版第六图）

〔生药〕

形质之鉴定

A. 药材市场西粉草一束摄影　　A′. 同上断面(第三图版第七图)

B. 药材市场之关草摄影　　　　B′. 同上根头（同上图）

种别　　西粉草　　关草

〔构造〕

组织之鉴定

（甲）扩大镜观察

（乙）显微镜观察

甘草构造显微镜摄影图及图解

1. 甘草横断面全部三分之二弱扩大（第四图版第八图）

2. 甘草横断面枹层及外皮部草酸钙结晶（第四图版第九图）

3. 甘草横断面外皮部中新发现之分泌物贮蓄器（树脂腔）（第五图版第十图）

4. 甘草横断面第二期皮部（第五图版第十一图）

5. 甘草横断面通过新生组织（第六图版第十二图）

6. 甘草横断面髓部及髓部射出之脉管（第六图版第十三图）

7. 甘草触线性直断面（第七图版第十四图）

8. 甘草半径性直断面（第七图版第十五图）

〔成分〕

综合记述

注一　国产甘草粉末之检定

注二　甘草根中各成分含量表

注三　自甘草膏中检定甘草糖酸之法

注四　关于甘草之甘味质甘草糖之研究报告

注五　甘草根中龙须菜素性状

〔药用〕

1. 旧本草《本草纲目》主治　　按语

2. 新本草

（甲）汉方新用法

处方例　1. 排脓汤　2. 甘草汤　3. 甘豆汤　4. 炙甘草汤　5. 甘草泻心汤　6. 甘草干姜汤　7. 甘草苓桂五味汤　8. 甘草茯苓杏仁汤

（乙）外国药典制剂及其用法

注一　（甲)甘草浸膏(中华药典)　（乙)甘草浸膏(日药典)

注二　甘草流浸膏　（中华药典）

注三　甘草膏　（德药典）

注四　精制甘草膏　（德药典）

注五　甘草膏酏　（德药典）

注六　（甲)复方甘草散(中华药典)　（乙)复方甘草散(德药典)

注七　复方甘草合剂　（中华药典）

注八　树胶散　（德药典）

注九　水银丸　（第三版日药典）

（丙）新药制剂及其用法

注一　祛痰镇咳新药"Glabin"

〔其他用途〕

〔附外国产甘草〕

（甲）西班牙甘草

（乙）俄国甘草

〔补遗〕

黄耆（《本经》上品）

〔名称〕

1. 科名

2. 学名

〔考据〕

1. 异名

2.《本草纲目》释名　　　按语

3.《本草纲目》集解　　　按语

4.《救荒本草》　　　　　按语

5.《植物名实图考》　　　按语

〔产地〕

综合记述

满蒙黄耆之产区产额价值调查表（1930 年）

〔植物〕

分类学上之形态

黄耆原植物全图及形态图解（第八图版第十九图）

〔生药〕

形质之鉴定

A. 药材市场绵黄耆一束摄影　A′. 同上断面（第九图版第二十图）

B. 药材市场天津耆摄影　　　B′. 同上断面（同上图）

A. 药材市场壮耆一束摄影　　A′. 同上断面（第十图版第二十一图）

B. 药材市场川黄耆一束摄影　B′. 同上断面（同上图）

种别　　（甲）绵黄耆　　（乙）壮耆　　（丙）川黄耆　　（丁）天津耆　　（附）辨伪

〔构造〕

组织之鉴定

（甲）扩大镜观察

（乙）显微镜观察

黄耆构造显微镜摄影图及图解

1. 黄耆横断面全部四分之三弱扩大（第十一图版第二十二图）

2. 黄耆横断面枹皮及外皮部中之淀粉（第十一图版第二十三图）

3. 黄耆横断面外皮部中分泌物贮蓄器（树胶腔）（第十二图版第二十四图）

4. 黄耆横断面通过外皮之一部及内皮全部（第十二图版第二十五图）

5. 黄耆横断面通过新生组织（第十三图版第二十六图）

6. 黄耆横断面髓部及髓部射出之脉管（第十三图版第二十七图）

7. 黄耆横断面髓部及髓部附近之组织（第十四图版第二十八图）

8. 黄耆触线性直断面之结晶房纤维（第十四图版第二十九图）

9. 黄耆韧皮纤维之直断面（第十五图版第三十图）

10. 黄耆纤维状假导管直断面（第十五图版第三十一图）

〔成分〕

综合记述

〔药用〕

1. 旧本草　《本草纲目》主治　按语

2. 新本草

综合记述

处方例　1. 黄耆煎　2. 黄耆人参汤　3. 黄耆止渴汤　4. 黄耆建中汤　5. 保产无忧汤　6. 黄耆损益汤　7. 玉屏风散　8. 内托黄耆丸

〔附西黄耆胶及其制剂〕

西黄耆胶

注一　西黄耆胶（中华药典）

注二　（甲）西黄耆胶浆（中华药典）　　（乙）西黄耆胶浆（日药典）

注三　复方西黄耆胶散（中华药典）

第一集　山草类上

第二卷　细目

人参（《本经》上品）

〔名称〕

1. 科名

2. 学名

〔考据〕

1. 异名

2. 《本草纲目》释名　　按语

3. 《本草纲目》集解　　按语（第三十二图至三十四图）

4. 《植物名实图考》　　按语（第三十五图）

〔产地〕

综合记述

〔附〕吉林地方采掘野参法

〔附〕人参市况

（甲）上海参号参类之市况及市价

（一）上海输入参类之产地及定价调查表

（乙）东三省各地产参运输之地点及其市况之调查

（二）东三省各地产参及其市价调查表

（丙）各地参类之分支概况及定价法则

（丁）吉林人参海关调查录

上海国产参之消费

〔栽培法〕

吉林人参栽培法(1)播种　(2)移植法　(3)驱除病害法　(4)收获法

(5)白参调制法　(6)红参调制法

〔植物〕

分类学上之形态

人参原植物全图及形态图解（A、B）（第十六图版第三十六图至第十七图版第三十七

图）

带花叶之吉林人参（辽东大力参）全部（第十八图版第三十八图）

带花叶之石柱参全部（第十九图版第三十九图）

〔生药〕

形质之鉴定

种别　（1）山参　（2）移参　（3）吉林大山菱形人参　（4）太子移山吉林人参　（5）秧参（6）生晒人参　（7）辽东大力参二种　（8）白抄参二种　（9）吉林红参三种

〔附〕辨伪

吉林人参生药摄影及扩大镜摄影图（自第二十图版至第二十九图版）

（1）各种人参（第二十图版第四十图）

（2）吉林长白山野生人参生药的种种状态（第二十一图版第四十一图）

（3）历年已久之吉林移参（第二十二图版第四十二图）

（4）太子移山吉林人参（白参）扩大（第二十三图版第四十三图）

（5）自一年至四年之秧参（第二十四图版第四十四图）

（6）吉林生晒人参Ａ、Ｂ、Ｃ全形（第二十五图版第四十五图）

（7）吉林生晒人参Ａ主根横断面及Ｂ分根横断面（第二十六图版第四十六图）

（8）辽东大力参二种扩大（第二十七图版第四十七图）

（9）白抄参二种扩大（第二十八图版第四十八图）

（10）吉林红参三种扩大（第二十九图版第四十九图）

〔构造〕

组织之鉴定

（甲）扩大镜观察（吉林人参）（白参）

（乙）显微镜观察（吉林人参）（白参）

显微反应

石柱参（红参）构造

吉林人参芦头构造

吉林人参显微镜的构造摄影图（自第三十图版至四十图版第五十图至七十一图）

（1）吉林人参枝根横断面全部弱扩大（第三十图版第五十图）

（2）吉林人参主根横断面全部的 3/5 弱扩大（第三十图版第五十一图）

（3）吉林人参横断面自皮部至新生组织（第三十一图版第五十二图）

（4）吉林人参横断面外皮部特别扩大（第三十一图版第五十三图）

（5）吉林人参横断面通过新生组织（第三十二图版第五十四图）

（6）同上一部分再加扩大（第三十二图版第五十五图）

（7）吉林人参主根横断面初生脉管聚集于中心之状（第三十三图版第五十六图）

（8）吉林人参枝根横断面中央部放射状组织（第三十三图版第五十七图）

（9）吉林生晒人参直断面枪层及外皮部（第三十四图版第五十八图）

（10）吉林移山太子参又一种直断面枪层及外皮部（第三十四图版第五十九图）

（11）吉林生晒人参直断面皮木二部交界附近组织（第三十五图版第六十图）

（12）吉林人参直断面筛脉二部组织（第三十五图版第六十一图）

（13）吉林生晒人参主根直断面中部组织（第三十六图版第六十二图）

（14）吉林移山太子参直断面中部组织（第三十六图版第六十三图）

（15）石柱参（红参）横断面皮部（第三十七图版第六十四图）

（16）同上积断面自内皮部通过新生组织（第三十七图版第六十五图）

（17）石柱参（红参）横断面皮木二部交界附近组织（第三十八图版第六十六图）

（18）同上横断面中部组织（第三十八图版第六十七图）

（19）石柱参（红参）直断面筛脉二部（第三十九图版第六十八图）

（20）同上直断面中央附近（第三十九图版第六十九图）

（21）吉林生晒人参芦头横断面布满草酸钙结晶之状（第四十图版第七十图）

（22）同上中央附近一部分扩大（第四十图版第七十一图）

参须（《本草纲目拾遗》）

〔考据〕

《本草纲目拾遗》　按语

〔形态〕

（甲）白参须　（乙）红参须

形质　构造

供于药用之人参须摄影图（第四十一图版第七十二图）

白参须横断面全部（第四十二图版第七十三图）

红参须横断面全部（第四十二图版第七十四图）

参叶（《本草纲目拾遗》）

〔考据〕

《本草纲目拾遗》　按语

〔形态〕

吉林人参第四期之四品叶（第四十三图版第七十五图）

吉林人参第五期之五品叶（第四十三图版第七十六图）

〔形质〕

〔附〕辨伪

供于药用之参叶摄影图（第四十四图版第七十七图）

〔构造〕

吉林人参叶显微镜的构造及灰像摄影图（第四十五图版至第四十七图版）

（1）参叶横断面通过主脉（第四十五图版第七十八图）

（2）参叶平面主脉上着生之刺毛（第四十五图版第七十九图）

（3）参叶背面脉上茸毛（第四十六图版第八十图）

（4）参叶灰像叶肉中存在之簇晶Ⅰ（第四十六图版第八十一图）

（5）参叶灰像叶肉中存在之簇晶Ⅱ（第四十七图版第八十二图）

（6）同上在分极装置中现象（第四十七图版第八十三图）

高丽参　东洋参（《本草纲目》及其《拾遗》）

〔考据〕

《本草纲目》集解　高丽参详前

《本草纲目拾遗》　东洋参按语

〔产地〕

高丽人采集野参之奇验

高丽参中红参与白参类

　　〔附〕（甲）高丽红参制造之起源

　　　　　（乙）高丽红参制造地及输出额

　　　　　　　　高丽红参输出国别数量及价额表

　　　　　（丙）高丽参及其副产物最近市价

　　　　　（丁）高丽参及东洋参海关调查录

　　　　　　　　（1）高丽参与日本参出口关税

　　　　　　　　（2）上海近年高丽参与东洋参之消费

　〔栽培法〕

　（甲）高丽人参栽培法　　（1）选种方法　　（2）高丽种参施肥法　　（3）苗床手续　　（4）本圃手续　　（5）高丽人参精制法　　（6）糖参（人参糖果）

　　（1）朝鲜开城之参圃摄影图　　（2）同上栽培之一部分（第四十八图版第八十四图）

　（乙）日本人参栽培法　　（1）地形及土质　　（2）苗床　　（3）播种　　（4）定植（5）肥料

　　鸟取县栽培人参法　　（1）土质　　（2）第一年　　（甲）预备事业　　（乙）整理事业（丙）小屋寄留事业　　（3）播种　　（4）第二年　　（5）第三年　　（6）第四年　　（7）第五年　　（甲）收获　　（乙）采种　　（8）病害与病虫　　（9）日本人参精制法　　（甲）本制（乙）生制　　（丙）云州制

　〔植物〕

　高丽人参及日本御种人参原植物

　分类学上之形态

　东京帝大理学部藏高丽人参标本图（第四十九图版第八十五图1）

　日本御种人参之栽培图（第四十九图版第八十五图2）

　〔生药〕

　高丽人参及日本御种人参形质

　（a）高丽白参　　（b）高丽红参　　（c）高丽开城普通白参　　（d）上海市肆之高丽红参　　（e）上海市肆之别直参　　（f）云州参　　（g）会津参　　（h）信州参

　〔附〕辨伪

高丽参日本参生药摄影及扩大镜摄影图（自第五十图版至第五十三图版）

（1）A. 日本政府专卖之高丽白参（a）及红参（b）（第五十图版第八十六图）

  B. 高丽开城普通白参

  C. 上海市肆之高丽红参

（2）高丽开城普通红参扩大（第五十一图版第八十七图）

（3）上海市肆之别直参二种扩大（第五十二图版第八十八图）

（4）日本参（白参）三种扩大（第五十三图版第八十九图）

〔构造〕

（A）高丽参构造

（1）高丽开城白参

（2）别直参

高丽参显微镜的构造摄影图（自第五十四图版至第六十一图版）

（1）高丽白参横断面全部的1/3弱扩大（第五十四图版第九十图）

（2）同上横断面外皮部组织（第五十四图版第九十一图）

（3）高丽白参横断面外皮部组织又一部（第五十五图版第九十二图）

（4）同上横断面皮木二部交界附近组织（第五十五图版第九十三图）

（5）高丽白参横断面木部近中央（第五十六图版第九十四图）

（6）同上横断面中央组织（第五十六图版第九十五图）

（7）高丽白参直断面外皮部组织（第五十七图版第九十六图）

（8）同上直断面皮木二部交界附近组织（第五十七图版第九十七图）

（9）高丽白参直断面木部组织（第五十八图版第九十八图）

（10）同上直断面中央组织（第五十八图版第九十九图）

（11）别直参（红参）横断面全部的1/2弱扩大（第五十九图版第一百图）

（12）同上横断面中心柱组织（第五十九图版第一百零一图）

（13）别直参（红参）横断面皮木二部交界附近组织（第六十图版第一百零二图）

（14）别直参（红参）直断面外皮部组织（第六十图版第一百零三图）

（15）别直参（红参）直断面皮木二部交界附近组织（第六十一图版第一百零四图）

（16）别直参（红参）直断面中央组织（第六十一图版第一百零五图）

（B）日本参构造

（1）云州参

（2）会津参

（3）信州参

日本参显微镜的构造摄影图（自第六十二图版至第七十图版）

（1）云州参横断面全部的 2/3 弱扩大（第六十二图版第一百零六图）

（2）同上横断面外皮部（第六十二图版第一百零七图）

（3）云州参横断面外皮一部及内皮全部（第六十三图版第一百零八图）

（4）同上横断面皮木二部交界（第六十三图版第一百零九图）

（5）云州参横断面中心柱组织（第六十四图版第一百一十图）

（6）同上横断面中心柱一部分（第六十四图版第一百一十一图）

（7）会津参横断面外皮部组织（第六十五图版第一百一十二图）

（8）同上横断面内皮部通过新生组织（第六十五图版第一百一十三图）

（9）会津参横断面皮木二部交界附近组织（第六十六图版第一百一十四图）

（10）同上横断面中央部（第六十六图版第一百一十五图）

（11）信州参横断面筛脉二部组织（第六十七图版第一百一十六图）

（12）同上横断面中央组织（第六十七图版第一百一十七图）

（13）云州参直断面外皮部组织（第六十八图版第一百一十八图）

（14）同上直断面内皮部组织（第六十八图版第一百一十九图）

（15）云州参直断面皮木二部又一部分（第六十九图版第一百二十图）

（16）同上直断面中部柔组织（第六十九图版第一百二十一图）

（17）会津参直断面筛脉二部组织（第七十图版第一百二十二图）

（18）信州参直断面中央部附近组织（第七十图版第一百二十三图）

西洋参（《本草从新》、《本草纲目拾遗》）

〔考据〕

《本草纲目拾遗》 按语

〔产地及栽培法〕

西洋参原产地及其栽培法概要

〔附〕西洋参市况及海关调查录

（1）西洋参等级及定价

（2）上海参号所定之西洋参价

（3）上海参之输入及国内消费量

（4）西洋参关税

（5）西洋参出口关税

〔植物〕

西洋参原植物全图（第七十一图版第一百二十四图）

〔生药〕

西洋参形质

〔附〕（甲）参市鉴别西洋参形质之优劣及分支之概况

（A）参骨之优劣　（1）参上纹路　（2）参之形式　（3）参之质量

（B）西洋参分支之概况

（乙）东坯假西洋参（参市名称）

（1）东坯横纹光　（2）东坯副光　（3）东坯顶光

〔附〕辨伪

西洋参生药摄影及扩大镜摄影图（自第七十二图版第七十四图版）

（1）A. 美洲合众国若耳热栽培之人参（第七十二图版第一百二十五图）

　　B. 上海市肆普通原皮西洋参扩大

　　C. 上海市肆普通粉光西洋参扩大

　　D. 原皮西洋参横断面

　　E. 粉光西洋参横断面

（2）美国、加拿大原皮老参扩大（第七十三图版第一百二十六图）

（3）A、B、C三种东坯假西洋参扩大 D、F、E即A、B、C三种横断面（第七十四图版第一百二十七图）

〔构造〕

西洋参显微镜的构造

注七　近藤平三郎、天野梅太郎两氏朝鲜及日本会津人参研究报告

注二再续　近藤、田中两氏人参研究报告

注八　山口氏高丽人参论文中红参与白参成分上之区别

注九　国产人参与日本人参之化学检定

〔药理〕

（甲）人参中提出各成分对于人体生理作用

（乙）人参配糖体"今则宁"（"Ginsenin"）动物实验成绩　（1）对于青蛙之一般作用　（2）对于白鼠之一般作用　（3）对于家兔之一般作用　（4）对于摘出心脏之作用　（5）利尿作用

〔药用〕

1. 旧本草

《本草纲目》主治　按语

〔附〕汤本求真氏解释《本草纲目》主治

2. 新本草

汉方新用法

（甲）吉林人参、高丽参、日本参用法

〔附〕（1）汤本氏人参医治效用论

　　　（2）东洞翁人参主治腹症论

处方例　（1）独参汤　（2）保元汤　（3）治中汤　（4）人参汤　（5）姜连芩参汤　（6）白虎加人参汤　（7）桂枝加芍药生姜汤　（8）人参黄耆汤　（9）参附汤（10）耆甘人参汤　（11）人参膏　（12）干姜人参半夏丸　（13）人参固本丸　（14）人连丸　（15）人参平肺散　（16）人参地骨皮散

（乙）日本药典备用之人参（日本准药局方）

人参　　　红参

（丙）人参芦、人参须、人参叶用法

处方例　（1）参芦丸　（2）参须半夏汤　（3）参叶代茶汤　（4）参叶膏

（丁）西洋参用法

处方例　　（1）西洋参银柴胡汤　　（2）洋参桂圆汤　　（3）清凉解渴汤　　（4）牙痛外用方

（戊）新药制剂及其用法

强壮阴痿新药"今则宁"（"Ginsenin"）

〔贮藏法〕

〔附人参三七及竹节人参〕

國立中央研究院

化學研究所

集　刊

第　三　號

中國新本艸圖誌

第一集　　第一卷

趙　燏　黃

化學研究所印行

二十年二月

化學研究所集刊第六號出版預告

本誌第一集第二卷目錄

人　參	本　經
土　參	本　綱　拾　遺
西　洋　參	本　綱　拾　遺
潞　黨　參	本　綱　拾　遺　　植　考
黨　參	本　綱　拾　遺
沙　參	本　經
細　葉　沙　參	救　荒　本　草
南　沙　參	本　綱　拾　遺
羊　乳	別　錄
奶　樹	植　考
薺　苨	別　錄
杏　參	圖　經
桔　梗	本　經

附註　第二卷體裁悉照第一卷凡例編製

本綱本艸綱目之略植考植物名實圖考之略

國立中央研究院
化學研究所
趙燏黃著

中國新本艸圖誌

—攷據·產地·植物·生藥·—

—成分·功效·—

一千九百三十一年

發行

中 國 新 本 艸 圖 誌

第 一 集

山 艸 類 上

第 一 卷

甘 艸

附 西 班 牙 甘 艸

俄 國 甘 艸

黃 耆

附 西 黃 耆 膠

第一集第一卷 定價大洋壹元伍角

著作者　　　上海霞飛路八九九號

國立中央研究院化學研究所趙燏黃

總批發處　　南京成賢街一三號本院

上海亞爾培路三三一號

國立中央研究院國際出版品交換處

印刷處　　　上海慕爾鳴路一二二號

中國科學印刷公司

Academia Sinica

Memoir

of the

National Research Institute of Chemistry

Number III

NEUER PHARMAKOGNOSTISCHER

ATLAS DER CHINESISCHEN DROGEN.

Auf der Grundlage des alten chinesischen Arzneibuches

Pentsao mit modernen Methoden bearbeitet

von

Y. H. Chao

Band I.　1. Teil.

PUBLISHED BY
THE NATIONAL RESEARCH INSTITUTE OF CHEMISTRY
February 1931